Prüfungsfragen Psychotherapie

Annette Fink

Claudia Tritschler

(Hrsg.)

Prüfungsfragen Psychotherapie

Fragensammlung mit kommentierten Antworten - Mehr als 50 neue Fragen

5., vollständig überarbeitete und erweiterte Auflage

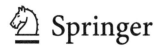 Springer

Herausgeber
Annette Fink
Rheinsteinstr. 2, 10318 Berlin

Claudia Tritschler
Rheinsteinstr. 2, 10318 Berlin

ISBN 978-3-642-34721-4
DOI 10.1007/978-3-642-34722-1

ISBN 978-3-642-34722-1 (eBook)

Die Deutsche Nationalbibliothek verzeichnet diese Publikation in der Deutschen Nationalbibliografie; detaillierte bibliografische Daten sind im Internet über http://dnb.d-nb.de abrufbar.

SpringerMedizin

Planung: Monika Radecki, Heidelberg
Projektmanagement: Sigrid Janke, Heidelberg
Lektorat: Kirsten Pfeiffer, Delft
Projektkoordination: Barbara Karg, Heidelberg
Umschlaggestaltung: deblik, Berlin
Fotonachweis Umschlag: © Zurijeta/shutterstock.com
Herstellung: Crest Premedia Solutions (P) Ltd., Pune, India

Gedruckt auf säurefreiem und chlorfrei gebleichtem Papier

Springer Medizin ist Teil der Fachverlagsgruppe Springer Science+Business Media
www.springer.com

Vorwort zur fünften Auflage

Wir, die Autorinnen, sind niedergelassene Psychologische Psychotherapeutinnen der Vertiefungsrichtungen tiefenpsychologisch fundierte Psychotherapie bzw. Verhaltenstherapie und bieten in Berlin seit 2003 Seminare zur Vorbereitung auf die schriftliche Approbationsprüfung für angehende Kollegen beider Ausbildungsgänge (Psychologischer Psychotherapeut/Kinder- und Jugendlichenpsychotherapeut) und Vertiefungsrichtungen an. Durch Rückmeldungen von ehemaligen Kursteilnehmern, die inzwischen die Prüfung absolviert hatten, konnten fortwährend Kenntnisse über bislang in der schriftlichen Approbationsprüfung gestellte Fragen gewonnen werden.

Vor dem Hintergrund dieses Wissens wurden die von Ausbildungsinstituten (Liste teilnehmender Institute) entwickelten Prüfungsfragen früherer Auflagen für die dritte Auflage von uns vollkommen neu überarbeitet. Dabei wurden ca. 100 alte Fragen durch 150 neue ersetzt. Die verbleibenden alten Fragen wurden z. T. überarbeitet oder unverändert übernommen. Die Veränderungen erfolgten mit dem Ziel einer größeren formalen und inhaltlichen Annäherung an die vom Institut für medizinische und pharmazeutische Prüfungsfragen (IMPP) entwickelten Prüfungsaufgaben. Formale Änderungen betrafen z. B. die Vermeidung von ausführlichen Freitextantworten (Aufzählungen), wie sie in der Prüfung bislang nicht vorkamen, oder die Ergänzung bzw. Verringerung von Antwortvorgaben. Aufgaben, die unserer Ansicht nach inhaltlich den Rahmen der schriftlichen Approbationsprüfung überschreiten, wurden entweder überarbeitet oder durch neue Fragen ersetzt. Zum Teil finden sich Fragen früherer Auflagen in anderen Kapiteln wieder, da diese Zuordnung unserer Meinung nach eher den vom IMPP herausgegebenen Gegenstandskatalogen für die Ausbildung zum psychologischen Psychotherapeuten und Kinder- und Jugendlichenpsychotherapeuten entspricht.

Nach einer korrigierten vierten Neuauflage wurden bei dieser fünften Auflage nun erneut sämtliche Fragen überarbeitet, einige wenige herausgenommen und ca. 50 neue Aufgaben entwickelt und hinzugefügt. Auch bei dieser Überarbeitung haben wir uns an den Fragen der Prüfungsdurchgänge vergangener Jahre orientiert.

Annette Fink
Claudia Tritschler
Berlin, April 2013

Inhaltsverzeichnis

I   Fragen

1   Psychologische und biologische Grundlagen der Psychotherapie
(einschließlich entwicklungspsychologischer Aspekte)..................... 3
Annette Fink, Claudia Tritschler

2   Konzepte über Entstehung, Aufrechterhaltung und Verlauf psychischer
Störungen und psychisch mitbedingter Krankheiten...................... 11
Annette Fink, Claudia Tritschler

3   Diagnostik, Differenzialdiagnostik und Indikationsstellung psychischer
Störungen 25
Annette Fink, Claudia Tritschler

4   Psychische Störungen im Kindes- und Jugendalter 37
Annette Fink, Claudia Tritschler

5   Intra- und interpersonelle Aspekte psychischer und psychisch
mitbedingter Störungen in Paarbeziehungen, Familien und Gruppen..... 55
Annette Fink, Claudia Tritschler

6   Prävention und Rehabilitation 73
Annette Fink, Claudia Tritschler

7   Medizinische Grundkenntnisse... 81
Annette Fink

8   Pharmakologische Grundkenntnisse 91
Annette Fink

9   Methoden wissenschaftlich anerkannter psychotherapeutischer
Verfahren... 99
Annette Fink, Claudia Tritschler

10   Dokumentation und Evaluation psychotherapeutischer
Behandlungsverläufe 117
Annette Fink

11   Berufsethik und Berufsrecht, medizinische und psychosoziale
Versorgungssysteme, Organisationsstrukturen des Arbeitsfeldes,
Kooperation mit Ärzten und anderen Berufsgruppen...................... 125
Annette Fink

II   Kommentierte Antworten

12   **Antworten zu Kapitel 1**..   135
      Annette Fink, Claudia Tritschler

13   **Antworten zu Kapitel 2**..   147
      Annette Fink, Claudia Tritschler

14   **Antworten zu Kapitel 3**..   165
      Annette Fink, Claudia Tritschler

15   **Antworten zu Kapitel 4**..   181
      Annette Fink, Claudia Tritschler

16   **Antworten zu Kapitel 5**..   209
      Annette Fink, Claudia Tritschler

17   **Antworten zu Kapitel 6**..   237
      Annette Fink, Claudia Tritschler

18   **Antworten zu Kapitel 7**..   245
      Annette Fink

19   **Antworten zu Kapitel 8**..   261
      Annette Fink

20   **Antworten zu Kapitel 9**..   273
      Annette Fink, Claudia Tritschler

21   **Antworten zu Kapitel 10**..   303
      Annette Fink

22   **Antworten zu Kapitel 11**..   311
      Annette Fink

      Teilnehmende Ausbildungsinstitute....................................   323

      Literatur   325

Hinweise zur Prüfungsvorbereitung

- **Die letzte Hürde**

Die Ausbildungskandidaten und -kandidatinnen zum Psychologischen Psychotherapeuten und Kinder- und Jugendlichenpsychotherapeuten werden seit 2002 mit Fragen des Instituts für medizinische und pharmazeutische Prüfungsfragen (IMPP) geprüft. Die Prüfungsfragen sind überwiegend als Multiple-Choice-Fragen formuliert. Diese Form der Multiple-Choice-Prüfung ist zwar in der Medizin seit langem üblich, für die Psychologie ist sie jedoch relativ neu. Die vorliegende Fragensammlung hilft Ihnen, sich auf diese Art der Prüfungsdurchführung, die Fragestellungen und Antwortmodi vorzubereiten.

- **Prüfungsinhalt: Die Gegenstandskataloge**

Verbindliche Grundlage für den schriftlichen Teil der Prüfungen nach dem Psychotherapeutengesetz ist der in den jeweiligen Ausbildungs- und Prüfungsverordnungen für Psychologische Psychotherapeuten und Kinder- und Jugendlichenpsychotherapeuten (PsychTh-APrV und KJPsychTh-APrV) vom 18.12.1998 festgelegte Prüfungsstoff.

Seit Mai 2004 liegen zwei separate Gegenstandskataloge für die Ausbildung zum Psychologischen Psychotherapeuten und für die Ausbildung zum Kinder- und Jugendlichenpsychotherapeuten vor. Diese vom IMPP herausgegebenen Gegenstandskataloge verstehen sich als Handreichung zu den Ausbildungs- und Prüfungsverordnungen: Sie konkretisieren die Inhalte und erläutern, auf welche Grundkenntnisse der theoretischen Ausbildung sich die staatlichen Prüfungen beziehen können. Die Gegenstandskataloge erhöhen für Sie als Ausbildungskandidaten die Transparenz von Ausbildung und Prüfung.

Inhalt der Prüfung sind nach den Gegenstandskatalogen 11 Themenbereiche. Abgedeckt werden damit Grundlagen der Psychotherapie aus Psychologie und Biologie, medizinische und pharmakologische Grundkenntnisse, Ätiologie, Verlauf und Symptomatik psychischer Störungen, Diagnostik, Prävention und Rehabilitation, Methoden wissenschaftlich anerkannter Psychotherapieverfahren sowie rechtliche und ethische Rahmenbedingungen. Die beiden Kataloge unterscheiden sich in 5 von 11 Bereichen in ihrem spezifischen Zuschnitt auf Kindheit und Jugend bzw. Erwachsenenalter. Da es sich jedoch um dieselben Themenbereiche handelt, erschien es sinnvoll, weiterhin eine gemeinsame Fragensammlung für beide Ausbildungsgänge herauszugeben: Die »Prüfungsfragen Psychotherapie« umfassen sowohl Fragen, die für die Prüfung zum Kinder- und Jugendlichenpsychotherapeuten, als auch solche, die für die Prüfung zum Psychologischen Psychotherapeuten relevant sind. Die Gliederung der vorliegenden fünften Auflage der Fragensammlung bezieht sich auf die vom IMPP im Mai 2004 herausgegebenen Gegenstandskataloge.

- **Prüfungsvorbereitung: Prüfungsfragen Psychotherapie**

Die vorliegende Fragensammlung zur Prüfungsvorbereitung orientiert sich an den Prüfungsinhalten, wie sie in den Gegenstandskatalogen für die Vertiefungsrichtungen (Verhaltenstherapie, tiefenpsychologisch fundierte Psychotherapie, analytische Psychotherapie) sowie für beide Ausbildungsgänge (Psychologischer Psychotherapeut/Kinder- und Jugendlichenpsychotherapeut) aufgeführt sind.

Die Fragen, Antworten und Kommentare zu den richtigen Antworten wurden, wie bereits im Vorwort erläutert, entweder von den Autorinnen selbst erstellt oder von anerkannten Ausbildungsinstituten unterschiedlicher Vertiefungsrichtungen (▶ Liste teilnehmender Institute) entwickelt und ggf. noch einmal von den Autorinnen überarbeitet.

■ Aufgabenbewertung

In der Prüfung wird bei allen verwendeten Aufgabenformaten für jede vollständig richtig gelöste Aufgabe ein Punkt vergeben, für jede falsch oder nur teilweise richtig beantwortete Aufgabe werden 0 Punkte vergeben. Das Prüfungsergebnis errechnet sich dann aus der Summe aller vollständig richtig beantworteten Aufgaben.

■ Aufgabenformate

Folgende Aufgabenformate gibt es in der Prüfung:
- Aufgaben mit vorgegebenen Antworten (Antwortwahlaufgaben/Multiple-Choice-Aufgaben)
- Aufgaben mit frei formulierbaren Antworten (Freitextaufgaben in Gestalt von Kurzantwortaufgaben)

■ Antwortwahlaufgaben (Multiple-Choice-Aufgaben)

Bei den Antwortwahlaufgaben oder Multiple-Choice-Aufgaben müssen aus einem vorgegebenen Antwortangebot je nach Aufgabentyp eine oder mehrere Antworten ausgewählt werden (Einfach- bzw. Mehrfachwahlaufgaben).

Einfachauswahlaufgaben: Dieser Aufgabentypus ist als positive oder negative Einfachauswahlaufgabe konstruiert. Die Anzahl der Antwortmöglichkeiten pro Aufgabe beträgt in der Prüfung einheitlich fünf. (Bei den vorliegenden Übungsaufgaben gibt es einzelne Aufgaben mit mehr oder weniger Antwortalternativen.) Bei diesem Aufgabenformat folgen auf eine Frage oder unvollständige Aussage mit Buchstaben (a, b, c, …) gekennzeichnete Antworten oder Ergänzungen. Von diesen Antworten sollen Sie eine einzige auswählen. Dabei geht es darum, aus den Antwortvorgaben die bestmögliche Antwort herauszufinden. Dies kann entweder die allein bzw. am ehesten zutreffende Antwort oder Aussage oder die einzig falsche bzw. am wenigsten zutreffende Antwort oder Aussage sein. Lesen Sie bitte immer die Frageformulierung und alle Antwortalternativen sorgfältig und vollständig durch, prüfen Sie diese dann in Bezug auf die Aufgabenstellung und im Verhältnis zueinander. Treffen Sie erst danach Ihre Entscheidung für die bestmögliche der Antworten.

Mehrfachauswahlaufgaben: Dieses Aufgabenformat ist eine Erweiterung der Einfachauswahlaufgabe. Der Unterschied besteht in der Anzahl der vorgegebenen Antworten (d. h., es können mehr als fünf sein) und der Anzahl der zutreffenden Antworten (mehr als eine). Die Aufgabe ist nur dann richtig beantwortet, wenn alle zutreffenden Antworten richtig ausgewählt werden und keine der nicht zutreffenden Antworten gewählt wird. Die Anzahl der richtigen Antworten wird für jede Aufgabe angegeben. Wie bei den Einfachauswahlaufgaben müssen die gewählten Antworten die Aufgabe bestmöglich beantworten. (Im vorliegenden Fragenkatalog finden sich im Unterschied zu den Prüfungsfragen des IMPP neben positiven auch negative Mehrfachauswahlaufgaben.)

▪ Freitextaufgaben

Freitextaufgaben werden in den schriftlichen Prüfungen nach dem Psychotherapeutengesetz derzeit nur in der Form von Kurzantwortaufgaben vorgegeben.

Bei diesem Aufgabentyp müssen Sie die Antwort selbst formulieren. Sofern nicht anders angegeben, ist ein Fachbegriff in das Antwortfeld einzutragen. Dabei sind Schreibvarianten (Groß- oder Kleinschreibung, Getrennt- oder Zusammenschreibung, Setzung von Bindestrichen, Schreibung mit c, z oder k usw.) sowie Schreibfehler für die Bewertung unerheblich (sofern sie nicht sinnentstellend sind).

In der Prüfung wird Ihre Antwort mit einer Liste zulässiger Lösungen verglichen und von einer Expertenkommission begutachtet. Achten Sie zur Vermeidung von Nachteilen darauf, dass Sie den exakten Begriff und nicht eine verbale Umschreibung angeben. Der gesuchte Fachbegriff (Terminus technicus) kann aus einem Wort bestehen oder aus zwei und mehr Teilen zusammengesetzt sein.

Kommentieren Sie Ihre Antwort nicht: Unstimmige Erläuterungen zu einem korrekt genannten Begriff können dazu führen, dass Ihre Antwort insgesamt als unzutreffend gewertet wird.

▪ Aufgabenfolgen

Bei dieser Aufgabenform beziehen sich zwei oder mehr Aufgaben auf ein gemeinsames Thema oder Fallbeispiel. Alle Aufgaben einer Aufgabenfolge sind mit derselben Überschrift versehen. Jede der Aufgaben entspricht einem der oben dargestellten Aufgabenformate und wird gesondert bewertet.

▪ Gut vorbereitet – sicher bestanden

Unsere Prüfungsfragen sollen Ihnen bei der Vorbereitung auf die schriftliche Prüfung helfen: Machen Sie sich vertraut mit möglichen Fragestellungen, den Aufgabenformaten und Antwortmodi und profitieren Sie von den kommentierten richtigen Antworten. Zusätzlich ist eines ganz wichtig: Lesen Sie unbedingt die »Praktischen Hinweise zur Durchführung der schriftlichen Prüfungen nach dem Psychotherapeutengesetz« des IMPP sorgfältig durch, um sich mit den organisatorischen und technischen Einzelheiten der Prüfungsdurchführung vertraut zu machen. Die jeweils aktuell gültige Version finden Sie unter http://www.impp.de (Stand 15.1.2013).

▪ Literatur

Zum Abschluss einige Erläuterungen zur verwendeten Literatur. Literatur, die für die Prüfungsvorbereitung zu den jeweiligen Kapiteln als besonders geeignet erschien und auf deren Grundlage viele Prüfungsfragen entwickelt wurden, wurde durch Fettdruck gekennzeichnet. Zum größten Teil handelt es sich dabei um Lehrbücher, die sich natürlich in einzelnen Themen überschneiden. Die übrigen Literaturangaben beziehen sich auf im Text aufgeführte Autoren und andere Quellen, die ein genaueres Nachlesen zu bestimmten Fragestellungen ermöglichen.

Viel Erfolg bei der Prüfung!

Fragen

Kapitel 1   Psychologische und biologische Grundlagen der
                  Psychotherapie (einschließlich
                  entwicklungspsychologischer Aspekte) – 3
                  Annette Fink, Claudia Tritschler

Kapitel 2   Konzepte über Entstehung, Aufrechterhaltung und
                  Verlauf psychischer Störungen und psychisch
                  mitbedingter Krankheiten – 11
                  Annette Fink, Claudia Tritschler

Kapitel 3   Diagnostik, Differenzialdiagnostik und
                  Indikationsstellung psychischer Störungen – 25
                  Annette Fink, Claudia Tritschler

Kapitel 4   Psychische Störungen im Kindes- und Jugendalter – 37
                  Annette Fink, Claudia Tritschler

Kapitel 5   Intra- und interpersonelle Aspekte psychischer
                  und psychisch mitbedingter Störungen in
                  Paarbeziehungen, Familien und Gruppen – 55
                  Annette Fink, Claudia Tritschler

Kapltel 6   Prävention und Rehabilitation – 73
                  Annette Fink, Claudia Tritschler

Kapitel 7   Medizinische Grundkenntnisse – 81
                  Annette Fink

Kapitel 8   Pharmakologische Grundkenntnisse – 91
                  Annette Fink

Kapitel 9   Methoden wissenschaftlich anerkannter
                  psychotherapeutischer Verfahren – 99
                  Annette Fink, Claudia Tritschler

Kapitel 10 Dokumentation und Evaluation
psychotherapeutischer Behandlungsverläufe – 117
Annette Fink

Kapitel 11 Berufsethik und Berufsrecht, medizinische und
psychosoziale Versorgungssysteme,
Organisationsstrukturen des Arbeitsfeldes,
Kooperation mit Ärzten und anderen
Berufsgruppen – 125
Annette Fink

Psychologische und biologische Grundlagen der Psychotherapie (einschließlich entwicklungspsychologischer Aspekte)

Annette Fink, Claudia Tritschler

1.1 Welches sind die Merkmale des klassischen Experiments in der Psychologie?

Wählen Sie 3 Antworten!
a. Manipulation der unabhängigen Variable
b. Versuchs- und Kontrollbedingung
c. Manipulation der abhängigen Variable
d. Randomisierung
e. Hinreichend große Stichprobe

1.2 Welche Methode wird herangezogen zur Bestimmung der Schlaftiefe?

_____

1.3 Mit dem EEG wird die Aktivität des Gehirns gemessen, indem die Potenzialschwankungen der Großhirnrinde über dem Kortex abgeleitet werden. Welche Wellen treten im normalen Wachzustand auf?

Wählen Sie 2 Antworten!
a. Theta-Wellen
b. Delta-Wellen
c. Spikes und Waves
d. Alpha- und Beta-Wellen
e. Gamma-Wellen

1.4 Ein normales Schlaf-EEG wird abgeleitet. Welche Wellen werden im normalen Tiefschlaf registriert?

_____

1.5 Wie nennt man die Aufrechterhaltung der Aktivität über einen längeren Zeitraum, auch als Zustand des ZNS des schnellen Reagierens bezeichnet?

_____

1.6 Ein zentraler kognitiver Faktor für die Veränderung von Verhalten wurde von Bandura formuliert. Nach dieser Theorie bilden Personen zwei Typen von Erwartungen: Angesichts einer Situation bildet eine Person eine Erwartung darüber, ob und inwiefern sie in der Lage sein wird, mit einem schwierigen Problem umzugehen; wenn ein bestimmtes Verhalten gezeigt wird, so bildet die Person Erwartungen darüber, welche (positiven) Effekte dieses Verhalten haben wird. Wie heißt dieser zentrale kognitive Faktor?

_____

1.7 Wesentlich für erfolgreiches Altern ist:

Wählen Sie 3 Antworten!
a. Körperliche und geistige Gesundheit besitzen
b. Persönliche Ideale und Ziele den körperlichen und geistigen Fähigkeiten anpassen
c. Wenige Veränderungen im Leben erfahren
d. Eigene Ressourcen zur Kompensation von Verlusten einsetzen
e. Optimale Entwicklungsbedingungen aufsuchen (Akkommodation)

1.8 Welche der folgenden Begriffe kennzeichnen jeweils eine der 8 Phasen der Entstehung und des Verlaufs psychischer Störungen?

Wählen Sie 3 Antworten!
a. Perinatale Phase
b. Appetenzphase
c. Latenzphase
d. Prodromalphase
e. Remission
f. Luteale Phase

1.9 Welches Studiendesign der Ätiologieforschung ist besonders geeignet, Veränderungen über die Zeit an ein und derselben Kohorte zu erfassen?

_____

1.10 Welche der folgenden Risikofaktoren sind perinatale Schädigungen (Noxen)?

Wählen Sie 2 Antworten!
a. Alkoholintoxikation
b. Fütterstörung
c. Meiosestörung
d. Nabelschnurumschlingung während der Geburt
e. Frühgeburt

1.11 Welche der folgenden Aussagen treffen auf das operante Konditionieren zu?

Wählen Sie 2 Antworten!
a. Beim operanten Konditionieren beschränkt man sich auf das Setzen positiver Konsequenzen.
b. Löschung wird erreicht, indem der gelernten Reaktion nicht mehr die positive Konsequenz folgt.
c. Beim operanten Konditionieren wird eine Reaktion durch einen vorausgehenden Reiz ausgelöst oder kontrolliert.

d. Die operante Konditionierung dient ausschließlich dem Verhaltensaufbau.
e. Folgt einer Reaktion eine positive Konsequenz, erhöht sich deren Auftretenswahrscheinlichkeit.

1.12 Welche der folgenden Aussagen treffen nicht auf die klassische Konditionierung zu?

Wählen Sie 2 Antworten!
a. Ein unbedingter Reiz löst eine unbedingte Reaktion aus.
b. Klassisches Konditionieren wird auch instrumentelles Lernen genannt.
c. Durch mehrmaliges Darbieten des zunächst neutralen Reizes mit dem unkonditionierten Reiz löst die alleinige Darbietung des konditionierten Reizes eine konditionierte Reaktion aus.
d. Die wiederholte Darbietung des konditionierten Reizes allein schwächt die konditionierte Reaktion ab.
e. Nur durch das wiederholte Darbieten des neutralen Reizes gemeinsam mit dem unkonditionierten Reiz löst die alleinige Darbietung des unkonditionierten Reizes eine unkonditionierte Reaktion aus.

1.13 Im Panikanfall kommt es häufig infolge eines Engegefühls in der Brust und des Lufthungers zur Hyperventilation. Welche körperlichen Reaktionen treten als Folge der Hyperventilation auf?

Wählen Sie 3 Antworten!
a. Herzrhythmusstörungen
b. Gesteigerte neuromuskuläre Erregbarkeit
c. Taubheitsgefühle
d. Nasenbluten
e. Heftige Schmerzen in der Brust
f. Schwindel

1.14 Welche der folgenden Begriffe sind am ehesten den kognitiven Lernmodellen zuzuordnen?

Wählen Sie 3 Antworten!
a. Attribution
b. Preparedness
c. Erlernte Hilflosigkeit
d. Diskriminationslernen
e. Selbstwirksamkeit
f. Sensibilisierung

1.15 Entspannungsverfahren werden in der Psychotherapie gezielt eingesetzt, um das körperliche und seelische Wohlbefinden zu steigern, da der entspannte Wachzustand beim Erwachsenen mit bestimmten psychophysiologischen Veränderungen einher geht. Welche gehören am wenigsten dazu?

Wählen Sie 2 Antworten!
a. Senkung des Blutdrucks
b. Senkung des Muskeltonus
c. Erhöhung des Hautwiderstands
d. Vasokonstriktion der peripheren Gefäße
e. Vermehrte Beta-Aktivität im Gehirn
f. Abnahme des Sauerstoffverbrauchs

1.16 Welcher lerntheoretische Begriff bezeichnet das Miteinanderauftreten bzw. die Häufigkeit des gemeinsamen Auftretens zweier Reize oder Ereignisse, z. B. in welchem Häufigkeitsverhältnis eine Konsequenz auf eine Reaktion folgt?

_____

1.17 Welche Alternstheorie behauptet, dass Menschen zufriedener altern, wenn sie sich aus gesellschaftlichen Positionen und sozialen Bezügen herauslösen?

_____

1.18 Mit welchem der folgenden Begriffe wird die Verringerung der Reaktionsrate auf einen wiederholt dargebotenen Reiz bezeichnet?

Wählen Sie 1 Antwort!
a. Effektorermüdung
b. Löschung
c. Habituation
d. Verstärkung
e. Adaptation

1.19 Welche der folgenden Aussagen zum Modell der Preparedness sind nicht richtig?

Wählen Sie 2 Antworten!
a. Das Modell der Preparedness liefert Erklärungsansätze für die Entstehung von Angststörungen.
b. Das Konzept des vorbereiteten Lernens geht von der Äquipotenzialität auslösender Reize aus.
c. Es besteht eine biologische Prädisposition, auf bestimmte Reize besonders empfindlich zu reagieren und diese schnell mit einem unkonditionierten Reiz zu verbinden.
d. Das Modell der Preparedness stützt sich auf das Gesetz der Kontiguität.
e. Welche Reiz-Reaktions-Verbindungen besonders leicht gelernt werden, ist artspezifisch.

1.20 Welches Konzept aus der Entwicklungspsychologie bezeichnet die Bewältigungsfähigkeit eines Individuums gegen Stressoren, also die Widerstandsfähigkeit gegenüber Herausforderungen, die Fähigkeit, erfolgreich mit belastenden Situationen und Erfahrungen umzugehen?

1.21 Welche der folgenden Begriffe sind dem Fünf-Faktoren-Modell der Persönlichkeitspsychologie zuzuordnen?

Wählen Sie 3 Antworten!
a. Neurotizismus
b. Gewissenhaftigkeit
c. Psychotizismus
d. Offenheit für Erfahrungen
e. Inkongruenz
f. Dominanz

1.22 Welche der folgenden Aussagen zur Plastizität des Gehirns trifft am wenigsten zu?

Wählen Sie 1 Antwort!
a. Blind Geborene bilden eine verfeinerte taktile Wahrnehmung aus.
b. Die neuronale Plastizität ist Voraussetzung für Lernprozesse.
c. Die neuronale Plastizität ist Voraussetzung für Reifungsprozesse.
d. Bei Deprivation zu kritischen Zeiten vor und nach der Geburt bilden sich synaptische Verbindungen zu bestimmten Funktionen nicht heraus.
e. Schädel-Hirn-Traumen im höheren Erwachsenenalter haben eine sehr schlechte Prognose, da ältere Menschen praktisch über keinerlei Plastizität des Gehirns mehr verfügen.

1.23 Welches der folgenden Merkmale ist nicht kennzeichnend für eine Orientierungsreaktion?

Wählen Sie 1 Antwort!
a. Steigerung der Herzrate wenige Sekunden nach Reizdarbietung
b. Hinwendung zum Reiz
c. Alpha-Blockade
d. Anstieg der elektrodermalen Aktivität
e. Verengung der peripheren Blutgefäße

1.24 Welche der folgenden Aussagen über den Prozess der Habituation ist nicht zutreffend?

Wählen Sie 1 Antwort!
a. Durch einen Zustand extrem hoher Aktivierung verlangsamt sich die Habituation.

b. Die subjektive Bedeutsamkeit des Reizes steht in Zusammenhang mit der Habituationsgeschwindigkeit.

c. Durch stimulierende Drogen wird eine Habituation erschwert.

d. Bei hoher Reizintensität steigt die Habituationsgeschwindigkeit.

e. Habituation findet statt, wenn ein spezifischer Reiz wiederholt dargeboten wird.

1.25 Welcher Ansatz versteht psychische Störung als eine erlernte soziale Rolle, deren Entstehung durch Zuschreibung eines diagnostischen Etiketts mit spezifischen sozialen Konsequenzen erklärt wird?

_____

1.26 Welche Aussagen zum menschlichen Immunsystem treffen zu?

Wählen Sie 3 Antworten!

a. Immunreaktionen sind konditionierbar.

b. Mit dem Alter sinkt die Kompetenz des Immunsystems und steigt die Krankheitsanfälligkeit.

c. Kurzfristiger Stress führt zu einem Abfall der Immunkompetenz.

d. Langfristiger Stress führt zu einem Anstieg der Immunkompetenz.

e. Soziale Isolation, Trennung und Partnerverlust beeinträchtigen das Immunsystem.

f. Kurzfristiger Stress führt durch Aktivierung der Hypothalamus-Hypophysen-Nebennierenrinden-Achse zur Ausschüttung von Glukokortikoiden.

1.27 Welche der folgenden motivationspsychologischen Konzepte stammen nicht von Freud?

Wählen Sie 2 Antworten!

a. Selbsterhaltungstrieb

b. Wachstumsmotivation

c. Sexualtrieb

d. Todestrieb

e. Selbstaktualisierungstendenz

f. Ich-Trieb

1.28 Wie nennt man die Ausbildung des Organismus vom Keim bis zum erwachsenen Individuum?

_____

1.29 Sie planen eine Forschungsstudie, um die Erfolge von ambulanter verhaltenstherapeutischer und tiefenpsychologisch fundierter Kassenpsychotherapie bei der Behandlung rezidivierender depressiver Störungen zu vergleichen. Sie arbeiten mit verhaltenstherapeutischen und tiefenpsychologischen Psychotherapiepraxen zusammen, aus deren Patientengut Sie die Stichproben zusammenstellen und Sie bemühen sich, die Stichproben hinsichtlich Alter, Geschlecht,

Schulbildung, sozioökonomischem Status der Patienten und Schweregrad der Störung zu parallelisieren. Um was für eine Studie handelt es sich?

1.30 Beim Fremde-Situations-Test von Ainsworth (Ainsworth et al. 1978) handelt es sich um …

Wählen Sie 1 Antwort!
a. ein Experiment.
b. eine Feldstudie.
c. eine Laborstudie.
d. ein Quasiexperiment.
e. eine Einzelfallstudie.

1.31 Welche Aussagen zur normalen Schlafarchitektur treffen am ehesten zu?

Wählen Sie 2 Antworten!
a. Im Laufe der Nacht werden mehrere Non-REM-Schlafstadien unterschiedlicher Schlaftiefe durchlaufen. Die Schlaftiefe ist in den Morgenstunden am grössten.
b. In den REM-Phasen besteht eine völlige Muskelatonie.
c. Die REM-Phasen werden im Laufe des Nachtschlafes immer kürzer.
d. Während der REM-Phasen kommt es zur Erhöhung von Herz- und Atemfrequenz.
e. Über eine REM-Phase leitet der Wachzustand in den orthodoxen Schlaf über.

1.32 In einer epidemiologischen Studie zur Erfassung des Zusammenhangs von Rauchen und Lungenkrebs wird eine Stichprobe von Patienten mit Lungenkrebs gezogen und eine gleich grosse Stichprobe gesunder Menschen so zusammengestellt, dass jedem Probanden der einen Stichprobe ein vergleichbarer Proband der zweiten Stichprobe zugeordnet wird. Dann wird der Nikotinkonsum in beiden Stichproben verglichen. Um was für eine Studie handelt es sich?

Konzepte über Entstehung, Aufrechterhaltung und Verlauf psychischer Störungen und psychisch mitbedingter Krankheiten

Annette Fink, Claudia Tritschler

2.1 Welche der folgenden Aussagen kennzeichnen wesentliche Merkmale der tiefenpsychologischen Theoriebildung?

Wählen Sie 3 Antworten!
a. Aktuelle seelische Zustände haben eine psychogenetische Dimension.
b. Die Psychoanalyse nimmt dynamische Vorgänge im Unbewussten an.
c. Die ersten 6 Lebensjahre haben eine besondere ätiologische Relevanz für die spätere Entstehung neurotischer Störungen.
d. Das Ich in Freuds Strukturmodell enthält nur bewusste Inhalte.
e. Das System Vorbewusst enthält Inhalte, die prinzipiell nicht bewusstseinsfähig sind.

2.2 Ein 8-jähriger hyperaktiver Junge wird bei ruhigem, konzentrierten Mitarbeiten von seinem Lehrer verbal gelobt und bekommt zusätzlich eine lachende Sonne in sein Hausaufgabenheft gemalt. Welche Formen von Verstärkung können hier am ehesten identifiziert werden?

Wählen Sie 2 Antworten!
a. Primäre Verstärkung
b. Premack-Prinzip
c. Soziale Verstärkung
d. Prompting
e. Sekundäre Verstärkung

2.3 Mit welchem Begriff bezeichnet man die Anzahl neuer Fälle einer Erkrankung/Störung in der Population in einem bestimmten Zeitraum?

_____

2.4 Was ist ein additives Trauma?

Wählen Sie 1 Antwort!
a. Mehrere, bereits einzeln traumatisch wirkende Erfahrungen folgen nacheinander.
b. Mehrere, einzeln noch nicht traumatisch wirkende Erfahrungen kommen zusammen.
c. Mehrere, bereits einzeln traumatisch wirkende Erfahrungen erfolgen gleichzeitig.
d. Man spricht von einem additiven Trauma, wenn ein Trauma zu einer vorbestehenden neurotischen Störung hinzukommt.
e. Keine der genannten Antworten ist richtig.

2.5 Welche Ich-Funktionen sind bei einer psychischen Dekompensation am häufigsten beeinträchtigt?

Wählen Sie 3 Antworten!
a. Realitätswahrnehmung
b. Phantasiefähigkeit
c. Impulssteuerung
d. Reizschutz
e. Regressionsfähigkeit

2.6 Welche Aussagen zur Epidemiologie affektiver Störungen treffen am ehesten zu?

Wählen Sie 3 Antworten!
a. Die Lebenszeitprävalenz für depressive Erkrankungen beträgt zwischen 10% und 20%.
b. Die Prävalenz bipolarer affektiver Erkrankungen ist bei Frauen doppelt so hoch wie bei Männern.
c. Die Altersdepression ist die häufigste psychische Erkrankung der über 65-Jährigen.
d. Der Ersterkrankungsgipfel der Depression hat sich in den letzten Jahren nach hinten verlagert.
e. Die Depressionsraten der Geschlechter gleichen sich mit dem Lebensalter allmählich an.

2.7 Man unterscheidet die Lernformen klassische Konditionierung, operante Konditionierung und Lernen am Modell. Welche vierte Form des Lernens gibt es?

_____

2.8 Welcher Variablen des S-O-R-K-C-Schemas lässt sich das im Selbstmanagementansatz von Kanfer et al. (2006) beschriebene Selbstregulationssystem zuordnen?

_____

2.9 Neurosen ...

Wählen Sie 3 Antworten!
a. sind psychische Störungen, die i.d.R. auf einer nachweisbaren organischen Grundlage beruhen.
b. sind dysfunktionale Verarbeitungs- und Lösungsversuche unbewusster Konflikte.
c. gehen in ihrer Entstehung auf infantile Konflikte zurück.
d. werden im Erwachsenenalter durch eine Versuchungs- und Versagungssituation ausgelöst.
e. stehen mit gestörten Entwicklungsprozessen in einem zufälligen Zusammenhang.

2

2.10 Die Identifikation mit dem Aggressor ist …

Wählen Sie 3 Antworten!
a. eine besondere Form des Einfühlungsvermögens in den Angreifer.
b. eine Methode, einen Angreifer dingfest zu machen.
c. eine besondere Technik der Bewältigung von Angst vor Kritik.
d. ein Mechanismus, der bei der Bildung des Über-Ichs beteiligt ist.
e. dasselbe wie die Wendung von Aggression gegen das Selbst.

2.11 Welche Ängste treten nach Ansicht der Psychoanalyse bei Menschen mit einer Störung auf einem niederen (Borderline-) Strukturniveau am ehesten auf?

Wählen Sie 2 Antworten!
a. Verlassenheitsängste
b. Ängste, das Selbstobjekt und seine Bewunderung zu verlieren
c. Gewissensängste
d. Verfolgungsängste
e. Ängste vor Liebesverlust

2.12 Welche der folgenden Abwehrmechanismen sind am ehesten spezifisch für das Krankheitsbild der Borderlinestörung?

Wählen Sie 3 Antworten!
a. Spaltung
b. Projektive Identifizierung
c. Rationalisierung
d. Primitive Verleugnung
e. Verschiebung

2.13 Bei welchem in der Psychoanalyse beschriebenen Abwehrmechanismus werden eigene verpönte Wünsche, Gedanken und Gefühle anderen Menschen zugeschrieben?

Wählen Sie 1 Antwort!
a. Introjektion
b. Projektion
c. Verdrängung
d. Reaktionsbildung
e. Wendung gegen das Selbst

2.14 Wie nennt man nach Freud den Abwehrmechanismus der symbolhaften Umwandlung eines psychischen Konflikts in ein Körpersymptom, der als spezifisch für die Hysterie gilt?

2.15 Eine junge Frau, die ein sehr distanziertes Verhältnis zum leiblichen Vater hat, da die Eltern getrennt lebten und sie bei der Mutter aufwuchs, träumt nach einem Besuch beim Vater von einer erotischen Begegnung mit einem ehemaligen Lehrer. Welcher Abwehrmechanismus ist hier am ehesten wirksam?

Wählen Sie 1 Antwort!
a. Entwertung
b. Rationalisierung
c. Verschiebung
d. Konversion
e. Wendung gegen das Selbst

2.16 Ein Patient mit einer Zwangsstörung litt unter sich aufdrängenden Phantasien, alle Menschen, die ihm begegneten, mit einer ansteckenden Krankheit zu infizieren und »die ganze Stadt zu verseuchen«. Sobald solche Gedanken auftauchten, musste er sich sofort nach einem bestimmten Ritual mehrmals die Hände waschen. Dies erschien ihm selbst unsinnig, doch konnte er sich nur auf die Weise beruhigen, dass von ihm keine Gefahr ausgehe. Welcher der folgenden Abwehrmechanismen wird hier am ehesten beschrieben?

Wählen Sie 1 Antwort!
a. Spaltung
b. Projektion
c. Intellektualisierung
d. Ungeschehenmachen
e. Wendung gegen das Selbst

2.17 Ein Patient entwickelt eine depressive Symptomatik, nachdem ihn die Freundin verlassen hat. Im Erstgespräch äußert er heftige Selbstvorwürfe: »Es ist alles meine Schuld! Ich bin nicht beziehungsfähig!« Welcher der folgenden Abwehrmechanismen ist hier am ehesten wirksam?

Wählen Sie 1 Antwort!
a. Wendung gegen das Selbst
b. Verschiebung
c. Somatisierung
d. Intellektualisierung
e. Verleugnung

2.18 Ein Patient berichtet in der Anamnese, dass er seine zwei Jahre jüngere Schwester sehr liebe und auch heute noch sehr unterstütze: »Ich würde alles für sie tun!« Daher könne er sich gar nicht vorstellen, dass er ihr als Kleinkind einst die Mutterbrust entrissen haben soll, wie die Mutter mehrfach erzählt habe. Welcher Abwehrmechanismus wird in dieser Sequenz am ehesten beschrieben?

2

Wählen Sie 1 Antwort!
a. Verschiebung
b. Reaktionsbildung
c. Idealisierung
d. Wendung gegen das Selbst
e. Projektive Identifizierung

2.19 Für Konflikte im psychoanalytisch-tiefenpsychologischen Sinne gilt Folgendes: Welche der Aussagen ist am ehesten falsch?

Wählen Sie 1 Antwort!
a. Ein Aktualkonflikt aktualisiert dringende Trieb- und Bedürfnis-regungen aus der Vergangenheit.
b. Hinter einem Aktualkonflikt verbirgt sich oft ein unbewusster Grundkonflikt.
c. In einem unbewussten Konflikt sind einander widerstreitende Bedürfnisse in unlösbarer Form gegenübergestellt.
d. Interpersonelle Konflikte (z. B. Partnerschaftskonflikte) lassen sich in jedem Fall auf unbewusste Konflikte zurückführen.
e. Hinter einer psychosomatischen Symptombildung kann sich ein unbewusster Konflikt wie z. B. Individuation vs. Abhängigkeit verbergen.

2.20 Welche der folgenden Beschreibungen entspricht am wenigsten einer der heutigen zentralen psychoanalytischen Modellvorstellungen zur Entstehung neurotischer Symptome? Das Symptom …

Wählen Sie 1 Antwort!
a. stellt eine intrusive Erinnerung an ein erlittenes Trauma dar.
b. ist eine Folge der traumabedingten Dissoziationen.
c. ist eine Blockierung von Triebimpulsen.
d. ist direkte Folge eines Entwicklungsschadens.
e. stellt eine Ersatzbildung für einen Entwicklungsschaden dar.

2.21 Im Rahmen einer wissenschaftlichen Untersuchung über die Psychodynamik bei Morbus-Crohn-Patienten hatte der Erstinter-viewer für die Psychologin, welche die Tests durchführen sollte, mit einem etwa 50-jährigen Mann einen Termin ausgemacht. Die Psycho-login fand ihn in seinem sehr hoch gestellten Bett thronend vor, links und rechts umrahmt von zwei gleich alten, demütig wirkenden Frau-en. Er fauchte die Psychologin an: »Sie sehen doch, ich habe Besuch!« Diese konnte sich gerade noch zu der Frage aufraffen »Sie wollen also keine Untersuchung?« Er antwortete mit lauter Stentorstimme, jovial das verzweifelte Dummerchen tröstend: »Aber natürlich mache ich die Untersuchung. Wer A sagt, muss auch B sagen.« Erst später war die Psychologin völlig erstaunt über ihre Gefühle und ihr Verhalten. Um welchen Abwehrmechanismus handelt es sich in diesem Beispiel?

2.22 Welche Aussage ist falsch? Affektsomatisierung ...

Wählen Sie 1 Antwort!

a. bedeutet die Möglichkeit der Wiederaktivierung von früh in der Entwicklung eines Menschen angelegten somatischen Reaktionsmustern durch das Auftreten einer psychischen Konfliktsituation.

b. beinhaltet, dass die auf der Körperebene stattfindende Symptomatik ins Zentrum der Wahrnehmung des Betroffenen rückt.

c. beinhaltet eine Ablenkung vom Erleben intensiver Gemütsbewegungen.

d. zeigt sich z. B. im Vorliegen von psychovegetativen Symptomen als Affektkorrelaten.

e. bewirkt keine Entlastung vom Affekterleben, das durch eine Konfliktsituation hervorgerufen wurde.

2.23 Worin besteht bei neurotischen Erkrankungen der »primäre Krankheitsgewinn«?

2.24 Welche Aussage zum Einfluss soziodemographischer Merkmale auf die Häufigkeit psychischer Störungen trifft am wenigsten zu?

Wählen Sie 1 Antwort!

a. Frauen haben eine höhere Prävalenz depressiver Störungen.

b. Es gibt einen Zusammenhang zwischen niedriger sozialer Schicht und erhöhtem Fallrisiko.

c. Nach der Drift-Hypothese kommt es infolge der psychischen Störung zum sozialen Abstieg.

d. Nach der Trigger-Hypothese ist der soziale Abstieg Auslöser für eine psychische Störung.

e. Der Familienstand hat keinen Einfluss auf die psychische Gesundheit.

2.25 Erkrankungen aus dem schizophrenen Formenkreis verlaufen immer ...

Wählen Sie 1 Antwort!

a. chronisch-progredient.

b. in akuten Schüben.

c. defektbildend.

d. nicht in vorhersehbarem Verlauf.

e. prognostisch eher günstig.

2.26 Wie bezeichnet man die objektiven psychosozialen Vorteile, die ein Patient aus psychoanalytischer Sicht als Folge einer bereits bestehenden Erkrankung erfährt?

2.27 Welche der folgenden Aussagen entspricht dem Konzept der Löschung? Ein bereits gelerntes Verhalten wird gelöscht …

Wählen Sie 1 Antwort!
a. durch Entfernung positiver Verstärkung, durch die das Verhalten aufrechterhalten wurde.
b. durch Anwendung von Fading.
c. durch die Technik des Chaining.
d. durch Entfernen einer negativen Konsequenz.
e. durch kontingentes Darbieten einer positiven Konsequenz.

2.28 Welche der folgenden Aussagen zur aktuellen psychoanalytischen Theorie treffen am wenigsten zu?

Wählen Sie 2 Antworten!
a. Die psychoanalytische Triebtheorie betrachtet den Menschen unter dem Gesichtspunkt des Konfliktes zwischen Trieben und verinnerlichten Elterninstanzen.
b. Die Ich-Psychologie legt den Schwerpunkt auf die genaue Beschreibung von reifen und defizitären Ich-Funktionen und entwickelt eine modifizierte Behandlungstechnik bei frühen Störungen.
c. Die Objektbeziehungspsychologie geht davon aus, dass die Internalisierung früher Beziehungserfahrungen für die Struktur des psychischen Apparates von entscheidender Bedeutung ist.
d. Die von Kohut begründete Selbstpsychologie beschreibt Entwicklung und Störungen des Selbstgefühls und integriert dabei wesentliche Konzepte der psychoanalytischen Triebtheorie.
e. Keines der analytischen Modelle konnte durch die moderne Säuglingsforschung bestätigt werden.

2.29 Aufgabenfolge »6-jähriges Mädchen« – Teil 1

Ein 6-jähriges Mädchen, das keine Angst vor Hunden hat, wird beim Spiel mit dem Hund des Nachbarn gebissen. Infolge dessen reagiert sie bereits beim Anblick von jeder Art von Hunden mit großer Angst. Im Sinne der klassischen Konditionierung entspricht der Reiz »Hund«, nachdem das Mädchen gebissen wurde, am ehesten …

Wählen sie 1 Antwort!
a. einer Bestrafung.
b. einem konditionierten Reiz.
c. einem unbedingten Reiz.
d. einem Reiz, der Dishabituation auslöst.
e. einem neutralen Reiz.

2.30 Aufgabenfolge »6-jähriges Mädchen« – Teil 2

Das Mädchen kommt zu Ihnen in die Behandlung. Während des Gesprächs fällt Ihnen auf, dass das Mädchen bereits bei dem gesprochenen Wort »Hund« mit deutlicher Angst reagiert. Durch welches der folgenden lerntheoretischen Prinzipien kann diese Reaktion am ehesten erklärt werden?

Wählen sie 1 Antwort!
a. Reaktionsgeneralisierung
b. Habituation
c. Konditionierung höherer Ordnung
d. Stellvertretendes Lernen
e. Instrumentelles Lernen

2.31 Eine Kompromissbildung ist aus psychoanalytischer Sicht dann pathologisch, wenn sie durch eine Kombination folgender Merkmale gekennzeichnet ist: Welche der Antworten ist falsch?

Wählen Sie 1 Antwort!
a. Zu große Restriktion der Befriedigung von Triebabkömmlingen
b. Ein Übermaß aus Angst oder depressiven Affekten
c. Zu starke Hemmung der Funktionsfähigkeit des Ich
d. Zu starke Tendenz zur Selbstverletzung oder -zerstörung
e. Zu schwache Konflikte mit der Umwelt

2.32 Die in den 60er-Jahren von John Bowlby begründete und in den 70er-Jahren von Mary Ainsworth weiterentwickelte Bindungstheorie ist ein wichtiger Bestandteil psychoanalytischer Entwicklungslehre. Welches Bindungsverhalten birgt entsprechend den Forschungsergebnissen der Bindungstheorie ein Risiko für die spätere Entwicklung psychischer Störungen?

Wählen Sie 1 Antwort!
a. Das unsicher-vermeidende Bindungsverhalten
b. Das unsicher-ambivalente Bindungsverhalten
c. Das desorganisierte Bindungsverhalten
d. Alle drei genannten Typen gestörten Bindungsverhaltens
e. Es gibt keinen Zusammenhang zwischen Bindungsverhalten und dem Risiko für die spätere Entwicklung psychischer Störungen

2.33 Es soll ein bereits aufgebautes Verhalten mit Hilfe eines Verstärkerplanes stabilisiert werden, der vorsieht, in unterschiedlichen Zeitabständen (durchschnittlich 5 min) eine positive Konsequenz zu setzen. Welche Art des Verstärkerplanes wird hier angewandt?

2

Wählen Sie 1 Antwort!
a.   Kontinuierliche Verstärkung mit fixem Zeitplan
b.   Intermittierende Verstärkung mit variablem Quotenplan
c.   Intermittierende Verstärkung mit fixem Zeitplan
d.   Kontinuierliche Verstärkung mit variablem Zeitplan
e.   Partielle Verstärkung mit variablem Zeitplan

2.34   Welche Aussagen zur Epidemiologie von Persönlichkeitsstörungen treffen am ehesten zu?

Wählen Sie 3 Antworten!
a.   Die Prävalenz aller Persönlichkeitsstörungen in der Allgemeinbevölkerung beträgt 30 %.
b.   Die Prävalenz der narzisstischen Persönlichkeitsstörung beträgt weniger als 1 %.
c.   Borderlinepersönlichkeitsstörungen nehmen in den letzten Jahren an Häufigkeit ab.
d.   Abhängige und selbstunsichere Persönlichkeitsstörungen treten häufiger bei Frauen auf.
e.   Dissoziale Persönlichkeitsstörungen werden häufiger bei Männern diagnostiziert.
f.   Die anankastische Persönlichkeitsstörung tritt bei beiden Geschlechtern etwa gleich häufig auf.

2.35   Mit welchem Begriff wird beim Selbstmanagementansatz nach Kanfer et al. (2006) das Verhalten einer Person erklärt, die ohne äußeren Druck oder externe Kontrolle einen vorübergehenden aversiven Zustand erträgt oder auf eine unmittelbare positive Verstärkung verzichtet, um einen langfristig positiven Effekt zu erreichen?

Dies wäre z. B. der Fall, wenn ein Raucher beschließt, auf Zigaretten zu verzichten, um langfristig gesund zu bleiben.

2.36   Die Verhaltensgleichung S-O-R-K-C wurde von Kanfer et al. (2006) zu einem Systemmodell menschlichen Verhaltens weiterentwickelt. Nach diesem Modell wird Verhalten auf den folgenden unterschiedlichen Verhaltensebenen beschrieben:

α-Variablen = beobachtbare Ebene, Umgebungsmerkmale
β-Variablen = Ebene kognitiver Prozesse
γ-Variablen = biologisch-physiologische Ebene
Welche der folgenden Aussagen zum System-Modell menschlichen Verhaltens ist richtig?

Wählen Sie 1 Antwort!

a. Bei der Analyse auslösender Bedingungen geht es ausschließlich darum, Situationsmerkmale auf der beobachtbaren Ebene (α-Variable) zu beschreiben.

b. Konsequenzen (C) lassen sich nicht in unterschiedlichen Verhaltensebenen darstellen.

c. Bei der Reaktionsvariablen (R) des S-O-R-K-C-Schemas wird zwischen kognitiver Ebene, beobachtbarer Verhaltensebene und biologisch-physiologischer Ebene unterschieden.

d. Bei der Organismusvariablen (O) des S-O-R-K-C-Schemas sind nur α- und β-Variablen von Bedeutung.

e. Kognitive Prozesse (β-Variable) können nicht auslösende Funktion (S) für ein Verhalten haben.

2.37 Nach dem transaktionalen Stressmodell von Lazarus und Folkmann (1984) hängt das Stresserleben einer Person von der subjektiven Bewertung der stressauslösenden Situation ab. In diesem Zusammenhang wird zwischen primärer und sekundärer Bewertung unterschieden. Welche der folgenden Aussagen sind richtig?

Wählen Sie 2 Antworten!

a. Bei der primären Bewertung werden die Bewältigungsmöglichkeiten eingeschätzt.

b. Bei der sekundären Bewertung wird versucht, die möglichen Folgen des geplanten Copingverhaltens vorauszusehen.

c. Bei der primären Bewertung wird die Gefahrenrelevanz der Situation eingeschätzt.

d. Die sekundäre Bewertung bezieht sich auf die Einschätzung, inwieweit das gewünschte Ergebnis erzielt wurde.

e. Bei der sekundären Bewertung wird eingeschätzt, inwieweit das Individuum über Möglichkeiten zur Bewältigung des Stressors verfügt.

2.38 Epidemiologische Studien zielen u. a. darauf ab, Risikofaktoren für Erkrankungen zu identifizieren. Welche der folgenden Antworten trifft hinsichtlich der Bestimmung des relativen Risikos am ehesten zu?

Wählen Sie 1 Antwort!

a. Das relative Risiko entspricht dem Anteil der Erkrankten an der Gesamtpopulation an einem Stichtag.

b. Das relative Risiko entspricht dem Neuauftreten von Erkrankungen zwischen zwei Erhebungszeitpunkten.

c. Das relative Risiko entspricht der Differenz zwischen dem Erkrankungsrisiko exponierter Personen (mit Risikofaktor) und demjenigen nichtexponierter Personen (ohne Risikofaktor).

2

    d. Das relative Risiko berechnet sich durch Multiplikation des absoluten Risikos mit der Anzahl der exponierten Personen.

    e. Das relative Risiko berechnet sich aus dem Quotient zweier Inzidenzen: der Neuerkrankungsrate bei Exposition mit einem Risikofaktor geteilt durch die Neuerkrankungsrate bei fehlender Exposition.

2.39 In einer epidemiologischen Studie wird ein Risikofaktor für die Wahrscheinlichkeit bestimmt, an einer Essstörung zu erkranken, der ein sehr niedriges relatives Risiko, aber ein sehr hohes attributables Risiko hat. Welche Aussage bzgl. der Belastung durch den Risikofaktor trifft demnach am ehesten zu?

Wählen Sie 1 Antwort!

    a. Der Risikofaktor hat keinerlei Bedeutung für die Wahrscheinlichkeit, zu erkranken.

    b. Die Wahrscheinlichkeit, zu erkranken, ist für den Träger des Risikofaktors sehr hoch.

    c. Die Wahrscheinlichkeit, zu erkranken, ist für den Träger des Risikofaktors sehr hoch, doch erklärt der Risikofaktor nur einen sehr geringen Teil an der Gesamtheit der Krankheitsfälle.

    d. Die Wahrscheinlichkeit, zu erkranken, ist für den Träger des Risikofaktors sehr hoch, und der Risikofaktor erklärt auch einen sehr großen Teil an der Gesamtheit der Krankheitsfälle.

    e. Die Wahrscheinlichkeit, zu erkranken, ist für den Träger des Risikofaktors eher gering, doch erklärt der Risikofaktor einen sehr großen Teil an der Gesamtheit der Krankheitsfälle.

2.40 Welcher der wesentlichen dispositionellen salutogenen Faktoren im Konzept der Salutogenese von Antonovsky (1987) ist definiert als überdauerndes Gefühl des Vertrauens, dass die internale und externale Umwelt verstehbar ist, dass Lebensereignisse bewältigbar sind und dass die Anforderungen des Lebens sinnvolle Herausforderungen sind, die Investition und Engagement verdienen?

2.41 In epidemiologischen Studien zur Erforschung von Risikofaktoren für bestimmte Erkrankungen werden Odds Ratios berechnet. Welche der folgenden Aussagen zu Odds Ratios treffen am präsisesten zu?

Wählen Sie 3 Antworten!

    a. Odds Ratio gibt den Faktor an, um den die Chance zu erkranken bei Exposition mit einem Risikofaktor steigt

    b. Odds Ratios können nur in prospektiven epidemiologischen Untersuchungen berechnet werden.

    c. Odds Ratios können nur positive Werte annehmen. Dabei sind Werte <1 klinisch unbedeutsam.

d. Odds Ratio berechnet sich als Quotient aus Wahrscheinlichkeiten.
e. Odds Ratios werden in der analytischen Epidemiologie am häufigsten verwendet, um Bedingungen für Auftreten und Verlauf von Erkrankungen zu berechnen.

2.42 Die Untersuchung der Ichfunktionen und die Erfassung eventueller ichstruktureller Defizite ist v. a. für die Diagnose sog. früher Störungen von großer Bedeutung. Was versteht man in diesem Zusammenhang am ehesten unter Mentalisierungsfähigkeit?

Wählen Sie 1 Antwort!
a. Eigene Impulse nicht sofort in Handlungen umzusetzen.
b. Das eigene Verhalten und das anderer im Hinblick auf Gefühle und innere Beweggründe wahrzunehmen, zu reflektieren und zu verbalisieren.
c. Eigene Impulse auf kulturell verfeinerte Art und Weise zu befriedigen.
d. Die Folgen eigener Handlungen geistig vorwegzunehmen.
e. Zwischen Selbst und Objekt, innerer und äußerer Wahrnehmung zu unterscheiden.

2.43 Eine junge attraktive Frau berichtet im Erstgespräch sehr ausführlich und assoziativ aufgelockert von ihren Gefühlen und Konflikten in ihrer Partnerschaft zu einem jungen Mann. Erst am Ende des Gespräches realisiert die Psychotherapeutin, dass der junge Mann, von dem die Rede ist, noch gar nichts davon weiß, dass die Patientin mit ihm ‚liiert' ist. Welcher Abwehrmechanismus ist hier vordringlich wirksam?

Wählen Sie 1 Antwort!
a. Verleugnung
b. Verdrängung
c. Projektion
d. Verschiebung
e. Ungeschehenmachen

Diagnostik, Differenzialdiagnostik und Indikationsstellung psychischer Störungen

Annette Fink, Claudia Tritschler

3.1 Ein Patient berichtet beim Erstkontakt, er leide seit mehreren Monaten unter plötzlich auftretendem Herzrasen, Zittern, Schweißausbrüchen, Übelkeit und der Angst, umzufallen bzw. die Kontrolle über sich zu verlieren. Eine körperliche Untersuchung zur organischen Differenzialdiagnostik sei bereits durchgeführt worden. Es wird eine ausführliche verhaltenstherapeutische Diagnostik geplant, bei der unterschiedliche diagnostische Instrumente zur Informationsgewinnung eingesetzt werden sollen. Welche der folgenden diagnostischen Instrumente finden hier am ehesten Anwendung?

Wählen Sie 3 Antworten!
a. DIPS
b. Selbstbeobachtungsprotokolle in Form von Angsttagebüchern
c. FPI
d. Fragebogen zu körperbezogenen Ängsten, Kognitionen und Vermeidung
e. Goal-Attainment-Skalierung

3.2 Eine Patientin berichtet, während des Geschlechtsverkehrs oftmals keine angenehmen Empfindungen und Gefühle zu haben, obwohl sie zuvor ein sexuelles Verlangen verspüre, keine Angst vor dem Verkehr habe, ihre körperlichen Reaktionen normal seien und sie einen Orgasmus bekomme. Eine primär organische Ursache kann ausgeschlossen werden. Welche Diagnose trifft am ehesten zu?

Wählen Sie 1 Antwort!
a. Sexuelle Aversion (F52.10)
b. Mangelnde sexuelle Befriedigung (F52.11)
c. Orgasmusstörung (F53.3)
d. Dyspareunie (F52.6)
e. Mangel oder Verlust von sexuellem Verlangen (F52.0)

3.3 Was misst der Raven-Test?

Wählen Sie 1 Antwort!
a. Intelligenz
b. Leistungsmotivation
c. Aufmerksamkeit
d. Konzentration
e. Lesefähigkeit

3.4 Was sagt ein hoher Testwert im Beck-Depressions-Inventar (BDI) aus?

3.5 Welche der folgenden Aussagen sind in Bezug auf die gebräuchlichen Klassifikationssysteme psychischer Störungen (ICD-10 und DSM-IV) richtig?

Wählen Sie 3 Antworten!

a. Die Psychodynamik der Genese psychischer Störungen wird in der ICD-10 umfassend beschrieben.

b. ICD-10 und DSM-IV sind durch einen deskriptiven Ansatz gekennzeichnet.

c. Die begriffliche Unterscheidung zwischen Neurose und Psychose wird in beiden Klassifikationssystemen weitestgehend vermieden.

d. ICD-10 und DSM-IV ersetzen den Begriff Krankheit durch Störung.

e. Im Kapitel G der ICD-10 findet sich die Systematik der psychiatrischen und psychischen Störungen.

3.6 Was ist nach ICD-10 die Mindestdauer einer paranoid-schizophrenen Episode?

Wählen Sie 1 Antwort!

a. 2 Wochen

b. 1 Monat

c. 3 Monate

d. 6 Monate

e. 1 Jahr

3.7 In einem diagnostischen Erstgespräch erweist es sich i.d.R. als günstig,

Wählen Sie 3 Antworten!

a. sich als Therapeut durch die aktuelle Beziehung zum Patienten bei den diagnostischen Hypothesen möglichst nicht beeinflussen zu lassen.

b. die persönliche Form der Krankheitsbewältigung und die gegenwärtige Lebenssituation des Patienten zu beachten und zu respektieren.

c. ein verständliches pathogenetisches Modell als Verständigungsgrundlage zu finden.

d. die körperlichen Aspekte von Krankheiten mit psychosozialem Hintergrund zu vernachlässigen.

e. möglichst klar und nicht zu langatmig oder theoretisch zu reden.

3.8 Was kennzeichnet eine Konversionsstörung?

Wählen Sie 3 Antworten!

a. Eine Konversionsstörung sieht wie eine körperliche Erkrankung aus und wird daher im DSM-IV unter den »somatoformen Störungen« klassifiziert.

b. Prädisponierend kann eine Schwäche bei der Bewältigung von Konfliktsituationen sein, z. B. als Folge einer Triangulierungsstörung.

c. Bei Vorliegen körperlicher Befunde, die das Beschwerdebild erklären können, ist eine Konversion ausgeschlossen.
d. Konversionsstörungen müssen von den »dissoziativen Störungen« mit der dort vorliegenden Trennung von Erleben und Verhalten unterschieden werden.
e. Einzelne Konversionssymptome können bei unterschiedlichen Störungsbildern auftreten.
f. Es ist therapeutisch hilfreich, Konversion als eine rein psychogene Erkrankung aufzufassen.

3.9 Eine Patientin berichtet, seitdem ihr Mann für mehrere Semester ins Ausland gegangen sei, leide sie verstärkt unter Neurodermitis im Gesicht und an den Armen. Dies beeinträchtige und verunsichere sie sehr, da sie in ihrem Beruf viel mit Menschen zu tun habe. Zwar habe sie als Kind und Jugendliche sehr unter den Hautausschlägen gelitten, doch sei die Krankheit im Erwachsenenalter nicht mehr aufgetreten. Während einer längeren Reise ohne den Partner sei es kurzzeitig wieder zu Beschwerden gekommen, doch habe sie das ignorieren können, da es ihr ansonsten während der Reise sehr gut gegangen sei. Welche Diagnose ist hier nach ICD-10 am ehesten in Betracht zu ziehen?

Wählen Sie 1 Antwort!
a. Somatisierungsstörung (F45.0)
b. Akute Belastungsreaktion (F43.0)
c. Konversionsstörung (F44)
d. Psychische Faktoren oder Verhaltenseinflüsse bei andernorts klassifizierten Krankheiten (F54)
e. Dysthymia (F34.1)

3.10 Zu welchem Zweck wird das Persönlichkeits-Stil und Störungsinventar PSSI von J. Kuhl und M. Kazén eingesetzt?

Wählen Sie 1 Antwort!
a. Der PSSI ist ein Screening-Verfahren zur Identifizierung möglicher Störungen bei einem Patienten.
b. Das PSSI wird in der klinischen Praxis zur Erfassung der sozialen Kompetenz eingesetzt.
c. Das PSSI wird zur Diagnostik unterschiedlicher Persönlichkeitsstörungen eingesetzt.
d. Mit dem PSSI kann die relative Ausprägung von nichtpathologischen Persönlichkeitsstilen erfasst werden.
e. Das PSSI wird in der Eignungsdiagnostik insbesondere zur Erfassung der Leistungsmotivation eingesetzt.

3.11 Was gehört nicht zu den Wahrnehmungsstörungen?

Wählen Sie 1 Antwort!
a. Akoasmen
b. Illusionäre Verkennungen
c. Optische Halluzinationen
d. Wahnwahrnehmungen
e. Zönästhetische Halluzinationen

3.12 Welche Merkmale treten beim Kokainentzugssyndrom am wenigsten wahrscheinlich auf?

Wählen Sie 1 Antwort!
a. Lethargie und Müdigkeit
b. Krampfanfälle
c. Psychomotorische Verlangsamung oder Unruhe
d. Appetitsteigerung
e. Schlafstörungen

3.13 Bei der Behandlung sog. transsexueller Patienten ist besonders zu beachten:

Wählen Sie 2 Antworten!
a. In der Regel chronische Suizidalität
b. In der Regel starkes Bedürfnis nach Abhängigkeit
c. In der Regel starker, scheinbar unabänderlicher Wunsch nach operativer Geschlechtsumwandlung
d. In der Regel zwanghafte sexuelle Phantasien mit Tendenz zur süchtigen Inszenierung
e. In der Regel starke Fremdgefährdung

3.14 Welche Charakteristika kennzeichnen am wenigsten die histrionische Persönlichkeitsstörung nach ICD-10?

Wählen Sie 3 Antworten!
a. Oberflächliche und labile Affektivität
b. Suggestibilität
c. Missachtung sozialer Verpflichtungen
d. Unfähigkeit zur Impulskontrolle
e. Theatralischer, übertriebener Ausdruck von Gefühlen
f. Hyperemotionalität
g. Dauerndes Verlangen nach Anerkennung, äußeren Reizen und Aufmerksamkeit
h. Emotionale Instabilität

3.15 Dissoziative Störungen (Konversionsstörungen) …

Wählen Sie 1 Antwort!
a. sind Störungen mit objektivierbaren Symptomen der vegetativen Stimulation wie Herzklopfen, Schwitzen, Erröten, Zittern.

b.   sind Störungen mit Schmerz und anderen komplexen Empfindungen, die durch das vegetative Nervensystem vermittelt werden.

c.   sind Störungen der Sensibilität sowie der körperlichen Funktionen, die normalerweise unter willentlicher Kontrolle stehen.

d.   werden vom Patienten als abnorm und belastend interpretiert; die Aufmerksamkeit wird meist auf ein oder zwei Organe oder Organsysteme fokussiert.

e.   sind Störungen, die trotz anderslautender ärztlicher Befunde mit der anhaltenden Überzeugung und ständigen Sorge darum einhergehen, an einer schweren körperlichen Erkrankung zu leiden.

3.16 Welche der nachfolgend beschriebenen Phänomene entsprechen am wenigsten der Definition des schädlichen Gebrauchs nach ICD-10?

Wählen Sie 3 Antworten!
a.   Eine Patientin berichtet, sobald sie anfange zu trinken, könne sie nicht mehr aufhören.

b.   Eine Patientin klagt über Reizbarkeit, seitdem sie mit Rauchen aufgehört habe.

c.   Eine junge Frau entwickelt nach Alkohol-Flatrate-Partys wiederholt eine akute Gastritis.

d.   Ein junger Mann klagt wiederholt über depressive Verstimmungen, nachdem er am Vorabend Cannabinoide zu sich genommen hat. Doch vergesse er immer wieder, dass es ihm später schlecht gehe.

e.   Ein Patient berichtet, er habe kein Alkoholproblem, er vertrage heute eben mehr als früher.

f.   Ein Patient berichtet, seine Frau drohe, ihn zu verlassen, da er in ihren Augen zu viel trinke und dann aggressiv sei. Das sei aber völlig aus der Luft gegriffen, außerdem lasse er sich nicht erpressen.

3.17 Was gehört nach ICD-10 nicht zu den diagnostischen Kriterien der Bulimia nervosa?

Wählen Sie 2 Antworten!
a.   Krankhafte Furcht, zu dick zu werden

b.   Häufige Fressattacken

c.   Hypokaliämie

d.   Andauernde Beschäftigung mit dem Essen

e.   Entzündungen der Speiseröhre

f.   Zeitweilige Hungerperioden

3.18 Die Haupt-Testgütekriterien sind:

Wählen Sie 3 Antworten!

a. Ökonomie
b. Nützlichkeit
c. Objektivität
d. Normierung
e. Validität
f. Vergleichbarkeit
g. Reliabilität

3.19 Welche der folgenden Aussagen zur Diagnostik psychischer Probleme bei Klein- und Vorschulkindern ist am ehesten richtig?

Wählen Sie 1 Antwort!

a. Eine Diagnostik ist unnötig, da psychische Auffälligkeiten im Kleinkind- und Vorschulalter keine klinische oder prognostische Bedeutung haben.
b. Psychische Probleme im Kleinkind- und Vorschulalter bestehen ausschließlich aus Ess-, Schlaf- und Ausscheidungsstörungen.
c. Eine Diagnostik von psychischen Problemen im Kleinkind- und Vorschulalter ist aufgrund fehlender entsprechender diagnostischer Verfahren für das Alter von 2–5 Jahren nicht möglich.
d. Bei der Diagnostik psychischer Probleme im Kleinkind- und Vorschulalter müssen die Eltern-Kind-Beziehung, die Entwicklungsphase des Kindes sowie körperliche Bedingungen berücksichtigt werden.
e. Trennungsangst entspricht im Kleinkind- und Vorschulalter einer entwicklungsspezifischen Reaktion und kann somit erst ab dem sechsten Lebensjahr diagnostiziert werden.

3.20 Verwirrtheitszustände mit Bewusstseinstrübung i. S. von Psychosen des exogenen Reaktionstyps kommen vor bei folgenden Erkrankungen:

Wählen Sie 3 Antworten!

a. Depressionen
b. Epilepsie
c. Alkoholismus
d. Demenz
e. Panikstörung
f. Schizophrenie

3.21 Welches der angegebenen Merkmale gehört typischerweise nicht zur Borderlinestörung?

Wählen Sie 1 Antwort!

a. Verlust der Impulskontrolle
b. Instabile zwischenmenschliche Beziehungen
c. Symptomstabilität

d. Angst vor Alleinsein
e. Chronisches Gefühl der Leere und Langeweile

3.22 Eine alleinstehende, 50-jährige Patientin kommt in die Therapie, nachdem ihre erwachsenen Kinder ausgezogen sind. Sie beklagt, dass sie der Kinder wegen ihr Leben versäumt, keinen neuen Partner kennengelernt und keine Berufsausbildung abgeschlossen habe. Im Laufe der Therapie gewinnt sie neue Freunde, kann sich beruflich neu entwickeln und lernt schließlich auch einen neuen Partner kennen. Da sie ihn auf seinen häufigen Geschäftsreisen begleiten muss, kündigt sie ihre Arbeit und vernachlässigt ihre Freunde, worunter sie auch sehr leidet. Doch lege ihr Partner großen Wert auf ihre Begleitung und sei der Überzeugung, dass die Arbeit und die Freunde nichts für sie seien. Er müsse es wissen, da er sie am besten kenne und sicher nur ihr Bestes wolle. Außerdem fürchte sie, ansonsten von ihm verlassen zu werden und dann wieder ganz alleine dazustehen. Welche Diagnose trifft nach ICD-10 am ehesten zu?

Wählen Sie 1 Antwort!
a. Emotional instabile Persönlichkeitsstörung
b. Histrionische Persönlichkeitsstörung
c. Ängstlich-vermeidende Persönlichkeitsstörung
d. Asthenische Persönlichkeitsstörung
e. Negativistische Persönlichkeitsstörung

3.23 Der FDS (Fragebogen zu Dissoziativen Symptomen) eignet sich als Screeninginstrument zur Erfassung verschiedener dissoziativer Phänomene. Von daher ist der Einsatz des FDS im Rahmen der dimensionalen Diagnostik dissoziativer Störungen sinnvoll. Bei welchen Störungen sind dissoziative Symptome (Depersonalisation und Derealisation) als Bestandteil der entsprechenden diagnostischen Kriterien nicht von besonderer Bedeutung, sodass der FDS daher kaum aussagekräftig ist?

Wählen Sie 3 Antworten!
a. Borderlinepersönlichkeitsstörung
b. Essstörungen
c. Posttraumatische Belastungsstörung
d. Schizophrene Störungen
e. Phobische und andere Angststörungen
f. Dissoziale Persönlichkeitsstörung
g. Demenz

3.24 Welche Frage sollte in einem Fragebogen zur klinischen Depressivität nicht fehlen?

3.25 Welches Testverfahren eignet sich nicht zur Messung der Intelligenz?

Wählen Sie 1 Antwort!
a. HAWIE-Test
b. MWT-Test
c. D2-Test
d. Binet-Simon-Test
e. WMT-Test

3.26 Das gesellschaftliche Verständnis der Sexualität und die Bedeutung dieser für den Einzelnen befinden sich im Wandel. Welche Aussagen zu Sexualität und sexuellen Störungen sind richtig?

Wählen Sie 3 Antworten!
a. Junge Menschen haben heute früher ersten Sexualverkehr als ihre Eltern.
b. Der sexuelle Leistungsdruck hat abgenommen.
c. Störungen der Geschlechtsidentität können schon im Kindesalter auftreten.
d. Homosexualität ist eine neurotische Perversion.
e. Sexuelle Funktionsstörungen haben zugenommen.

3.27 Welches Symptom gehört nicht typischerweise zum schizophrenen Formenkreis?

Wählen Sie 1 Antwort!
a. Visuelle Halluzinationen
b. Psychomotorische Störungen
c. Gedankenausbreitung
d. Zerfahrenheit
e. Beeinflussungswahn

3.28 Was gehört nicht zu den Kriterien einer passiv-aggressiven Persönlichkeitsstörung nach DSM-IV?

Wählen Sie 2 Antworten!
a. Verzögerung bei der Beendigung von Routineaufgaben
b. Neigung zu Schuld- und Reuegefühlen
c. Vermeidung von Verpflichtungen durch die Behauptung, sie vergessen zu haben
d. Übermäßige Gewissenhaftigkeit und Skrupelhaftigkeit
e. Passives Widerstreben, Alltagsverpflichtungen nachzukommen

3.29 Der Transvestitismus unter Beibehaltung beider Geschlechtsrollen gehört nach ICD-10 zu …

Wählen Sie 1 Antwort!
a. den Störungen der Sexualpräferenz.
b. den Störungen der Impulskontrolle.
c. den sexuellen Funktionsstörungen.
d. den Störungen der Geschlechtsidentität.
e. den psychischen und Verhaltensstörungen in Verbindung mit der sexuellen Entwicklung und Orientierung.

3.30 Beim Einsatz von Selbstbeurteilungsverfahren können Fehler auftreten. Wie nennt man den Fehler, wenn ein Proband alle Items immer im mittleren Bereich einer Ratingskala einstuft?

_____

3.31 Beim Einsatz eines Screeningverfahrens zur Erfassung von Suizidalität wird ein Großteil (95 %) der Patienten, die unter Suizidalität leiden, korrekt erfasst. Allerdings wird auch ein nicht unbeträchtlicher Teil (50%) der Patienten, die zwar depressiv sind, aber nicht unter Suizidalität leiden, als suizidal eingestuft. Was gilt hinsichtlich des beschriebenen Screeningverfahrens?

Wählen Sie 1 Antwort!
a. Das Screeningverfahren hat eine hohe Spezifität und Sensitivität.
b. Das Screeningverfahren hat eine geringe Spezifität und Sensitivität.
c. Das Screeningverfahren hat eine eher geringere Spezifität und eine hohe Sensitivität.
d. Das Screeningverfahren hat eine hohe Spezifität und eine eher geringere Sensitivität.
e. Das Screeningverfahren hat eine hohe Reliabilität.

3.32 Welche Merkmale treffen für den Pavor nocturnus zu?

Wählen Sie 2 Antworten!
a. Er tritt meistens im letzten Drittel des Nachtschlafes auf.
b. Das plötzliche Erwachen geht mit heftiger Angst und vegetativer Erregung einher.
c. Nach dem Aufwachen sind die Patienten rasch orientiert und wach.
d. Es besteht eine lebhafte Erinnerung an das Geschehen.
e. Die Patienten sind i.d.R. sofort ansprechbar und können beruhigt werden.
f. Die Dauer beträgt weniger als 10 min.

3.33 Eine progressive Entscheidungsstrategie bei einem Screeningverfahren bedeutet, dass man …

Wählen Sie 2 Antworten!
a. den Cut-off sehr hoch ansetzt.

b. den Cut-off in einem mittleren Bereich wählt.

c. den Cut-off sehr niedrig ansetzt.

d. falsch positive Fehler riskiert.

e. eine hohe Spezifität erzielt.

3.34 Welches der nachfolgend aufgeführten Testverfahren gehört nicht zur Gruppe der Verbal-thematischen Verfahren?

Wählen Sie 1 Antwort!

a. Thematischer Apperzeptionstest (TAT)

b. Schwarzfuß-Test (SF-Test)

c. Familie in Tieren

d. Rosenzweig-Picture-Frustration-Test

e. Schulangst-Test (SAT)

3.35 Wie verschlüsselt man nach ICD-10 ein Burn-out-Syndrom?

Wählen Sie 1 Antwort!

a. Unter Erschöpfungssyndrom (F48.0)

b. Unter sonstige somatoforme Störungen (F45.8)

c. Unter Anpassungsstörungen (F43.2)

d. Unter psychologische Faktoren oder Verhaltensfaktoren bei andernorts klassifizierten Erkrankungen (F 54)

e. Das Burn-out-Syndrom stellt keine psychiatrische Krankheit dar, sondern ein Problem der Lebensbewältigung und wird daher unter Z73.0 verschlüsselt.

3.36 Welche psychopathologischen Symptome rechnet man nicht zu den Ich-Störungen?

Wählen Sie 2 Antworten!

a. Gedankenlautwerden

b. Gedankeneingebung

c. Gedankenausbreitung

d. Gedankenabreißen

e. Gedankenentzug

3.37 Welche Aussagen zu affektiven Störungen treffen am ehesten zu?

Wählen Sie 2 Antworten!

a. Als sogenannte Doppeldepression bezeichnet man das vorübergehende Auftreten einer Dysthymia bei zugrundeliegender rezidivierender depressiver Störung.

b. Eine larvierte Depression ist vorwiegend durch somatische Beschwerden gekennzeichnet.

c. Eine bipolare II-Störung verschlüsselt man unter nicht näher bezeichnete affektive Störung (F39).

d. Wenn Patienten unter starken Schmerzen leiden, wird das Vorhandensein eines somatischen Syndroms bei einer depressiven Episode an fünfter Stelle zusätzlich verschlüsselt.

e. Rezidivierende manische Episoden werden zu den bipolaren Störungen gerechnet.

3.38 In der Traumaforschung und -therapie unterscheidet man hinsichtlich der Ereignisse, die zu einer Traumatisierung führen können, zwischen Typ-I- und Typ-II-Traumata. Welche der nachfolgend aufgeführten gehören zu den Typ-II-Traumata?

Wählen Sie 3 Antworten!

a. Mobbing
b. Verkehrsunfall
c. Aids
d. Krieg
e. Amoklauf
f. Zugunglück

Psychische Störungen im Kindes- und Jugendalter

Annette Fink, Claudia Tritschler

4

4.1 Ein Elternpaar kommt mit seinem 10-jährigen Sohn in die Praxis. Das Stillsitzen fällt ihm schwer, er zeigt starke motorische Unruhe, wirkt launisch, zerstreut und unterschwellig aggressiv. Die Eltern berichten, dass ihr Sohn durch häufiges Aufstehen und Herumrennen, Überaktivität und Aufmerksamkeitsstörung in der Schule auffällt. Auch zu Hause würde er für viel Wirbel sorgen, falle anderen stets ins Wort und bekomme unvorhersehbare Anfälle von Zerstörungswut. Welche Art von Intervention ist hier am wenigsten angebracht?

Wählen Sie 1 Antwort!
a. Festhaltetherapie
b. Verhaltenstherapie
c. Evtl. ergänzende Stimulanzientherapie
d. Elterntraining
e. THOP-Therapieprogramm

4.2 Was gehört nach ICD-10 nicht zu den notwendigen diagnostischen Kriterien für die Diagnose der einfachen Aktivitäts- und Aufmerksamkeitsstörung (F90.0)?

Wählen Sie 1 Antwort!
a. Emotionale Labilität
b. Beginn der Störung vor dem 7. Lebensjahr
c. Ausschluss einer tiefgreifenden Entwicklungsstörung, einer affektiven Störung, einer Angststörung oder einer Schizophrenie
d. Überaktivität
e. Unaufmerksamkeit

4.3 Nach Piaget vollzieht sich die kognitive Entwicklung in 4 Stadien. Wie nennt man nach Piaget das 1. Entwicklungsstadium bis zum 2. Lebensjahr?

_____

4.4 Was kennzeichnet nach Piaget am ehesten das präoperationale Denken?

Wählen Sie 2 Antworten!
a. Reversibilität
b. Mengen-Zeit-Raum-Invarianz
c. Animismus
d. Übung angeborener Reflexmechanismen
e. Egozentrismus

4.5 Auf welcher Achse des multiaxialen Klassifikationsschemas für psychische Störungen im Kindes- und Jugendalter (MAS) werden umschriebene Entwicklungsstörungen erfasst?

_____

4.6 Die Trichotillomanie gehört diagnostisch zu:

Wählen Sie 1 Antwort!
a. Exogenen Psychosen
b. Affektiven Psychosen
c. Zwangsstörungen
d. Depressiven Störungen
e. Störungen der Impulskontrolle

4.7 Bei welcher Form des Autismus wird häufig auch eine Intelligenzminderung diagnostiziert?

_____

4.8 Wo würden Sie nach ICD-10 die Aufmerksamkeitsstörung ohne Hyperaktivität einordnen?

Wählen Sie 1 Antwort!
a. Unter die einfache Aktivitäts- und Aufmerksamkeitsstörung (F90.0)
b. Unter die hyperkinetische Störung des Sozialverhaltens (90.1)
c. Unter sonstige hyperkinetische Störungen (F90.8)
d. Unter die nicht näher bezeichnete hyperkinetische Störung (F90.9)
e. Unter die sonstigen näher bezeichneten Verhaltens- und emotionalen Störungen mit Beginn in der Kindheit und Jugend (F98.8)

4.9 Die noch sehr jungen Eltern eines vier Wochen alten Säuglings kommen in die Sprechstunde des Kinderarztes. Sie fürchten, dass mit ihrem Kind etwas nicht in Ordnung sein könnte, da es jede Nacht wach wird, unruhig ist, schreit und dann erst mit Hilfe der Eltern wieder einschlafen kann. Welche Information werden sie vom Arzt am ehesten bekommen?

Wählen Sie 1 Antwort!
a. Das nächtliche Wachwerden ist normal, da Kinder in den ersten sechs Monaten noch nicht über einen physiologisch ausgereiften Schlaf-Wach-Zyklus verfügen.
b. Es handelt sich um eine frühkindliche Regulationsstörung.
c. Es handelt sich um eine reaktive Bindungsstörung.
d. Die Schlafstörung verweist auf eine frühkindliche Depression.
e. Die Schlafstörung sollte dringend somatisch abgeklärt werden.

4.10 Bezüglich der Ätiologie und Behandlung frühkindlicher Regulationsstörungen aus psychodynamischer Sicht gilt:

Wählen Sie 3 Antworten!
a. Es gibt keine psychodynamischen Behandlungsansätze, da sich der Säugling noch nicht mitteilen kann.

b. Schlafstörungen gelten aus psychodynamischer Sicht als Ausdruck einer ungelösten Trennungsproblematik.

c. Im Mittelpunkt der psychodynamischen Behandlung frühkindlicher Regulationsstörungen steht die Arbeit an den unbewussten elterlichen Projektionen auf ihr Kind.

d. Die psychodynamische Behandlung von Säuglingen findet i.d.R. ohne die Eltern statt.

e. Aus psychodynamischer Sicht kann der Säugling für die Eltern unbewusst ein »Gespenst aus der Vergangenheit« repräsentieren, wodurch die Eltern in ihren dialogischen Fähigkeiten beeinträchtigt sind.

4.11 Eine erwachsene Patientin berichtet, dass sie als Kind abends immer schon Angst gehabt habe, wenn der Vater nach Hause gekommen sei. Als erstes habe er ihre Hausarbeiten kontrolliert und ihr Zimmer inspiziert. Wenn ihm ihre Schrift nicht schön genug gewesen sei, habe sie das Geschriebene mehrere Male in Schönschrift abschreiben müssen. Wenn ihr Schrank nicht ordentlich genug gewesen sei, habe er den ganzen Inhalt mit dem Arm rausgefegt, und sie habe alles wieder ordentlich einräumen müssen. Am Schlimmsten sei es jedoch gewesen, wenn er mit ihr Mathematik geübt habe. Er habe hinter ihr gestanden, und wenn sie dann vor Angst ganz starr geworden sei und ständig Fehler gemacht habe, habe er ihr regelmäßig eine »Kopfnuss« verpasst. Welcher Erziehungsstil wird hier am ehesten beschrieben?

4.12 Welche der folgenden Entwicklungsaufgaben sind nach der Theorie der Entwicklungsaufgaben von Havighurst (1972) am ehesten kennzeichnend für das Schulalter (6–12 Jahre)?

Wählen Sie 2 Antworten!
a. Phantasie und Spiel
b. Objektpermanenz
c. Soziale Kooperation
d. Erwerb der Kulturtechniken
e. Körperliche Reifung

4.13 Welche diagnostischen Kriterien müssen nach ICD-10 erfüllt sein, um eine Lese-Rechtschreib-Störung zu diagnostizieren?

Wählen Sie 3 Antworten!
a. Defizite beim Vorlesen
b. Intelligenzminderung
c. Unterdurchschnittliche schulische Leistungen
d. Defizite im Leseverständnis
e. Rechtschreibschwierigkeiten in Form von Fehlern in der phonetischen Genauigkeit

4.14 Welches der nachfolgend aufgeführten Symptome bzw. Syndrome ist am wenigsten charakteristisch für den weiteren Verlauf einer unbehandelten Lese-Rechtschreib-Störung im Jugendalter?

Wählen Sie 1 Antwort!
a. Geringere Schulabschlüsse
b. Entwicklung einer rezeptiven Sprachstörung
c. Jugendarbeitslosigkeit
d. Dissoziale Symptome
e. Erhöhter Nikotin- und Alkoholabusus
f. Hyperkinetische Syndrome

4.15 Welche der folgenden Störungen des Kindes- und Jugendalters haben vergleichsweise die beste Prognose?

Wählen Sie 2 Antworten!
a. Artikulationsstörung
b. Störung des Sozialverhaltens mit oppositionellem, aufsässigen Verhalten
c. Ticstörung
d. Heller-Syndrom
e. Landau-Kleffner-Syndrom

4.16 Welche der nachfolgenden genetisch bedingten Stoffwechselerkrankungen führt im Normalfall unbehandelt nicht zu einer Intelligenzminderung?

Wählen Sie 1 Antwort!
a. Phenylketonurie
b. Wilson-Syndrom
c. Zystische Fibrose
d. Gaucher-Krankheit
e. Galaktosämie

4.17 Welche der nachfolgend aufgeführten Merkmale gehören nicht zu den diagnostischen Kriterien des frühkindlichen Autismus nach ICD-10?

Wählen Sie 2 Antworten!
a. Beginn vor dem 3. Lebensjahr
b. Qualitative Auffälligkeiten in der sozialen Interaktion wie Mangel an Gegenseitigkeit
c. Große Defizite in der Sprachentwicklung
d. Wutausbrüche
e. Das klinische Bild kann nicht einer Schizophrenie zugeordnet werden
f. Intelligenzminderung

4.18 Eine Mutter kommt mit ihrer 8-jährigen Tochter in die psychotherapeutische Praxis. Ihre Tochter spreche seit 5 Wochen nur noch mit ihr und sonst mit keinem anderen mehr, sowohl in der Schule als auch zu Hause. Auch die Lehrerin mache sich deshalb große Sorgen. Dies umso mehr, als das Mädchen zuvor über ein sehr gutes Sprachverständnis verfügt habe und sich auch sehr gut habe ausdrücken können. Auch ihre schulischen Leistungen seien immer gut gewesen. Doch sei sie Fremden gegenüber immer schon zurückhaltend und ängstlich gewesen. Welche Diagnose liegt hier am ehesten vor?

___

4.19 Ein 10-jähriges Mädchen mit einer Ticstörung wiederholt unwillkürlich sozial unannehmbare obszöne Gesten. Wie wird dieses Phänomen bezeichnet?

___

4.20 Welche Aussagen zu Ticstörungen treffen nicht zu?

Wählen Sie 2 Antworten!
a. Jungen sind 3- bis 4-mal häufiger betroffen als Mädchen.
b. Eine Ticstörung kann erst diagnostiziert werden, wenn das auffällige Verhalten länger als 12 Monate besteht.
c. Ticstörungen werden häufig mit Neuroleptika behandelt.
d. Tics verschwinden auch im Schlaf nie ganz vollständig.
e. Pathophysiologisch kommt es vermutlich zu einer Störung des dopaminergen Systems.
f. Ticstörungen kommen familiär gehäuft vor.

4.21 Eine 15-jährige Patientin hat einen IQ-Wert von 30. Welche Intelligenzminderung liegt vor?

Wählen Sie 1 Antwort!
a. Leichte Intelligenzminderung
b. Mittelgradige Intelligenzminderung
c. Schwere Intelligenzminderung
d. Schwerste Intelligenzminderung
e. Dissoziierte Intelligenz

4.22 Im Vorschulalter finden sich häufig folgende Verhaltensauffälligkeiten: Welche Aussagen sind richtig?

Wählen Sie 4 Antworten!
a. Enuresis
b. Hyperaktivität
c. Aggressives Verhalten
d. Mutismus
e. Hebephrene Psychose

4.23 Welche der folgenden Erlebens- und Verhaltensweisen sind für einen pubertierenden Jugendlichen am ehesten charakteristisch (phasengerecht)?

Wählen Sie 3 Antworten!
a. Psychotische Episoden
b. Starke Stimmungsschwankungen
c. Delinquenz
d. Drogenabhängigkeit
e. Riskantes Verhalten
f. Leistungsverweigerung

4.24 Welche der nachfolgenden Aussagen entspricht nicht den diagnostischen Kriterien der Hebephrenie nach ICD-10?

Wählen Sie 1 Antwort!
a. Zentrales Kennzeichen der Hebephrenie ist eine anhaltende Affektverflachung.
b. Ein wichtiges Kennzeichen der Hebephrenie ist ein zielloses und unzusammenhängendes Verhalten.
c. Es kann bei der Hebephrenie zu Ich-Störungen kommen (Gedankeneingebung, Gedankenentzug).
d. Es kann bei der Hebephrenie zu Denkstörungen kommen (Zerfahrenheit).
e. Das Vorhandensein von Halluzinationen und Wahnphänomen schließt die Diagnose einer Hebephrenie grundsätzlich aus.

4.25 Welche der folgenden Störungen ist nach ICD-10 kein Ausschlusskriterium für die Diagnose einer expressiven Sprachstörung?

Wählen Sie 1 Antwort!
a. Intelligenzminderung
b. Rezeptive Sprachstörung
c. Elektiver Mutismus
d. Artikulationsstörung
e. Landau-Kleffner-Syndrom

4.26 Welche Aussagen hinsichtlich der Störungen der Ausscheidung im Kindesalter treffen nicht zu?

Wählen Sie 2 Antworten!
a. Mädchen sind häufiger von Enuresis diurna betroffen.
b. Die Enuresis ist im Vergleich zur Enkopresis die schwerere Störung und geht häufig mit psychischen Störungen einher.
c. Bei der Enkopresis kann es auch zu einer willkürlichen Entleerung von Stuhl in die Wäsche oder an dafür nicht vorgesehenen Stellen kommen.

4

d. Die Diagnose Enuresis kann nicht vor Beginn des 8. Lebensjahres gestellt werden
e. Jungen sind häufiger von Enkopresis betroffen.

4.27 Welche Erscheinungsbilder gehören typischerweise zur kindlichen Depression?

Wählen Sie 3 Antworten!
a. Grübelsucht
b. Antriebslosigkeit
c. Gleichgültigkeit gegenüber allem Neuen
d. Hoffnungslosigkeit
e. Lernhemmung
f. Versagensangst

4.28 Was gehört nach ICD-10 zu den diagnostischen Kriterien der Anorexia nervosa?

Wählen Sie 3 Antworten!
a. Körperschemastörung
b. Selbstwertstörung
c. Selbst herbeigeführter Gewichtsverlust
d. Endokrine Störung der Hypothalamus-Hypohysen-Gonaden-Achse
e. Ich-Schwäche
f. Hypokaliämie

4.29 Welche Aussagen zu Essstörungen treffen am ehesten zu?

Wählen Sie 2 Antworten!
a. Heißhungerattacken und selbst herbeigeführtes Erbrechen schließen die Diagnose einer Anorexie grundsätzlich aus.
b. Die Binge-Eating-Störung ist eine Unterform der Bulimie.
c. Anorexie kommt bei Frauen ab dem 18. Lebensjahr häufiger vor als Bulimie.
d. Die Prävalenzrate der Bulimie in der Gruppe der jungen Frauen beträgt 1–3 %.
e. Bei Anorexie und Bulimie kann es als Folgeerscheinung zu Elektrolytstörungen kommen.
f. Liegt kein selbst herbeigeführtes Erbrechen vor und sind alle anderen diagnostischen Kriterien der Bulimie erfüllt, so handelt es sich um eine atypische Bulimie.

4.30 Aufgabenfolge »9-jähriger Junge« – Teil 1
Der 9-jährige Drittklässler fällt durch häufiges Anrempeln und Unruhestiften im Klassenzimmer auf. Prügeleien mit Mitschülern kommen 2–4-mal pro Woche vor, wobei er sich kaum bremsen kann, sodass oft Brillen oder Kleidungsstücke dabei beschädigt werden. Spricht

die Lehrerin ihn darauf an, reagiert er mit »Schimpfkanonaden« und »Türenknallen«. Die Eltern des Jungen wissen sich nicht mehr zu helfen. Welche der folgenden therapeutischen Interventionen wären in diesem Fall am wenigsten indiziert?

Wählen Sie 2 Antworten!
a. Selbstbeobachtung
b. Erlernen eines Entspannungsverfahrens
c. Kontakt-Desensibilisierung
d. Selbstinstruktionstraining
e. Soziales Kompetenztraining
f. Chaining zum Aufbau neuen Verhaltens

4.31 Aufgabenfolge »9-jähriger Junge« – Teil 2
Wie lassen sich die Eltern als »Ko-Therapeuten« miteinbeziehen? Durch die Unterstützung bei:

Wählen Sie 3 Antworten!
a. Klarem Umgang mit Regeln
b. Extremer Kontrolle des Kindes
c. Verstärkungsverhalten
d. Modellverhalten

4.32 Ein Mutter-Kind-Paar nimmt an einem Fremde-Situations-Test (nach Ainsworth) zur Untersuchung des frühkindlichen Bindungsverhaltens teil. Der 12-monatige Junge spielt zunächst in Gegenwart seiner Mutter alleine mit den vorhandenen Spielsachen. Als eine fremde Frau den Raum betritt und nach kurzer Zeit mit ihm zu spielen beginnt, geht er auf die Spielangebote ein. Als seine Mutter inzwischen hinausgeht, scheint er dies nicht zu bemerken. Bei ihrer Rückkehr nach 3 Minuten ist er immer noch in sein Spiel vertieft und reagiert auch nicht, als die Mutter ihn mit seinem Namen anspricht. Welches Bindungsmuster zeigt der Junge in der Beziehung zu seiner Mutter?

Wählen Sie 1 Antwort!
a. Unsicher-vermeidendes Bindungsmuster
b. Sicheres Bindungsmuster
c. Unsicher-ambivalentes Bindungsmuster
d. Desorganisiertes Bindungsmuster
e. Bei einem 1-jährigen Kind kann noch kein durchgängiges Bindungsmuster festgestellt werden.

4.33 Ein desorientiert-desorganisiertes Bindungsmuster zeigt, dass die Bindungsstrategie eines Kleinkindes in Gegenwart seiner Bindungsperson zusammenbricht. Welche der folgenden Merkmale gehören nicht zu diesem Bindungsmuster?

Wählen Sie 2 Antworten!

a. Motorische Stereotypien wie Schaukeln oder Wippen
b. Annäherung mit abgewandtem Kopf
c. Einfrieren der Bewegungen
d. Intensives Schreien
e. Beunruhigung bei Trennung von der Mutter

4.34 Bei der Affektspiegelung dienen Eltern ihrem kleinen Kind als biologischer Spiegel, indem sie seinen Affektausdruck aufnehmen, sich emotional darauf einstimmen und reagieren. Welche der nachfolgenden Aussagen zur Affektspiegelung sind zutreffend?

Wählen Sie 3 Antworten!

a. Affektspiegelung muss kongruent sein.
b. Affektspiegelung darf nicht markiert sein, sondern sollte den Affekt des Säuglings unverändert in überdeutlicher Form wiedergeben.
c. Affektspiegelung dient dem Kind als äußere Repräsentanz seines inneren Zustands.
d. Falsche Affektspiegelung führt zu einer verzerrten Selbstwahrnehmung.
e. Negative Affekte des Säuglings dürfen auf keinen Fall gespiegelt werden.

4.35 Welche der folgenden Interventionen sind aus verhaltenstherapeutischer Sicht am ehesten zur Behandlung von Ängsten bei Kindern im Vorschulalter geeignet?

Wählen Sie 3 Antworten!

a. Beratung der Eltern
b. teilnehmendes Modelllernen
c. positive Verstärkung
d. nichtgraduierte Konfrontation
e. Time-Out

4.36 Welcher Erziehungsstil ist durch ein hohes Maß an elterlicher Kontrolle und gleichzeitig durch eine warme, offene Kommunikation charakterisiert?

Wählen Sie 1 Antwort!

a. Autoritärer Erziehungsstil
b. Autoritativer Erziehungsstil
c. Liberaler Erziehungsstil
d. Permissiver Erziehungsstil
e. Vernachlässigender Erziehungsstil

4.37 Die Adoleszenz beschreibt den Entwicklungsabschnitt im Übergang von der Kindheit ins Erwachsenenalter. Sie gilt als Phase des

Umbruchs und der Veränderung in der Selbstentwicklung und in den Objektbeziehungen. Welche der folgenden Aussagen treffen am wenigsten zu?

Wählen Sie 2 Antworten!
a. In der Adoleszenz kommt es zu einer Neuauflage der kindlichen Entwicklungsthemen.
b. Jungen haben in der Adoleszenz größere Schwierigkeiten im Umgang mit den körperlichen Veränderungen als Mädchen.
c. Die Hauptaufgabe in der Adoleszenz ist die Ablösung von den Eltern.
d. Homosexuelle Neigungen sind ein normales Durchgangsstadium in der Adoleszenz.
e. Jugendliche Mädchen können sich leichter von ihrer Mutter ablösen als Jungen.
f. In der Adoleszenz ist die Suizidgefahr besonders hoch.

4.38 Ein 16-jähriger Jugendlicher kommt in die Psychotherapiepraxis, nachdem er seinen Vater bei einem Streit körperlich angegriffen hat. Zu Hause hat er schon einmal mit der Hand eine Glastür zerschlagen, als es zum Streit mit seiner Mutter kam. In der Schule war der Jugendliche schon mehrfach in Schlägereien verwickelt. Welches der folgenden Störungsbilder liegt hier am wahrscheinlichsten vor?

Wählen Sie 1 Antwort!
a. Antisoziale Persönlichkeitsstörung
b. Impulsive Persönlichkeitsstörung
c. Impulsdurchbrüche bei Affektlabilität
d. Narzisstische Persönlichkeitsstörung
e. Borderlinepersönlichkeitsstörung

4.39 Ein 14-jähriges Mädchen, deren Mutter an Krebs gestorben war, als sie sechs Jahre alt war, wird in der Psychotherapiepraxis vorgestellt, da sie wiederholt wegen Magenschmerzen und Übelkeit nicht in die Schule ging. Sie hat Angst, an einer schlimmen Krankheit zu leiden. In der Schule fühlt sie sich von ihren Mitschülerinnen abgelehnt, weil sie sich selbst als hässlich und unsicher erlebt. Am liebsten würde sie zu Hause in ihrem Zimmer bleiben und sich im Bett verkriechen. Der Vater und die Stiefmutter sind ratlos, da sie nicht an das Mädchen herankommen und ihre Krankheiten nicht mehr ernst nehmen können. Welche der nachfolgenden Symptome sprechen für die Diagnose einer Depression?

Wählen Sie 4 Antworten!
a. Antriebsschwäche und Rückzugsverhalten
b. Vegetative Beschwerden
c. Erkrankungsängste
d. Selbstwertproblematik

  e. Schulphobie
  f. Ablösungsproblematik

4.40 Aufgabenfolge »10-jähriger Junge« – Teil 1
Ein 10-jähriger Junge fällt auf, weil er seit über zwei Jahren immer langsamer und weniger effizient in der Schule arbeitet. Er macht einen ängstlich-verunsicherten Eindruck, hat keine Freunde, kommt häufig zu spät und meldet sich fast nie im Unterricht. Er zieht sich oft von Klassenaktivitäten (z. B. Schulfest, -ausflug, -sport) zurück. Die Klassenlehrerin teilt den Eltern mit, dass ihr Kind offensichtlich an ihrer Schule überfordert sei. Die besorgten Eltern kommen zusammen mit dem Kind in Ihre Praxis. Welche Diagnose könnte die Verhaltensbeobachtung erklären?

4.41 Aufgabenfolge »10-jähriger Junge« – Teil 2
Welche therapeutischen Interventionen sind hier am ehesten gefragt?

Wählen Sie 3 Antworten!
  a. Exakte und umfassende Problem- und Verhaltensanalyse
  b. Aktivitätsaufbau
  c. Konzentrationstraining zur Verbesserung der schulischen Leistung
  d. Überlegung einer ergänzenden Medikation
  e. Anwendung des Time-out

4.42 Welches der folgenden diagnostischen Verfahren ist den Projektiven Verfahren zuzuordnen?

Wählen Sie 1 Antwort!
  a. Matching-Familiar-Figures-Test
  b. Familien-Beziehungstest
  c. Conners-Skala
  d. Erfassungsbogen für aggressives Verhalten in konkreten Situationen
  e. Möhring-Test

4.43 Das Konzept der kindlichen Bindungsqualität wird mit Hilfe der sog. Fremdensituation untersucht. Diese Situation wird in einem für Mutter und Kind (12.–18. Lebensmonat) fremden Raum durchgeführt. Welche der folgenden Klassifikationen der kindlichen Bindungsqualität ist nicht richtig?

Wählen Sie 1 Antwort!
  a. Sicher gebundene Kinder zeigen deutliches Bindungsverhalten nach der ersten und zweiten Trennung von der Mutter: Nachrufen und Nachfolgen der Mutter und auch Weinen. Nach der

Rückkehr zeigen sie Freude, suchen Körperkontakt und wollen getröstet werden.

b. Unsicher vermeidend gebundene Kinder reagieren auf die Trennung nur mit wenig Protest und zeigen kein deutliches Bindungsverhalten: Sie bleiben auf ihrem Platz sitzen, spielen weiter, folgen evtl. der Mutter mit den Augen beim Verlassen des Raumes. Nach Rückkehr der Mutter reagieren sie eher mit Ablehnung und wollen nicht auf den Arm genommen werden.

c. Sicher passiv gebundene Kinder reagieren auf die Trennung mit Müdigkeit und stellen sich schlafend. Nach Rückkehr der Mutter freuen sie sich, wenn sie von dieser wieder aufgeweckt werden, suchen Körperkontakt und spielen dann weiter.

d. Unsicher ambivalent gebundene Kinder weinen heftig und zeigen nach der Trennung den höchsten Stress. Nach Rückkehr der Mutter können sie von dieser kaum beruhigt werden. Die Suche nach Körperkontakt durch die Mutter wird gewollt, aber gleichzeitig aggressiv abgelehnt (Strampeln, Schlagen, Stoßen, sich abwenden).

e. Kinder mit desorganisiertem Verhaltensmuster laufen zur Mutter hin und bleiben dann stehen, oder sie laufen weg und können mitten in der Bewegung erstarren. Ein solches Desorganisationsmuster findet sich überzufällig häufig bei klinischen Risikostichproben.

4.44 Ein 6-jähriger Junge wird wegen ausgeprägter Angst vor Hunden in einer verhaltenstherapeutischen Praxis vorgestellt. Nach einer ausführlichen Diagnostik entscheidet sich der Therapeut für folgenden Therapieplan: Es wird eine Angsthierarchie erstellt. Die Konfrontation soll in vivo stattfinden. Der Therapeut wird zunächst als Modell in den unterschiedlichen Annäherungsstufen an den Hund fungieren (z. B. sich dem Hund räumlich nähern, Streicheln des Hundes, etc.). Im folgenden Schritt soll der Patient das Verhalten nachahmen, wobei das Verhalten zunächst gemeinsam mit dem Therapeuten durchgeführt wird und der Patient Hilfestellungen erhält, die allmählich ausgeblendet werden. Wie wird dieses Verfahren bezeichnet?

Wählen Sie 1 Antwort!
a. Graduierte Konfrontation
b. Flooding
c. Chaining
d. Kontakt-Desensibilisierung
e. Selbstkonfrontation

4.45 Eltern stellen sich gemeinsam mit ihrem 3-jährigen Sohn in einer verhaltenstherapeutischen Praxis vor. Der Junge schlafe nur in Anwesenheit einer der beiden Elternteile ein. Weigern sich die Eltern dem nachzukommen, führt dies zu Schreien und Protest. Aus Angst, den Sohn zu überfordern und zu sehr zu belasten, lehnen die Eltern es ab, das Schreien einfach zu ignorieren und zu warten, bis er einschläft. Welche der folgenden Methoden wäre in diesem Zusammenhang am ehesten indiziert?

Wählen Sie 1 Antwort!
a. Löschung
b. Checking
c. Bestrafung
d. Response-Cost
e. Time-out

4.46 Welche Aussagen zur Anwendung von Entspannungsverfahren im Kindes- und Jugendalter sind richtig?

Wählen Sie 2 Antworten!
a. Es werden keine Entspannungsverfahren angewandt, da Kindern- und Jugendlichen die kognitiven Voraussetzungen fehlen.
b. Kinder und Jugendliche sind i.d.R. für Entspannungsverfahren nicht motiviert.
c. Entspannungsübungen werden bei Kindern auch in Form von Entspannungsgeschichten durchgeführt.
d. Die Übungsanforderungen müssen den kognitiven Voraussetzungen der Kinder- und Jugendlichen entsprechen.
e. Die klassische Durchführung des Autogenen Trainings ist gerade für Kinder besonders gut geeignet.

4.47 Mit welchem der folgenden diagnostischen Verfahren kann der kognitive und motorische Entwicklungsstand im Säuglingsalter erfasst werden?

Wählen Sie 1 Antwort!
a. Bayley Scales
b. K-ABC
c. CFT 1
d. Columbia Mental Maturity Scale
e. Göttinger Formreproduktionstest

4.48 Was unterscheidet die psychoanalytische Kindertherapie von der Psychoanalyse Erwachsener?

Wählen Sie 3 Antworten!
a. Das freie Spiel tritt in der analytischen Kindertherapie an Stelle der Regel der freien Assoziation.
b. Kinder verspüren oft keinen Leidensdruck.
c. Der Therapeut muss ein doppeltes Arbeitsbündnis mit dem Kind und mit den Eltern herstellen.

d. Da mit Kindern nicht deutend gearbeitet werden kann, ist in der psychoanalytischen Kindertherapie keine Übertragungs-, Gegenübertragungs- und Widerstandsanalyse möglich.

e. Kinder entwickeln schneller eine Übertragungsneurose als Erwachsene.

f. Da Jugendliche Unterstützung bei der Ablösung von den Eltern benötigen, ist bei ihnen die Behandlungsmotivation besonders hoch.

4.49 Welche Aussage zum Konzept des Übergangsobjektes nach Winnicott trifft nicht zu?

Wählen Sie 1 Antwort!

a. Ein Bettzipfel kann ein Übergangsobjekt sein.

b. Übergangsobjekte unterstützen die Entwicklung der Selbst- und Objektkonstanz.

c. Übergangsobjekte unterstützen die Entwicklung der Fähigkeit zur Selbst-Objekt-Differenzierung.

d. Ein Teddybär kann ein Übergangsobjekt sein.

e. Dem Übergangsobjekt kommt im Erwachsenenalter keine wichtige Funktion mehr zu.

4.50 Eltern stellen sich gemeinsam mit ihrem Kind in einer verhaltenstherapeutischen Praxis vor. Der 1-jährige Sohn würde nur selten im eigenen Bett einschlafen. Die meiste Zeit schlafe er auf dem Arm der Mutter oder des Vaters ein. Versuche, das Kind daran zu gewöhnen, regelmäßig im Bett einzuschlafen, seien erfolglos geblieben. Nur selten könnten die Eltern das dadurch verursachte, anhaltende Schreien des Kindes ertragen und würden es doch, insbesondere nach längerem und heftigem Schreien, wieder auf dem Arm einschlafen lassen. Eine kinderärztliche Untersuchung habe keine Auffälligkeiten ergeben. Welche der folgenden Aussagen erklärt am ehesten das Verhalten des Säuglings?

Wählen Sie 1 Antwort!

a. Das Schreien und die Einschlafproblematik werden insbesondere aufgrund respondenter Lernmechanismen aufrechterhalten.

b. Durch das Verhalten der Eltern wird das Schreien des Kindes partiell verstärkt.

c. Das Verhalten des Kindes ist ausschließlich auf das ihm eigene Temperament zurückzuführen.

d. Es sind Mechanismen des stellvertretenden Lernens zu erkennen.

e. Operante Lernprinzipien spielen bei der Aufrechterhaltung der Problematik keine Rolle.

4.51 Welche der folgenden häufig zu Intelligenzminderung führenden bzw. oft mit einer solchen einher gehenden Krankheiten zählt nicht zu den Chromosomenaberrationen?

Wählen Sie 1 Antwort!
a. Down-Syndrom
b. Klinefelter-Syndrom
c. Ullrich-Turner-Syndrom
d. Wilson-Syndrom
e. Martin-Bell-Syndrom

4.52 Auf Achse 5 des MAS lassen sich die mit einer Störung des Kindes- und Jugendalters assoziierten aktuellen abnormen psychosozialen Umstände erfassen und zuordnen. Was gehört zur dort beschriebenen 4. Kategorie (abnorme Erziehungsbedingungen)?

Wählen Sie 1 Antwort!
a. Elterliche Überfürsorge
b. Isolierte Familie
c. Körperliche Kindesmisshandlung
d. Mangel an Wärme in der Eltern-Kind-Beziehung
e. Psychische Störung eines Elternteils

4.53 Aufgabenfolge »6-jähriges Mädchen« – Teil 1
Eine Mutter kommt mit ihrer 6-jährigen Tochter in die psychotherapeutische Praxis, da diese seit über einem Jahr nachts nicht alleine einschlafen wolle und, wenn sie mit Hilfe der Mutter eingeschlafen sei, immer wieder wach werde, ins elterliche Schlafzimmer komme und von Albträumen berichte, in denen sie mit der Mutter spazieren gehe, diese plötzlich verschwinde und das Mädchen dann mutterseelenallein durch den Wald irre. Auch leide sie morgens häufig unter Bauchschmerzen, Übelkeit und Erbrechen, sodass sie mehrfach nicht in den Kindergarten gehen konnte und die Mutter mit ihr zu Hause bleiben musste. Das Kind äußere immer wieder die Sorge, dass die Mutter plötzlich sterben könnte. Welche Störung liegt hier am ehesten vor?

Wählen Sie 1 Antwort!
a. Generalisierte Angststörung des Kindesalters
b. Beginn einer tief greifenden Entwicklungsstörung
c. Störung mit sozialer Ängstlichkeit des Kindesalters
d. Emotionale Störung mit Trennungsangst des Kindesalters
e. Phobische Störung des Kindesalters

4.54 Aufgabenfolge »6-jähriges Mädchen« – Teil 2
Zur Erfassung psychodynamischer Aspekte setzt die analytische Kinder- und Jugendlichenpsychotherapeutin die OPD-KJ ein. Was trifft für die OPD-KJ zu?

Wählen Sie 2 Antworten!

a. Da bei einem 6-jährigen Kind noch keine feste Charakterstruktur ausgebildet ist, lässt sich die Strukturachse in diesem Alter noch nicht erheben.

b. Eine Einschätzung der Beziehungsachse ist in jeder Altersstufe möglich.

c. Behandlungsvoraussetzungen wie der Leidensdruck können bei einem 6-jährigen Kind nur über die Eltern erfasst werden.

d. Da sich bei einer 6-Jährigen noch keine stabilen inneren Konflikte herausgebildet haben, lässt sich die Konfliktachse in diesem Alter noch nicht erheben.

e. Zu den Achsen gibt es Ankerbeispiele für verschiedene Altersstufen. Dabei folgt die Einteilung der Altersstufen Piagets Modell der kognitiven Entwicklung.

4.55 Aufgabenfolge »8-jähriger Junge« – Teil 1

Der 8-jährige Max wird von seiner alleinerziehenden Mutter auf Anraten dessen Lehrerin in einer psychotherapeutischen Praxis vorgestellt. Er widersetze sich häufig den Anweisungen von Lehrern, reagiere auf deren Anforderungen in der Regel gereizt und wütend. Im Umgang mit Gleichaltrigen reagiere er ebenfalls schnell ärgerlich und provoziere Streit, wenn er sich nicht durchsetzen könne. Obwohl er recht gut Fußball spiele, werde er aufgrund seines Verhaltens beim Fußballtraining zunehmend ausgegrenzt und gerate häufig in Konflikt mit dem Trainer. Die Mutter erlebe Max ebenfalls oft als trotzig und ungehorsam. Nur dem Vater gegenüber, den Max jedes zweite Wochenende besuche, sei Max weniger auffällig. Welche der folgenden Diagnosen wäre in dem beschriebenen Fall am ehesten richtig?

Wählen Sie 1 Antwort!

a. Störung des Sozialverhaltens bei vorhandenen sozialen Bindungen

b. Hyperkinetische Störung des Sozialverhaltens

c. Störung des Sozialverhaltens mit depressiver Störung

d. Störung des Sozialverhaltens mit oppositionellem, aufsässigem Verhalten

e. Störung des Sozialverhaltens bei fehlenden sozialen Bindungen

4.56 Aufgabenfolge »8-jähriger Junge« – Teil 2

Bei der Exploration der Eltern-Kind-Beziehung berichtet die Mutter, dass der Vater von Max bei kleinsten Problemen sehr ungehalten und zornig reagieren würde. Max bewundere seinen sehr durchsetzungsfähigen und häufig etwas grob auftretenden Vater, obwohl dieser Max sehr streng behandle, schnell laut werde und ihm sogar mit Schlägen drohe. Durch die Exploration wird weiterhin deutlich, dass die Mutter, weil sie sich häufig erschöpft und müde fühle, schnell einlenke, wenn Max trotzig oder wütend werde. Welche der folgenden lerntheoretischen Konzepte können das Verhalten von Max am ehesten erklären?

Wählen Sie 3 Antworten!
a. indirekte Bestrafung
b. Modelllernen
c. positive Verstärkung
d. negative Verstärkung
e. direkte Bestrafung

4.57 Aufgabenfolge »8-jähriger Junge« – Teil 3
Welche der folgenden verhaltenstherapeutischen Interventionen ist bei dem geschilderten Problemverhalten von Max am wenigsten geeignet?

Wählen Sie 1 Antwort!
a. Elterntraining
b. Aktivitätsaufbau
c. Ärgerkontrolltraining
d. Rollenspiele
e. Problemlösetraining

Intra- und interpersonelle Aspekte psychischer und psychisch mitbedingter Störungen in Paarbeziehungen, Familien und Gruppen

Annette Fink, Claudia Tritschler

5.1 Ein Ehepaar spricht nach 16 Jahren Ehe tagelang nur das Nötigste miteinander, zwischendurch entlädt sich die aufgestaute Spannung in heftigen Streits. Versuche, konstruktive Gespräche zu führen, enden meist in Eskalationen. Der Mann fühlt sich in seiner beruflichen Leistungsfähigkeit beeinträchtigt, die Frau weist deutlich depressive Symptome auf. Mit welchen Methoden der »kognitiven Verhaltenstherapie« können Sie darauf eingehen?

Wählen Sie 4 Antworten!
a. Herausarbeiten von Attributionsmustern
b. Erfragen von Zukunftsvorstellungen und Prognosen
c. Katastrophisieren
d. Bewusstmachen von dysfunktionalen Kognitionen
e. Kommunikationstraining

5.2 Welche Aussagen zu Familienformen treffen nicht zu?

Wählen Sie 2 Antworten!
a. Ehe und traditionelle Kleinfamilie sind heute immer noch die häufigste Lebensform.
b. Scheidungen erfolgen häufig in den ersten vier Lebensjahren des Kindes.
c. Da die wenigsten Menschen heute noch in einem 3-Generationen-Haushalt leben, sind mehrgenerationale Zusammenhänge heute bedeutungslos geworden.
d. Der größte Teil der Alleinerziehenden sind Frauen.
e. Scheidungen werden meistens von Männern eingereicht.

5.3 Eine Mutter (62 Jahre) besucht ihren an einer chronischen Psychose erkrankten Sohn (35 Jahre) am Wochenende in der psychiatrischen Klinik. Der Sohn freut sich über den Besuch und umarmt seine Mutter. Sie wird dabei starr und steif, lächelt ihren Sohn an und sagt: »Ich habe mich ja so darauf gefreut, dich zu sehen!« Nach dem Besuch der Mutter fällt dem Krankenpfleger auf, dass sich die Symptomatik des Patienten deutlich verschlechtert hat. Mit welchem Begriff lässt sich das interpersonelle Geschehen zwischen der Mutter und ihrem Sohn beschreiben?

5.4 Systemische Paar- und Familientherapie basiert auf charakteristischen Grundannahmen und Techniken. Welche der folgenden Aussagen trifft nicht zu?

Wählen Sie 1 Antwort!
a. Aufgrund pathologischer Familieninteraktionen wird ein Familienmitglied zum Symptomträger oder Indexpatient.
b. Zirkuläres Fragen ist eine Methode, verborgene und unausgesprochene Denkstrukturen, die eine Partnerschaft oder Familie prägen und bestimmen, sichtbar zu machen.

c. Reframing ist eine Methode, defizitäre und negative Erlebnisse und Gedanken positiv umzudeuten, um so ihre negative Wirkung auf das Erleben und Verhalten der Patienten zu verändern.

d. Die Übertragungsanalyse im Hier und Jetzt ist eine der Grundtechniken der systemischen Familientherapie.

e. In der systemischen Therapie wird nicht zwischen einer Explorations- und Interventionsphase unterschieden.

5.5 Welche Aussage hinsichtlich der Folgen von Trennung und Scheidung auf Kinder trifft nicht zu?

Wählen Sie 1 Antwort!

a. Trennung und Scheidung gehören zu den am meisten belastenden Lebensereignissen.

b. Schulprobleme des Kindes können eine Folge von Trennung und Scheidung sein.

c. Schuldgefühle des Kindes können eine Folge von Trennung und Scheidung sein.

d. Eine forcierte Autonomie des Kindes kann eine Folge von Trennung und Scheidung sein.

e. Trennung und Scheidung der Eltern haben keinen Einfluss auf die Trennungs- und Scheidungsrate ihrer erwachsenen Kinder.

5.6 Wie unterscheidet sich eine Stieffamilie von einer Familie mit beiden leiblichen Elternteilen?

Wählen Sie 4 Antworten!

a. Es gibt eigentlich keine Unterschiede zur Familie mit zwei leiblichen Elternteilen.

b. Unterschiede sind vorwiegend psychisch bedingt.

c. Fast alle Familienmitglieder haben den Verlust einer wichtigen Beziehungsperson erlitten.

d. Einer der Partner hat keine elterlichen Rechte gegenüber einem Teil der Kinder.

e. Ein leiblicher Elternteil lebt außerhalb der Familiengemeinschaft.

f. Paar-Subsystem und Eltern-Subsystem sind identisch.

g. Stiefelternteile und evtl. deren Kinder müssen in einer bereits bestehenden Gruppe ihren Platz finden.

5.7 Mit dem Konzept der »Expressed Emotions« (EE) werden im Camberwell Family Interview (CFI) folgende Äußerungen über ein Familienmitglied, z. B. den Patienten, erfasst:

Wählen Sie 3 Antworten!

a. Alle Gefühlsäußerungen

b. Nur aggressive Gefühle

c. Nur der Ausdruck von Sympathie und Wertschätzung

d. Kritische Kommentare

e. Feindseligkeit
f. Emotionales Überinvolviertsein

5.8 Was bezeichnet das Konzept der interpersonellen Abwehr nach Mentzos?

Wählen Sie 1 Antwort!
a. Es werden nur eigene Triebimpulse auf andere Personen projiziert.
b. Es werden lediglich innere Objektbeziehungen auf andere Personen projiziert.
c. Jede Art von Projektion.
d. Verhaltensweisen und Eigenschaften eines Interaktionspartners ermöglichen, fördern und stabilisieren die neurotische Konfliktabwehr des anderen.
e. Zur interpersonellen Abwehr gehört immer die Manipulation des Interaktionspartners.

5.9 Wenn ein Partner in erfolgreicher Einzelbehandlung ist und dem nicht in Behandlung befindlichen Partner geht es schlechter, welche Konzepte können das erklären?

Wählen Sie 2 Antworten!
a. Geschlechter- und Generationenkampf
b. Kollusion
c. Interpersonelle Abwehr
d. Introjektion und Verleugnung
e. Sublimierung

5.10 Welche Aussagen hinsichtlich Pflege- und Adoptivfamilien treffen nicht zu?

Wählen Sie 2 Antworten!
a. Pflegekinder geraten häufig in Loyalitätskonflikte zwischen leiblichen und Pflegeeltern.
b. Pflegeeltern haben die elterlichen Rechte gegenüber dem Pflegekind.
c. Adoptiveltern haben keine elterlichen Rechte gegenüber dem Adoptivkind.
d. Adoptiveltern haben oft weniger Zeit als leibliche Eltern, sich auf die Elternschaft vorzubereiten.
e. Ein Problem in Pflegefamilien kann ein verdeckter Adoptionswunsch der Pflegeeltern sein.
f. Ein Problem in Adoptivfamilien kann ein verzerrtes Bild des Adoptivkindes von den leiblichen Eltern sein.

5.11 Welche der folgenden Aussagen hinsichtlich des Settings von Gruppenpsychotherapien treffen am wenigsten zu?

Wählen Sie 2 Antworten!

a. Offene, nicht-homogene Gruppen eignen sich besonders gut für kurz dauernde Behandlungen.
b. Geschlossene Gruppen bilden oft eine besonders ausgeprägte Gruppenkohäsion.
c. Bei halb-offenen Gruppen werden frei werdende Plätze durch neue Patienten belegt.
d. Störungsspezifische Gruppen gelten nicht als homogene Gruppen.
e. Für nicht-homogene Gruppen werden sehr unterschiedliche Teilnehmer ausgewählt.

5.12 Welcher der nachfolgenden Faktoren gehört nicht zu den elf von Yalom erfassten und empirisch überprüften spezifischen Wirkfaktoren der Gruppenpsychotherapie?

Wählen Sie 1 Antwort!

a. Nachahmendes Verhalten
b. Katharsis
c. Das Einflößen von Hoffnung
d. Regression
e. Das Erleben der Universalität des Leidens
f. Das Erleben von Gruppenkohäsion

5.13 Hinsichtlich analytischer und tiefenpsychologisch fundierter Gruppenpsychotherapien trifft nicht zu:

Wählen Sie 1 Antwort!

a. Es gilt das Prinzip der Minimalstrukturierung.
b. Die Regel der freien Assoziation wird ersetzt durch die Regel der freien Interaktion.
c. Eine gute Gruppenkohäsion begrenzt die Regression und die Übertragung.
d. Analytische und tiefenpsychologisch fundierte Gruppenpsychotherapie unterscheiden sich hinsichtlich der Regressionstiefe.
e. Die psychoanalytisch-interaktionelle Gruppenpsychotherapie ist für ich-strukturell gestörte Patienten vorgesehen.

5.14 Zum Behandlungsrepertoire in der Paar- und Familientherapie gehören sog. paradoxe Vorgehensweisen. Welche der folgenden Interventionen gehören zu den paradoxen Interventionen?

Wählen Sie 4 Antworten!
a. Die Symptomverschreibung
b. Eine Rückfallvorhersage
c. Die positive Konnotation von Beschwerden
d. Hypothetische Fragen
e. Die Utilisation des Symptoms

5.15 Die Paar- und Familientherapie ist ...

Wählen Sie 3 Antworten!
a. lösungs- und ressourcenorientiert.
b. ein eigenständiges Therapieverfahren.
c. u. a. immer dann angezeigt, wenn psychische Erkrankungen durch zwischenmenschliche Beziehungen begründet sind oder aufrechterhalten werden.
d. ein ausschließlich ambulantes Verfahren.
e. ohne eine entsprechende Qualifikation kontraindiziert.

5.16 Ein Oral History Interview in der Paartherapie ...

Wählen Sie 2 Antworten!
a. ist ein anamnestisches Interview zur Erfassung der frühen Beziehungsgeschichte eines Paares.
b. erforscht durch halbstrukturierte Fragen die Sexualpraktiken eines Paares.
c. führt weg von aktuellen negativen Fixierungen und knüpft an Beziehungsressourcen an.
d. bezeichnet die orale Phase einer Paarbeziehung.
e. fokussiert im Wesentlichen auf negative Ereignisse und Probleme, die sich im Laufe der Partnerschaft ereignet haben.

5.17 Eine Indikation zur Paartherapie liegt vor, wenn ...

Wählen Sie 3 Antworten!
a. beide Partner zur Therapie motiviert sind.
b. das klinische Problem eines Patienten eng mit seinem Erleben in der Paarbeziehung verknüpft ist.
c. der Patient absolut von der Schuld des Partners überzeugt ist.
d. eine Therapie ins Stocken gerät und der Therapeut nicht weiter weiß.
e. der Partner stark in die Symptomatik eines Patienten einbezogen wird.

5.18 Wann sehen Sie eine Indikation zur analytisch begründeten Paar- oder Familientherapie?

Wählen Sie 3 Antworten!

a. Wenn ein Patient in der Einzeltherapie den dringenden Wunsch danach äußert, weil er seine Probleme durch seinen Partner oder durch andere Familienmitglieder hauptsächlich verursacht sieht.

b. Wenn der Therapeut den Eindruck hat, dass die Ablösungsschwierigkeiten eines Jugendlichen mit Autonomieproblemen der Eltern zusammenhängen.

c. Wenn sich bei einer adoleszenten Patientin zeigt, dass tiefe Verpflichtungsgefühle gegenüber der Herkunftsfamilie und der Abwehrmechanismus der Identifikation mit dem Aggressor den Entwicklungsprozess der Patientin stark hemmen.

d. Wenn eine Jugendliche mit Fragen von weiblicher Identitätsentwicklung, Sexualität und Umgang mit dem anderen Geschlecht um therapeutische Hilfe bittet.

e. Wenn nach dem Krebstod der Mutter in der Familie nicht nur die 19-jährige Tochter dekompensiert ist und deshalb in eine psychiatrische Klinik eingewiesen wurde, sondern auch der Vater und der jüngere Bruder der Patientin ausgesprochen gelähmt erscheinen.

5.19 Das Konzept der intergenerationalen Dynamik von Verdienst, Vermächtnis und Loyalität nach Boszormenyi-Nagy, das u. a. auch in Konzepte anderer familientherapeutischer Schulen integriert ist, beinhaltet insbesondere folgende Aspekte:

Wählen Sie 3 Antworten!

a. Das Rollenkonzept
b. Eine ethisch-existenzielle Dimension
c. Die Bindungstheorie
d. Eine intrafamiliäre Buchführung über »Verdienste« und »Schulden« in Familien
e. Das klassische psychoanalytische Triebkonzept
f. Die Bedeutung von Loyalitätsbindungen in Familien

5.20 In einer Familiensitzung zeigt sich die verhärmt wirkende, unverheiratete Tochter, welche die Eltern jahrelang bis zu deren Tod gepflegt hatte, ihren beiden Brüdern gegenüber sehr vorwurfsvoll, weil diese sich zu wenig um sie kümmern würden. Die Brüder, welche die gut gehende Firma der Eltern übernommen hatten, zeigen sich unverständig: Sie hätten schließlich genug mit ihren eigenen Familien und mit der Firma zu tun. Um welchen familiendynamischen Aspekt nach Boszormenyi-Nagy geht es hier vorwiegend?

Wählen Sie 1 Antwort!

a. Modi von Bindung und Ausstoßung
b. Balance von Geben und Nehmen
c. Mehrgenerationenperspektive
d. Wiederkehr des Verdrängten
e. Objektbeziehungstheorie

5.21 Welche der folgenden Aussagen geben das familiendynamische Verständnis von Boszormenyi-Nagy wieder?

Wählen Sie 2 Antworten!

a. Asoziales Verhalten kann nach dem Verständnis von Boszormenyi-Nagy in verletzten Loyalitätsgefühlen fußen.
b. Kinder haben u. a. die Aufgabe, in ihrer Entwicklung widersprüchliche Vermächtnisse seitens der Eltern zu integrieren.
c. Loyalitätskonflikte meinen das, was in der analytisch begründeten Einzeltherapie mit Abhängigkeits-Autonomie-Konflikt gemeint ist.
d. Das Konzept der Loyalitätsbindungen nach Boszormenyi-Nagy kann als eine Vorwegnahme der Bindungsforschung angesehen werden.
e. Bis zu einem gewissen Grad gehört es zum familiären Zusammengehörigkeitsgefühl und ist sinnstiftend, wenn sich Kinder um ihre Eltern sorgen und ggf. das Bedürfnis haben, etwas für sie zu übernehmen.

5.22 Welche der folgenden Aussagen trifft nicht auf zieloffene verhaltenstherapeutische Gruppen zu?

Wählen Sie 1 Antwort!

a. Zieloffene verhaltenstherapeutische Gruppen sind am Einzelfall orientiert.
b. Der Einsatz verhaltenstherapeutischer Methoden ist ziel- und problemorientiert.
c. Es können neue Gruppenmitglieder in die bestehende Gruppe aufgenommen werden.
d. Die Mitglieder der Gruppe sind hinsichtlich ihrer Diagnose homogen.
e. Die Sitzungen werden nach dem Ein-Sitzungs-Konzept durchgeführt.

5.23 In einer Familienberatungsstelle berichtet die Mutter über ihren 10-jährigen Sohn, den sie wegen erheblicher Schulleistungsstörungen bei nachgewiesener gut durchschnittlicher Intelligenz vorstellt, dass das Kind von ihr sehr gewünscht gewesen sei, u. a., weil sie ihren Eltern damit einen schon lang ersehnten Erben für deren Betrieb habe schenken können. Das Problem sei jetzt, dass der Sohn nicht auf das Gymnasium gekommen sei. Damit sei auch das Betriebswirtschaftsstudium, das er für die Übernahme des Betriebes brauche, gefährdet. Welche familiendynamischen Kräfte (i. S. von Stierlin) zeigen sich hier besonders deutlich?

Wählen Sie 2 Antworten!

a. Delegation
b. Verwischung der Generationsgrenzen

c. Familiäre Charakterneurose
d. Rollenumkehr
e. Bindung auf der Ich- und Über-Ich-Ebene
f. Bindung auf der Es-Ebene

5.24 Welche der folgenden Aussagen geben das familientherapeutische Konzept von Stierlin wieder?

Wählen Sie 2 Antworten!
a. Unter »bezogener Individuation« versteht man die Selbstverwirklichung jedes einzelnen Familienmitglieds unabhängig von den Bedürfnissen der anderen.
b. Delegationen (i. S. von Stierlin) können zur Parentifizierung führen.
c. Je unbewusster elterliche Delegationen sind, umso bindender sind sie in der Regel.
d. Die Modi von Bindung und Ausstoßung meinen das, was in der analytisch begründeten Einzeltherapie mit Abhängigkeits-Autonomie-Konflikt gemeint ist.
e. Bindung auf der Es-Ebene (i. S. von Stierlin) ist Voraussetzung für eine spätere Autonomie-Entwicklung.

5.25 Richter (1963) hat die Psychodynamik der Eltern-Kind-Beziehung beschrieben und bestimmte Rollen aufgezeigt, in die ein Kind von den Eltern bzw. von einem Elternteil gedrängt werden kann. Das Kind läuft am ehesten Gefahr, zum Ersatz oder Stellvertreter für eine andere Person zu werden, wenn …

Wählen Sie 2 Antworten!
a. es kurz nach dem Tod eines verstorbenen Geschwisters gezeugt worden ist und die Trauerarbeit der Eltern blockiert ist.
b. eine starke Elternallianz besteht.
c. es die von den Eltern nicht erreichten Ideale stellvertretend ausleben soll.
d. es die abgewehrten negativen Seiten eines Elternteils verkörpern soll.
e. es der »Sündenbock« der Familie ist.
f. es der Mutter nach der Trennung der Eltern »mit Rat und Tat« zur Seite steht.

5.26 Richter (1970) hat symptomneurotische von charakterneurotischen Familien unterschieden. Welche Aussagen passen besonders zu symptomneurotischen Familien?

Wählen Sie 2 Antworten!
a. Innerhalb der Familie besteht eine Spaltung in »gesunde« und »kranke« Mitglieder.

b. Familien entlasten sich von innerfamiliären Konflikten dadurch, dass sie die Außenwelt als feindlich konstruieren.
c. Die Psychose eines Familienmitglieds kann die Restfamilie stabilisieren.
d. In der Familie kann ein ausgesprochenes Schonklima herrschen.
e. Durch theatralisches, überemotionales Verhalten, das die gesamte Familie kennzeichnet, kann Depression abgewehrt werden.
f. Familien können sich über gemeinsame neurotische Ideologien zu stabilisieren versuchen.

5.27 Welche der folgenden Aussagen treffen am ehesten auf die Funktionale Familientherapie zu?

Wählen Sie 3 Antworten!
a. Es handelt sich um ein Vorgehen, das ausschließlich kognitiv-behaviorale Konzepte nutzt.
b. Vor der Veränderung des problematischen Verhaltens wird dessen Funktion im sozialen Kontext analysiert.
c. Individuenzentrierte und vorwurfsvolle Erklärungen für das Problemverhalten sollen verändert werden.
d. Es wird ausschließlich mit Verstärkerprogrammen gearbeitet.
e. Das therapeutische Vorgehen basiert auf behavioralen, kognitiven und systemischen Konzepten.

5.28 Welchen Aussagen zur Mehrgenerationen-Familientherapie stimmen Sie zu?

Wählen Sie 3 Antworten!
a. Die Mehrgenerationen-Familientherapie integriert psychoanalytische, systemische und gesellschaftlich-historische Gesichtspunkte in ihr Verständnis.
b. Die wiederholten Außenbeziehungen eines Ehepartners werden als »intrafamiliärer Wiederholungszwang« bezeichnet.
c. Es kann u. a. darum gehen, die Kriegserfahrungen der Großeltern aufzuarbeiten, um den Eltern und Kindern mehr Entwicklungsraum zu eröffnen.
d. Störungen von Kindern können häufig damit zusammenhängen, dass die Eltern von ihren eigenen Eltern noch nicht gelöst sind.
e. In den Mehrgenerationen-Familientherapiesitzungen kommt immer die Großfamilie zusammen.

5.29 Welcher der folgenden Aussagen über den Umgang mit Trauer stimmen Sie nicht zu?

Wählen Sie 1 Antwort!
a. Parentifizierung von Kindern kann sich aus unverarbeiteter Trauer bei den Eltern und Großeltern ergeben, wenn jede

Generation von der jeweils nachfolgenden getröstet und elterlich versorgt werden möchte.

b. Die Abwehr von Trauer schützt vor der Wiederkehr des Verdrängten.

c. Unverarbeitete Verluste und Traumatisierungen können zu zwanghaft wiederholten destruktiven Mustern in der Familiengeschichte führen.

d. Scheinbar unverständliche Beziehungsabbrüche können ein Niederschlag unverarbeiteter Todesfälle oder anderer schwerer Verluste (z. B. durch Migration) aus den vorhergehenden Generationen sein.

e. Ausbruchsschuldgefühle eines jungen Erwachsenen können eine Folge der Unfähigkeit zu trauern der Eltern sein.

5.30 Welche Aussage zur Auswirkung von blockierter Trauer ist nicht zutreffend?

Wählen Sie 1 Antwort!

a. Trauerreaktionen werden abgewehrt, wenn Verluste und Verletzungen das seelische Verarbeitungsvermögen übersteigen.

b. Unverarbeitete Trauer kann die Liebes- und Beziehungsfähigkeit bei den Betroffenen und bei deren Nachkommen beeinträchtigen.

c. Eine Depression nach der Berentung kann Ausdruck von blockierter Trauer sein.

d. Abgewehrte Trauer kann sich in der nächsten oder übernächsten Generation in symbiotischen Beziehungsmustern, emotionaler Erstarrung oder in selbstdestruktivem Verhalten äußern.

e. Die Sprachlosigkeit in Familien über erfahrene Verluste und Verletzungen erhöht das Zusammengehörigkeitsgefühl und die Liebesfähigkeit.

5.31 Wie nennt man Familiengeschichten, die das Selbstbild der Familie spiegeln und oft die Realität verzerrt wiedergeben, aber eine wichtige selbstwertregulierende Funktion haben?

_____

5.32 Welche der folgenden Aussagen sind am ehesten kennzeichnend für »Familienmythen«?

Wählen Sie 2 Antworten!

a. Es sind Ereignisse, die in der Vergangenheit stattgefunden haben und verschwiegen werden.

b. Sie entsprechen geheimen, generationsübergreifenden, meist gegengeschlechtlichen Verbindungen.

c. Es sind häufig über Generationen tradierte Familiengeschichten mit Trost- oder Retterfunktionen für das familiäre Selbstwertgefühl, die aber die Realität häufig verzerren oder verleugnen.

d. Sie schieben grundsätzlich anderen die Schuld zu.

e. Sie können in »gutartiger« Form sinn- und identitätsstiftende Funktion erfüllen.

5.33 Was kennzeichnet Familiengeheimnisse bzw. deren Umgang damit?

Wählen Sie 2 Antworten!
a. Sie dienen der Grenzsetzung zwischen den Generationen.
b. Sie tragen zur Kooperation der Familie bei.
c. Sie untergraben familiäre Vertrauensbeziehungen.
d. Sie können zu schweren Loyalitätskonflikten bei Kindern führen, wenn diese Geheimnisträger werden.
e. Es ist auf jeden Fall wichtig, schon zu Beginn der Therapie auf Offenheit und Aufdeckung von Familiengeheimnissen zu dringen.

5.34 Eine Kollusion (i. S. von Dicks und von Willi) stellt insbesondere dar:

Wählen Sie 2 Antworten!
a. Eine bestimmte Form der interpersonalen Abwehr
b. Eine meist verborgene Verbindung zwischen einem Elternteil und einem Kind
c. Einen i.d.R. zum Scheitern verurteilten Selbstheilungsversuch, bei dem nicht gelebte Selbstanteile im Partner sowohl gesucht als auch bekämpft werden
d. Einen chronischen Streit, in dem die ganze Familie verklammert ist
e. Die Dynamik von Bindung und Ausstoßung

5.35 In der verhaltenstherapeutischen Paartherapie wird vom Austausch gleichwertiger Reaktionen in der Partnerschaft ausgegangen. So wird Partner A auf einen belohnenden Partner B eher belohnend reagieren, und entsprechend wird auf einen Strafreiz eher wieder mit einer Bestrafung reagiert. Mit welchem Begriff wird dieser Prozess beschrieben?

_____

5.36 Welche der folgenden Aussagen charakterisiert am wenigsten die von Minuchin entwickelte strukturelle Familientherapie?

Wählen Sie 1 Antwort!
a. Normale Familien haben klar abgegrenzte, aber durchlässige Grenzen zwischen den einzelnen Subsystemen.
b. Es werden das eheliche, das elterliche und das geschwisterliche Subsystem unterschieden.

c. Neurotische Familien sind im Innern verstrickt und nach außen isoliert.

d. In der Familientherapie soll das Familiensystem durch paradoxe Interventionen verstört werden.

e. In der Familientherapie wird die Familienstruktur aufgedeckt und an den Grenzen gearbeitet.

5.37 Welchen Aussagen bzgl. der Behandlungstechnik in der analytisch begründeten Paar- und Familientherapie stimmen Sie am ehesten zu?

Wählen Sie 2 Antworten!

a. Es sollte möglichst wenig in einer Familiensitzung interveniert werden, um die Offenheit der Familienmitglieder nicht zu begrenzen.

b. Der Therapeut strukturiert in Familiensitzungen i.d.R. deutlich mehr als in einer Einzeltherapie.

c. Die Therapeuten befinden sich auf einer neutralen Meta-Ebene gegenüber der Familie.

d. Die grundlegende Haltung des Therapeuten ist die der »Allparteilichkeit« oder »vielgerichteten Parteilichkeit« (nach Boszormenyi-Nagy) bzw. der »multiplen Identifikation« (nach Bauriedl).

e. Im Prinzip gibt es keine wesentlichen Unterschiede in der Behandlungstechnik zwischen analytisch begründeter Einzeltherapie und Familientherapie.

5.38 In der verhaltenstherapeutischen Paartherapie wird davon ausgegangen, dass entscheidende Veränderungen im Familiensystem, Veränderungen außerhalb der Partnerschaft oder Veränderungen bzgl. einer der Partner zu Krisen führen können. Durch unzureichende Bewältigungsstrategien kann das Paar in den sog. Zwangsprozess geraten. Welche der folgenden Aussagen zum Zwangsprozess treffen am ehesten zu?

Wählen Sie 3 Antworten!

a. Die Partner verstricken sich zunehmend in unangemessenen Lösungsversuchen.

b. Der Zwangsprozess ist dadurch gekennzeichnet, dass bestrafende Interaktionen zwischen den Partnern zunehmen.

c. Einer der Partner unterwirft sich und befindet sich somit im Zwangsprozess.

d. Es kommt zu einer immer stärker werdenden Reduktion positiver Interaktionen.

e. Die Kommunikation zeichnet sich durch offenes und direktes Äußern von Gefühlen und Bedürfnissen aus.

5.39 Welchen Aussagen bzgl. der Behandlungstechnik in der analytisch begründeten Paar- und Familientherapie stimmen Sie am ehesten zu?

Wählen Sie 2 Antworten!

a. Aufdeckendes analytisches Arbeiten mittels »Klären«, »Konfrontieren« und »Deuten« findet in der Familientherapie kaum Anwendung.

b. Das paar- bzw. familiendynamische Setting an sich kann schon eine konfrontierende und/oder klarifizierende Wirkung haben.

c. Da es um die Verbesserung der interpersonalen Strukturen im Hier und Jetzt geht, sollte der Therapeut möglichst nicht deuten.

d. Da es darum geht, an der Auflösung pathologischer Beziehungsstrukturen zu arbeiten, sind die Ressourcen der Familie im therapeutischen Prozess kaum von Bedeutung.

e. Die Grundregel in der analytisch begründeten Familientherapie lautet sinngemäß: »Versuchen Sie, miteinander über die Dinge zu sprechen, über die Sie bisher nicht oder kaum reden konnten.«

f. Reframing ist eine Technik der systemischen Familientherapie und in der analytischen Paar- und Familientherapie kontraindiziert.

5.40 Welchen Aussagen zur Übertragung und zur Gegenübertragung in der analytisch begründeten Paar- und Familientherapie stimmen Sie am wenigsten zu?

Wählen Sie 2 Antworten!

a. Übertragung kann sich darin äußern, dass die Familie die Sitzung als Tribunal erlebt und/oder den Therapeuten als (Schieds-) Richter.

b. In den ersten Sitzungen ist die Übertragung seitens der Familienmitglieder noch wenig ausgeprägt.

c. Übertragung kann sich darin äußern, dass die Familie den Therapeuten in ihr spezifisches Abwehrmuster verwickelt.

d. Da es um die Bearbeitung der Übertragungen zwischen den Familienmitgliedern geht, ist die Therapeut-Familien-Beziehung und damit auch die Gegenübertragung von eher nachrangiger Bedeutung.

e. Der Therapeut entwickelt in Familienbehandlungen nicht selten eine mehr oder weniger ausgeprägte Gegenübertragungsneurose, weil der von der Familie ausgehende Druck zur Rollenübernahme oft stärker ist als vonseiten eines Patienten in der Einzeltherapie.

f. Therapeuten können auf die Eltern in der zu behandelnden Familie ihre eigenen Elternbilder übertragen.

5.41 Die Steigerung positiver Reziprozität ist ein wichtiger Bestandteil in der verhaltenstherapeutischen Paartherapie. Welche der folgenden Interventionen dienen am ehesten dem Aufbau positiver Reziprozität?

Wählen Sie 4 Antworten!
a. Die Durchführung von Übungen, in denen die Partner jeweils lernen, ihre eigenen positiven Seiten zu erkennen und zu schätzen.
b. Die Partner sollen durch das Führen von Beobachtungsprotokollen für Schwächen und störende Verhaltensweisen des jeweils anderen sensibilisiert werden, um diese verändern zu können.
c. In Übungen soll die Auswirkung von belohnendem und bestrafendem Verhalten deutlich gemacht werden.
d. Die Partner sollen durch entsprechende Hausaufgaben die Wahrnehmung für positive Interaktionen und Reaktionen des Partners schärfen.
e. Es werden sog. Verwöhnungstage geplant, an denen jeweils einer der Partner dem anderen besondere Aufmerksamkeit und Zuwendung entgegenbringt.

5.42 In der dritten Sitzung einer Familientherapie bemerkt der Therapeut bei sich, dass er die sehr dominant auftretende Mutter mit einer Schonhaltung behandelt, obwohl sie keineswegs schonungsbedürftig wirkt. In der anschließenden Supervisionssitzung werden ihm seine Gefühle von Angst, Wut und Hilflosigkeit ihr gegenüber bewusst. Welches Phänomen kommt hier am ehesten beim Therapeuten zum Ausdruck?

Wählen Sie 1 Antwort!
a. Rollenumkehr
b. Parentifizierung
c. Verwischung der Generationsgrenzen
d. Übertragungs-Gegenübertragungs-Kollusion
e. Widerstand

5.43 Der Therapeut fragt in einer Familiensitzung die Schwester der anorektischen Indexpatientin: »Wenn deine Mutter versucht, deine Schwester zum Essen zu bringen, was tut dann dein Vater?« Wie nennt man diese Art der Fragetechnik?

5.44 Welchen der folgenden Aussagen stimmen Sie am ehesten zu? »Zirkuläres Fragen« …

Wählen Sie 2 Antworten!
a. richtet sich darauf zu erfahren, wie Personen, Verhaltensweisen, Gefühle und Ideen rund um das Problem miteinander verknüpft sind.

b. ist eine Technik der Systemischen Familientherapie und in analytisch begründeten Paar- und Familientherapien kontraindiziert.

c. ist besonders geeignet, triadische Beziehungen sichtbar zu machen.

d. ist eine Technik, bei der die Familienmitglieder reihum befragt werden.

e. zielt darauf, einen Konsens der Familienmitglieder über die Problemsicht zu erreichen.

5.45 Welches ist das Standardinstrument in der Paar- und Familientherapie zur graphischen Erfassung der generationsübergreifenden Beziehungen sowie bedeutsamer Ereignisse, Traumatisierungen und Konflikte in der Familiengeschichte mit ihren Auswirkungen auf die Gegenwart?

5.46 Welche der folgenden Aussagen zur Genogrammarbeit ist am ehesten zutreffend?

Wählen Sie 1 Antwort!
Genogrammarbeit…
a. findet immer nur am Anfang einer Familientherapie statt.
b. dient allein diagnostischen Zwecken.
c. ist ein dynamischer Prozess, der im Laufe einer Therapie immer wieder aufgegriffen werden kann.
d. dient weniger der Erfassung der aktuellen Familienbeziehungen.
e. wird i.d.R. von der Familie als Hausaufgabe geleistet.

5.47 Wie heißt eine nonverbale Methode der Familientherapie, die geeignet ist, das emotionale Erleben von Nähe und Distanz und von hierarchischen Strukturen in der Familie zu erfassen?

5.48 Welche der folgenden Aussagen entsprechen nicht Gottmanns Modell der ehelichen Stabilität?

Wählen Sie 3 Antworten!
a. Die Beziehungsstabilität ist unabhängig von Kommunikationsfertigkeiten der Partner.
b. Unähnlichkeit der Partner ist ein entscheidender Faktor für die langfristige Stabilität einer Beziehung.
c. Entscheidend für das Erleben hoher Beziehungsqualität ist, in welchem Häufigkeitsverhältnis positive und negative Interaktionen stattfinden.
d. Wird die Beziehung zunehmend negativ erlebt, kann die Geschichte der Beziehung insofern umgestaltet werden, als dass ursprünglich positive Aspekte der Beziehung nun als eher negativ erinnert und bewertet werden.

e. Finden in einer Partnerschaft selten Auseinandersetzungen oder Streitigkeiten statt, kann in jedem Fall von einer hohen Beziehungsqualität ausgegangen werden.

5.49 In einer orthopädischen Rehabilitationsklinik wird für Schmerzpatienten eine Gruppentherapie angeboten. Bausteine der Therapie sind Psychoedukation, Stressbewältigung, Erlernen eines Entspannungsverfahrens, Abbau von Schonung und Rückzugsverhalten und Veränderung von katastrophisierenden Bewertungen hinsichtlich des Schmerzes. Die Gruppe soll nicht mehr als 10 Patienten umfassen. Alle Gruppenmitglieder sollen die 10 Sitzungen in der vorgesehenen Reihenfolge durchlaufen. Um was für eine Form der Gruppentherapie handelt es sich in diesem Fall?

Wählen Sie 2 Antworten!
a. Geschlossene Gruppentherapie
b. Zieloffene verhaltenstherapeutische Gruppentherapie
c. Tiefenpsychologisch fundierte Gruppentherapie
d. Störungsspezifische Gruppentherapie
e. Einzelfallorientierte Gruppentherapie

5.50 Stierlin beschreibt, dass es in Familien mit schizophrenen Patienten zu einem Ausschluss des Kranken aus der tonangebenden Kommunikationsgemeinschaft kommen kann. Wie lautet der Fachbegriff für diesen Ausschluss?

_____

5.51 Psychoedukative Rückfallprophylaxe und Angehörigenarbeit sind in der Behandlung von Schizophrenien sehr effektiv. Nach zwei Jahren betrugen die Rückfallraten in familienbetreuten Gruppen ca. 20 %, in den Kontrollgruppen ca. 70 % (vgl. Hahlweg 1995). Es zeigte sich also, dass die Familienbetreuung einen deutlich additiven Effekt zur Neuroleptikatherapie hatte.
In den letzten Jahren sind eine Reihe von psychoedukativen Therapieprogrammen für Familien entwickelt worden, die alle vom Vulnerabilitäts-Stress-Modell ausgehen und die Expressed-Emotions-Ergebnisse berücksichtigen. Welche Komponenten sind allen Programmen gemeinsam?

Wählen Sie 6 Antworten!
a. Den Familien wird »Hilfe zur Selbsthilfe« vermittelt.
b. Es wird versucht, die Lebensqualität der gesamten Familie zu verbessern.
c. Es wird eine Familienaufstellung durchgeführt.
d. Es wird an den aktuellen Familienproblemen angesetzt.
e. Die Sitzungen finden ohne den Patienten statt.
f. Gabe von Psychopharmaka.
g. Information.
h. Verbesserung der Kommunikation und Interaktion in der Familie.

5.52 Welche der folgenden Wirkfaktoren stehen bei einer analytischen Gruppenpsychotherapie am ehesten im Vordergrund?

Wählen Sie 3 Antworten!
a. Angenommen sein, gespiegelt werden
b. Übung von autosuggestiven Techniken
c. Ratschläge des Therapeuten
d. Multiple Übertragungsmöglichkeiten und deren Bearbeitung
e. Identifikation mit anderen Teilnehmern
f. Erlernen von Coping-Strategien

5.53 Welche der folgenden Interventionen werden bei der kognitiv-behavioralen Paartherapie eher nicht angewandt?

Wählen Sie 2 Antworten!
a. Problemlösetraining
b. Systematische Desensibilisierung
c. Kommunikationstraining
d. Reaktionsumkehr
e. Kognitive Umstrukturierung
f. Förderung positiver Reziprozität
g. Psychoedukation

Prävention und Rehabilitation

Annette Fink, Claudia Tritschler

6.1 Besonderheiten bei der Psychotherapie mit Tumorpatienten: Welches ist kein spezifisches Ziel der psychologischen Betreuung?

Wählen Sie 1 Antwort!
a. Diagnostik und Behandlung in Lebensfragen, die durch Krebs hervorgerufen bzw. verstärkt wurden
b. Emotionale Entlastung zur Erzielung besserer Handlungsfähigkeit
c. Unterstützung, Stabilisierung des Patienten und Arbeit an der Lebensqualität
d. Unterstützung bei belastenden medizinischen Behandlungen
e. Begleitung sterbender Krebspatienten
f. Ablenkung von schmerzhaften Themen wie Sterben und Tod

6.2 Herr Müller ist aufgrund der Diagnose »Morbus Parkinson« mit 56 Jahren in die vorgezogene Rente gegangen. Sowohl eine starke motorische Unsicherheit beim Gehen (mit dem Risiko und der Angst zu fallen – ans Telefon geht er überhaupt nicht mehr) als auch Sprachprobleme sind die häufigsten Merkmale, unter denen der Patient leidet. Er verbringt die meiste Zeit des Tages in einem Sessel, und seine größte Sorge ist, in der Öffentlichkeit wegen seiner Symptome unangenehm aufzufallen. Deshalb verlässt er das Haus nur noch in Begleitung. Seine Frau versucht, ihn mit allem zu versorgen, was er braucht. In einer Rehabilitationsmaßnahme bekommt der Patient neben Physiotherapie (wegen der Geh- und Sprachprobleme) auch ein Training sozialer Fertigkeiten durch den Psychologen. Welche der folgenden Interventionen erscheint aufgrund der geschilderten Problematik am wenigsten sinnvoll?

Wählen Sie 1 Antwort!
a. Motivationsaufbau
b. Aufbau einzelner Verhaltenssequenzen (z. B. zum Telefon gehen)
c. Aufbau von Stressbewältigungsfähigkeiten
d. Durchführung eines Kommunikationstrainings
e. Planen von Aktivitäten
f. Erlernen der progressiven Muskelentspannung

6.3 Wie bezeichnet man Präventionsmaßnahmen, welche Krankheiten verhindern sollen, indem sie auf politische, ökonomische, soziale oder ökologische Verhältnisse Einfluss zu nehmen versuchen?

_____

6.4 Herr K., 42 Jahre alt, leidet an einer chronischen Psychose. Er besucht regelmäßig die Gruppen- und Einzelangebote eines sozialpsychiatrischen Zentrums. So kann über einen längeren Zeitraum hinweg eine stationäre Aufnahme in die Psychiatrie verhindert werden. Mit welchem Begriff aus dem Gesundheitsbereich lässt sich das Angebot des sozialpsychiatrischen Zentrums im vorliegenden Beispiel bezeichnen?

6.5 In der Bundesrepublik Deutschland wird der weit überwiegende Teil stationärer Psychotherapie im Rahmen von Rehabilitationsverfahren durchgeführt. Stationäre Psychotherapie ist statt ambulanter Therapie besonders dann indiziert, wenn …

Wählen Sie 3 Antworten!
a. eine schnelle Reduktion der Symptomatik zu Beginn der Behandlung erforderlich ist.
b. die Motivation des Patienten für eine Psychotherapie hoch ist.
c. das Krankheitsbild »mehrdimensional«, d. h. z. B. mit einer Kombination von Einzel- und Gruppentherapie, Verhaltensübungen, Gestaltungstherapie und körperlichen Therapieverfahren behandelt werden sollte.
d. das familiäre oder soziale Umfeld deutlich zur Aufrechterhaltung der Störung beiträgt.
e. der Patient jung, intelligent, wortgewandt und introspektionsfähig ist, sodass eine gute Prognose erwartet werden kann.

6.6 Zu den Möglichkeiten einer Primärprävention bei Abhängigkeitserkrankungen zählt am ehesten:

Wählen Sie 1 Antwort!
a. Teilnahme an einem Methadonprogramm bei Heroinabhängigkeit
b. Ambulante Entwöhnungsbehandlung im Frühstadium einer Heroinabhängigkeit
c. Aufklärung von Jugendlichen bzgl. der gesundheitlichen Folgen von Alkohol
d. Frühzeitige Diagnose und Entgiftungsbehandlung bei Alkoholismus
e. Behandlung einer alkoholbedingten Polyneuropathie

6.7 Welches sind am ehesten spezifische Ziele von Rehabilitationsmaßnahmen?

Wählen Sie 3 Antworten!
a. Beseitigung aller somatischen Beschwerden
b. Wiederaufnahme aller Aktivitäten des normalen Lebens
c. Akzeptanz entstandener Beeinträchtigung
d. Förderung sozialer Integration
e. Verbesserung von Alltags- und Lebensbewältigung

6.8 Wie wird in der ICIDH der WHO von 1980 der Begriff »disability« definiert?

Wählen Sie 1 Antwort!
a. Funktionseinschränkung als Folge einer Schädigung oder Störung
b. Normabweichung
c. Körperstrukturen und deren Schädigung
d. Benachteiligung in der Alltags- und Lebensbewältigung als Folge von Schädigung
e. Aktivitäten der Person und deren Störungen

6.9 Welches tiefenpsychologisch fundierte Behandlungsverfahren in der ambulanten Psychotherapie ist besonders geeignet zur Rehabilitation bei psychischen Störungen?

6.10 Wie wird das Forschungs- und Arbeitsfeld genannt, welches sich unter Einbeziehung von psychosozialen, verhaltensbezogenen und biomedizinischen Wissenschaften mit Krankheiten und Mechanismen der Gesundheit beschäftigt und die daraus gewonnenen, empirisch geprüften Erkenntnisse und Methoden in der Prävention, Diagnostik, Therapie und Rehabilitation einsetzt?

6.11 Rückfallprophylaxe ist bei jeder Form von Veränderung – egal bei welcher Problematik – von Bedeutung. Um nicht der üblichen »Alles-oder-nichts-Verarbeitung« von Rückfällen oder Rückschritten zu verfallen, wurde im englischsprachigen Raum eine Differenzierung vorgenommen. Welcher Begriff trifft für die Rückfallprophylaxe am wenigsten zu?

Wählen Sie 1 Antwort!
a. »relapse«: Rückschritt
b. »lapse«: Lapsus
c. »slip«: Ausrutscher
d. »full blown relapse«: voller Rückfall auf altes Niveau
e. »harm reduction«: Schadensbegrenzung

6.12 Welches der folgenden Ziele gehört nicht zu den Aufgaben in der Rehabilitation?

Wählen Sie 1 Antwort!
a. Die Auswirkung körperlicher, geistiger oder seelischer Behinderungen auf die Erwerbsfähigkeit soll gemildert oder verhindert werden.
b. Behinderung oder Pflegebedürftigkeit abzuwenden, zu beseitigen oder zu mildern.

c. Behinderten oder von der Erwerbsminderung bedrohten Menschen einen Schutzraum zu schaffen, in dem sie ihre Ressourcen entwickeln oder aus dem Erwerbsleben ausscheiden können.
d. Leistungen zur Teilhabe am Arbeitsleben gewähren, um die Vermittlungschancen Behinderter oder von Behinderung bedrohter Menschen auf dem Arbeitsmarkt zu erhöhen.
e. Die Auswirkungen von Schäden oder Beeinträchtigungen als Folge eines Arbeitsunfalls oder einer Berufskrankheit zu vermindern und die berufliche und soziale Wiedereingliederung zu ermöglichen.

6.13 Zu den selektiven Präventionsprogrammen gehört am ehesten:

Wählen Sie 1 Antwort!
a. Kondomkampagne in öffentlichen Einrichtungen
b. HIV-Aufklärung bei Drogenabhängigen
c. Werbeverbot für Tabakprodukte
d. Erziehungsberatung
e. Therapieprogramm für hyperkinetische Kinder

6.14 Ab welchem Grad der Behinderung spricht man von einer Schwerbehinderung?

_____

6.15 Welche der folgenden Begriffe sind am ehesten Konzepte der Verhaltensmedizin?

Wählen Sie 3 Antworten!
a. Stress
b. Coping
c. Primärer Krankheitsgewinn
d. Resilienz
e. Konversion

6.16 Welches Modell stellt dem eindeutig somatisch orientierten Krankheits- und Gesundheitsverständnis der traditionellen Medizin ein Konzept gegenüber, das gleichrangig die somatische, psychologische und soziale Ebene berücksichtigt?

_____

6.17 Welche der folgenden Institutionen ist kein Träger einer medizinischen Rehabilitation?

Wählen Sie 1 Antwort!
a. Gesetzliche Rentenversicherung
b. Gesetzliche Krankenversicherung
c. Gesetzliche Unfallversicherung
d. Sozialhilfeträger
e. Arbeitsverwaltung

6.18 Was besagt das Subsidiaritätsprinzip?

Wählen Sie 1 Antwort!

a. Dass sich Menschen, die Sozialleistungen beantragen, auf Verlangen des Leistungsträgers zunächst einer Heilbehandlung unterziehen müssen.

b. Dass die Gesellschaft zum sozialen Ausgleich und zur Sorge für Benachteiligte verpflichtet ist.

c. Dass der Leistungsanspruch von der Bedürftigkeit und nicht vom individuellen Risiko abhängt.

d. Dass manche Leistungsträger nachrangig Leistungen zur Rehabilitation erbringen, wie z. B. der Sozialhilfeträger.

e. Dass der Leistungsträger für eine Rehabilitation zuständig ist, der bei einem Scheitern der Rehabilitation die Folgekosten trägt (»Reha vor Rente«).

6.19 In welchem Gesetzbuch wurde 2001 das Rehabilitationsrecht zusammengefasst?

Wählen Sie 1 Antwort!

a. Grundgesetz

b. Rehabilitationsangleichungsgesetz

c. Schwerbehindertengesetz

d. Bürgerliches Gesetzbuch

e. Sozialgesetzbuch IX

6.20 Ein wichtiger Begriff in der gesetzlichen Sozialversicherung ist die sogenannte Mitwirkungspflicht. Welche Aussagen bezüglich der Mitwirkungspflicht treffen zu?

Wählen Sie 3 Antworten!

a. Menschen, die wegen Krankheit oder Behinderung Sozialleistungen beantragen oder erhalten, müssen sich auf Verlangen des Leistungsträgers einer Heilbehandlung unterziehen.

b. Bei Verstoß gegen die Mitwirkungspflicht droht ggf. der Verlust des Sozialleistungsanspruchs.

c. Menschen, die ALG II beziehen, müssen sich auf Verlangen des Jobcenters ggf. einer Psychotherapie unterziehen, um ihren Leistungsanspruch nicht zu verlieren.

d. Menschen, die eine Erwerbsminderungsrente beziehen, müssen sich auf Verlangen des Rentenversicherers ggf. auch einer Psychotherapie unterziehen.

e. Da die Unfallversicherung Rehabilitationsleistungen nach dem Schadensersatzprinzip gewährt, entfällt die Mitwirkungspflicht für den Leistungsbezieher.

f. Die Mitwirkungspflicht bezieht sich nicht auf die Teilnahme an berufsfördernden Maßnahmen.

6.21 Die Beitragshöhe in der Privaten Krankenversicherung (PKV) hängt von den gewünschten Versicherungsleistungen und dem individuellen Risiko ab. Dies entspricht dem …

Wählen Sie 1 Antwort!
a. Sachleistungsprinzip.
b. Solidarprinzip.
c. Äquivalenzprinzip.
d. Umlageprinzip.
e. Risikostrukturausgleich.

6.22 Welche der folgenden Maßnahmen gehören am ehesten der tertiären Prävention an?

Wählen Sie 2 Antworten!
a. Psychoedukation bei Kindern mit Asthma bronchiale
b. Neugeborenenscreening auf angeborene Hormonerkrankungen
c. Angehörigenarbeit, um das Rückfallrisiko an Schizophrenie Erkrankter zu senken
d. Screeningverfahren zur Diagnose einer Lese- und Rechtschreibstörung
e. Verzicht auf Alkohol während der Schwangerschaft, um der Entstehung einer Alkoholembryopathie vorzubeugen

Medizinische Grundkenntnisse

Annette Fink

7.1 Körperliche Erkrankungen als Basis psychischer Störungen: Einem Patienten mit rezidivierenden Schwindelattacken und Herzrasen geben Sie die Diagnose »Angststörung mit Panikattacken«. Er möchte bei Ihnen zur Therapie bleiben. Was müssen Sie beachten, bevor Sie mit einer Lege-artis-Psychotherapie beginnen?

7.2 Unter einer Chromosomenaberration versteht man eine Veränderung der Zahl oder Struktur von Chromosomen in den Zellkernen eines Individuums. Nennen Sie eine der häufigsten Chromosomenaberrationen.

7.3 Welche der nachfolgenden Aussagen zu psychotropen Substanzen und zu den neurobiologischen Prozessen, die mit der Einnahme psychotroper Substanzen verbunden sind, trifft nicht zu?

Wählen Sie 1 Antwort!
a. Sucht schafft ein neues Nervennetz.
b. Kokainmissbrauch verändert das Dopaminsystem.
c. Kokainmissbrauch führt zu Veränderungen bzgl. Impulskontrollarealen im Hirn.
d. Dopamin hat keinen Einfluss auf die Aufmerksamkeit.
e. Dopamin wirkt mit bei Verstärkung und Belohnung.
f. Das Belohnungszentrum im Gehirn ist der Nucleus accumbens.
g. Rauchen baut das Enzym Monoaminoxidase (MAO) ab.

7.4 Wie viele Hirnnervenpaare versorgen den gesamten Körper?

Wählen Sie 1 Antwort!
a. 10
b. 14
c. 12
d. 8
e. 16

7.5 Wie nennt man mutationsauslösende Faktoren?

7.6 Welcher Transmitter wird im parasympathischen autonomen Nervensystem prä- und postsynaptisch an Ganglien übertragen?

Wählen Sie 1 Antwort!
a. Acetylcholin
b. Noradrenalin
c. Dopamin
d. Serotonin
e. Adrenalin

7.7 Was befindet sich zwischen Hirn- und Rückenmarkshäuten?

_____

7.8 Bei welchen Entzugstypen kommen Desorientiertheit und Suggestibilität eher nicht vor?

Wählen Sie 2 Antworten!
a. Beim Opiatentzug
b. Beim Barbituratentzug
c. Beim Alkoholentzug
d. Im Entzug einer polyvalenten Abhängigkeit
e. Beim Halluzinogenentzug

7.9 Was ist ein Nephron?

Wählen Sie 1 Antwort!
a. Eine Nervenzelle
b. Eine Lymphknotenvergrößerung
c. Die kleinste funktionelle Einheit der Niere
d. Eine Nervenentzündung
e. Eine Nierenentzündung

7.10 Nervenfasern lassen sich unterteilen in A-Fasern, B-Fasern und C-Fasern. Nennen Sie den wesentlichen Unterschied!

_____

7.11 Welche der folgenden Aussagen zu medizinischen Grundkenntnissen über den Menschen sind falsch?

Wählen Sie 2 Antworten!
a. Das menschliche Nervensystem lässt sich in einen zentralen und einen peripheren sowie in einen somatischen und einen autonomen Anteil gliedern.
b. Das intramurale System ist Teil des Parasympathikus.
c. Die klinische Symptomatik einer senilen Demenz kann dem Erscheinungsbild einer Altersdepression ähneln.
d. Bei Alkoholismus kann infolge chronischer Pankreatitis ein Diabetes mellitus entstehen.
e. Risikofaktoren für einen späteren Herzinfarkt sind Arteriosklerose, Nikotinabusus, Hypertonie, Übergewicht und leistungsorientierter Persönlichkeitstypus unter intensivem Erfolgsdruck.
f. Die Leberfunktion spielt bei der Blutgerinnung keine Rolle.

7.12 Welche der folgenden Aussagen sind richtig? Für das menschliche Immunsystem gilt:

Wählen Sie 3 Antworten!
a. Lang anhaltende psychische Belastungen können nachweislich einen immunsuppressiven Einfluss ausüben.
b. Bei den sog. Autoimmunkrankheiten richtet sich das Immunsystem gegen den eigenen Körper.
c. Bei einem anaphylaktischen Schock spielt das Immunsystem keinerlei Rolle.
d. Das HIV-Virus befällt das Immunsystem und kann zu einer ausgeprägten neurologischen Symptomatik führen.
e. Bei den Leukämien handelt es sich um einen gefährlichen Schwund an weißen Blutkörperchen, die im menschlichen Organismus eine wichtige Abwehrfunktion erfüllen.

7.13 Wie nennt man eine Epilepsie, die nicht Symptom einer anderen Erkrankung ist?

_____

7.14 Ist eine genetische Beteiligung bei der Anorexie zu vermuten?

Wählen Sie 1 Antwort!
a. Anorexie ist ganz überwiegend genetisch bedingt.
b. Anorexie ist eine rein psychosoziale Erkrankung.
c. Zwillingsstudien weisen auf eine genetische Mitbedingtheit der Anorexie hin.
d. Die genetischen Einflüsse bei Anorexie sind durch Adoptionsstudien belegt.
e. Keine der genannten Antworten ist richtig.

7.15 Welche der folgenden Erkrankungen bzw. Faktoren kann am wenigsten wahrscheinlich unmittelbare Ursache einer Erektionsstörung sein?

Wählen Sie 1 Antwort!
a. Diabetes mellitus
b. Hypertonie
c. Multiple Sklerose
d. Psychogene Faktoren
e. Asthma bronchiale

7.16 Das affektive Erleben eines Menschen steht im Zusammenhang mit dem folgenden/den folgenden neuronalen System/en:

Wählen Sie 1 Antwort!
a. Cholinerges System
b. Dopaminerges System
c. Noradrenerges System
d. Serotoninerges System
e. Mit allen genannten Systemen

7.17 Bewusste und unbewusste Vorgänge lassen sich unterschiedlichen Bereichen des Gehirns zuordnen. Welche der folgenden Aussagen dazu trifft nicht zu?

Wählen Sie 1 Antwort!

a. Für das Bewusstwerden komplexer Vorgänge ist die Aktivität der Großhirnrinde (bestimmter Bereiche des Neokortex) erforderlich.

b. Die Aktivität in Bereichen des Mittelhirns (z. B. dem limbischen System) ist grundsätzlich unbewusst. Eine Wahrnehmung der hier ablaufenden Vorgänge setzt eine Verknüpfung mit den kortikalen Zentren voraus.

c. In den Mandelkernen besteht ein Zentrum des deklarativen Gedächtnisses.

d. Ein intaktes Ich-Gefühl setzt u. a. das Zusammenwirken bewusster kortikaler und unbewusster limbischer Zentren voraus.

e. Im Hippokampus sind Inhalte des autobiographischen Gedächtnisses gespeichert.

7.18 Welcher Stoff kann die Blut-Hirn-Schranke im Normalfall nicht überwinden?

Wählen Sie 1 Antwort!

a. Glukose

b. Sauerstoff

c. Heroin

d. Dopamin

e. Kohlenmonoxid

7.19 Die Colitis ulcerosa ist eine unspezifische, häufig chronisch rezidivierende, entzündliche Darmerkrankung. Welche Darmbereiche sind nicht betroffen?

Wählen Sie 2 Antworten!

a. Rektum

b. Kolon

c. Ileum

d. Jejunum

e. Duodenum

7.20 Patienten mit hohem Alkoholkonsum sind langfristig am ehesten gefährdet durch:

Wählen Sie 1 Antwort!

a. Tumore des Bindegewebes

b. Tumore des Pharyngialraumes und des Verdauungstraktes

c. Tumore des Genitalapparates

d. Tumore der Lunge
e. Tumore der Haut

7.21 Wie wird der Prozess der Auslösung von Aktionspotenzialen durch ein Sensorpotenzial bezeichnet?

_____

7.22 Zu welchen Störungen kann es bei Läsionen im Parietallappen am ehesten kommen?

Wählen Sie 3 Antworten!
a. Visuelle Agnosie
b. Extrapyramidal-motorische Störungen
c. Störungen der Sensorik
d. Körperschemastörung
e. Neglect
f. Verlust des episodischen Gedächtnisses

7.23 Wie wird der Teil der taktilen Sensibilität genannt, der vitale Gefährdungen anzeigt?

_____

7.24 Welches Organ setzt die Gonadotropine FSH und LH frei?

Wählen Sie 1 Antwort!
a. Eierstöcke
b. Hoden
c. Hypophyse
d. Hypothalamus
e. Nebennierenrinde

7.25 Eine 40-jährige Patientin klagt, seitdem sie eine neue Arbeitsstelle angenommen habe, sei sie ständig erregt und unruhig, leide unter Herzrasen, ständigem Schwitzen, schlafe kaum noch und habe an Gewicht verloren, obwohl sie Heißhunger habe und große Nahrungsmengen zu sich nehme. Sie habe diese Veränderungen bei sich erst nicht so richtig wahrhaben wollen, da sie sich oftmals ganz überschwänglich und voller Tatendrang gefühlt habe. Doch habe sie immer schnell die Geduld verloren, was sie gar nicht von sich kenne, und das habe sie ganz ratlos und gereizt gemacht. Welcher der folgenden Aussagen zum weiteren Vorgehen ist am ehesten zuzustimmen?

Wählen Sie 1 Antwort!
a. Sie diagnostizieren bei der Patientin eine Panikstörung und leiten eine Psychotherapie ein.
b. Sie diagnostizieren bei der Patientin eine hypomane Phase und leiten eine Psychotherapie ein.

c. Sie fordern ein kardiologisches Konsil an, um angesichts der Symptomatik und des Vorliegens mehrerer Risikofaktoren eine koronare Herzerkrankung auszuschließen.
d. Sie schicken die Patientin zum Internisten, um eine Schilddrüsenerkrankung auszuschließen.
e. Sie diagnostizieren bei der Patientin eine Essstörung und leiten eine Psychotherapie ein.

7.26 Welche der folgenden Erkrankungen tritt als Spätfolge des Alkoholismus am wenigsten wahrscheinlich auf?

Wählen Sie 1 Antwort!
a. Kleinhirnatrophie
b. Männlicher Hypogonadismus (Unterfunktion der Sexualdrüsen)
c. Niereninsuffizienz
d. Bauchspeicheldrüsenentzündung
e. Herzmuskelschädigung
f. Pseudo-Cushing (Erhöhung des Kortisolspiegels)

7.27 Eine Patientin kommt zu Ihnen und klagt im Erstgespräch über zunehmenden Kopfschmerz und Erbrechen. Sie erscheint Ihnen auch depressiv. Im Verlauf des Gespräches bemerken Sie wiederholt Gedächtnislücken und Sprechprobleme. Mehrmals fragt die Patientin bei Ihren Aussagen nach. Beim Hereinkommen der Patientin fiel Ihnen eine Gangstörung auf, für die es keine offensichtlich körperliche Ursache gibt. Der begleitende Ehemann berichtet ergänzend von in letzter Zeit häufig auftretenden raschen Stimmungsschwankungen der Patientin. Welcher Verdacht kommt Ihnen und was tun Sie?

Wählen Sie 2 Antworten!
a. Sie erwägen die Diagnose einer Depression und senden die Patientin zusätzlich zum Psychiater.
b. Sie denken an eine somatoforme Störung mit Medikamentenabusus.
c. Sie schicken die Patientin zum Neurologen, um ein evtl. organisches Geschehen im Kopf prüfen zu lassen.
d. Sie denken an die Möglichkeit eines Hirntumors.
e. Sie deuten die Symptome der Patientin als Ausdruck eines Widerstandes gegen die Therapie.

7.28 Welche Aussagen zu Somnolenz treffen am wenigsten zu?

Wählen Sie 3 Antworten!
a. Somnolenz ist durch einen traumwandlerischen Zustand gekennzeichnet und gehört zu den qualitativen Bewusstseinsstörungen.

b. Patienten mit Somnolenz sind prinzipiell bewusstlos, reagieren jedoch noch auf sehr starke Reize von außen wie z. B. Schmerzreize.

c. Somnolenz ist durch Apathie und Schläfrigkeit gekennzeichnet, doch kann der Patient grundsätzlich geweckt werden.

d. Somnolenz entspricht einer tiefen Bewusstlosigkeit, aus der heraus der Patient auch nicht mehr auf starke Reize von außen reagiert.

e. Somnolenz gehört zu den quantitativen Bewusstseinsstörungen. Diese sind immer auch ein Maß für die aktuelle Gefährdung eines Patienten.

7.29 Welche Hormone werden im Hypophysenvorderlappen ausgeschüttet?

Wählen Sie 3 Antworten!
a. Vasopressin
b. Thyreotropin
c. Prolaktin
d. Oxytocin
e. Kortikotropin
f. Glukagon

7.30 Welche Aussagen zu diagnostischen Verfahren in der Medizin treffen am ehesten zu?

Wählen Sie 3 Antworten!
a. Die funktionelle Magnetresonanztomographie (fMRT) untersucht die Verteilung von verabreichten radioaktiv markierten Substanzen im Gehirn.
b. Das Elektroenzephalogramm (EEG) ist kein bildgebendes Verfahren.
c. Die Computertomografie hat die beste zeitliche Auflösung aller diagnostischen Verfahren, die beim Verdacht auf hirnorganische Störungen eingesetzt werden.
d. Die Magnetresonanztomographie misst den Eigendrehimpuls, den sogenannten Spin, geladener Teilchen in einem Magnetfeld.
e. Bei einer Angiografie lassen sich Verengungen der Blutgefäße im Gehirn mit Hilfe eines Kontrastmittels auf dem Röntgenbild darstellen.

7.31 Welche Aussagen hinsichtlich Symptomatik und Behandlung des Bing-Horton-Syndroms treffen am ehesten zu?

Wählen Sie 3 Antworten!
a. Es ist durch einen einseitigen anfallsartig pochenden Kopfschmerz mit Übelkeit, Erbrechen, Licht- und Geräuschempfind-

lichkeit gekennzeichnet, der stunden- bis tagelang anhalten kann und sich durch eine sogenannte Aura ankündigen kann.

b. Es ist durch einen beidseitig pressenden Kopfschmerz gekennzeichnet.

c. Es ist durch heftige halbseitige Kopfschmerzattacken von 15–180 Minuten Dauer gekennzeichnet, die v. a. den Augen-Schläfen-Bereich betreffen, mehrmals täglich auftreten können und mit Augenrötung und Tränenfluss einher gehen.

d. Der akute Anfall kann durch eine Sauerstoffzufuhr gemildert werden.

e. Zur Akutbehandlung des Bing-Horton-Syndroms sind auch Triptane zugelassen.

Pharmakologische Grundkenntnisse

Annette Fink

8.1 Als Medikamentennebenwirkung entwickelt eine Patientin eine Agranulozytose. Bei welchen Medikamenten ist am ehesten mit einer solchen Nebenwirkung zu rechnen?

Wählen Sie 3 Antworten!
a. Carbamazepin (Tegretal)
b. Moclobemid (Aurorix)
c. Clozapin (Leponex)
d. Valproinsäure (Orfiril)
e. Lithium (Quilonum)
f. Biperiden (Akineton)

8.2 Welche der folgenden Aussagen zum Themenkomplex Psychopharmaka und Sucht sind falsch?

Wählen Sie 2 Antworten!
a. Alle Psychopharmaka sind Suchtmittel.
b. Psychopharmaka sind im Regelfall in das Gesundheitssystem integriert.
c. Alle Psychopharmaka können als Drogen bezeichnet werden.
d. Drogen werden Substanzen genannt, die einen intensiven Einfluss auf das zentrale Nervensystem haben.
e. Alle Drogen sind Suchtmittel.
f. Suchtmittel werden solche Substanzen genannt, die über ein besonderes Suchtpotenzial verfügen.

8.3 Welche der folgenden Medikamente eignen sich am ehesten zur Langzeitbehandlung der Generalisierten Angststörung?

Wählen Sie 3 Antworten!
a. Imipramin (Tofranil)
b. Lithium (Quilonum)
c. Lorazepam (Tavor)
d. Venlafaxin (Trevilor)
e. Escitalopram (Cipralex)
f. Sulpirid (Dogmatil)

8.4 Vor 18 Monaten erhielten Sie von Ihrem benachbarten Nervenarzt eine 22-jährige Patientin zur Psychotherapie-Mitbehandlung aufgrund der initialen Symptomatik: Panikattacken mit Agoraphobie. Nach Rückkehr aus der Sommerpause berichtet Ihnen die Patientin über ein neues Beschwerdebild mit Hypersomnie, Gewichtszunahme mit Heißhunger auf Süßes, Obstipation und Libidoverlust. Welche Ursache sollten Sie zunächst klären?

Wählen Sie 1 Antwort!
a. Handelt es sich um eine negative Übertragungsreaktion auf Ihren Sommerurlaub?

b. Kann eine Medikamenten-Unterdosierung vorliegen?
c. Kann eine Medikamenten-Überdosierung vorliegen?
d. Kann eine Medikamenten-Nebenwirkung vorliegen?
e. Eine anale Trotzreaktion hat zu einem Diabetes mellitus geführt.

8.5 Welches sind keine typischen Nebenwirkungen Trizyklischer Antidepressiva (TZA)?

Wählen Sie 2 Antworten!
a. Bradykardie
b. Erhöhung der Krampfschwelle
c. Erhöhung des Augeninnendrucks
d. Appetitsteigerung
e. Harnverhalt
f. Obstipation

8.6 Psychopharmaka haben unterschiedliche Wirkmechanismen. Welcher der nachfolgend beschriebenen entspricht am ehesten dem Wirkmechanismus des zur Behandlung der hyperkinetischen Störung zugelassenen Methylphenidat (Ritalin)?

Wählen Sie 1 Antwort!
a. Blockade postsynaptischer Dopaminrezeptoren
b. Sensitivierung postsynaptischer Gammaaminobuttersäurerezeptoren
c. Hemmung der enzymatischen Aufspaltung von Monoaminen
d. Hemmung der nachgeschalteten Signaltransduktion
e. Blockade präsynaptischer Dopamintransporter

8.7 Welche Aussagen zu Antidepressiva sind richtig?

Wählen Sie 3 Antworten!
a. Antidepressiva sollten im Rahmen einer psychotherapeutischen Behandlung nicht verordnet werden.
b. Während der Einnahme von Antidepressiva müssen in regelmäßigen Abständen Laborkontrollen (z. B. Blutbild, Leberwerte) durchgeführt werden.
c. Alle Antidepressiva haben schlaffördernde Wirkung.
d. Bei sehr schwer verlaufenden Depressionen können zwei Antidepressiva kombiniert werden.
e. Die Einnahme von Antidepressiva führt zu keiner Abhängigkeitsentwicklung.

8.8 Was versteht man im Kontext der Pharmakotherapie unter »kombinierter« Behandlung?

Wählen Sie 1 Antwort!
a. Der Patient bekommt mehrere Psychopharmaka.

b. Der Patient bekommt Psychopharmaka verschiedener Gruppen.
c. Der Patient bekommt Psychopharmaka und eine Psychotherapie.
d. Der Patient wird mit mehreren Psychotherapieverfahren gleichzeitig behandelt.
e. Der Patient wird zusammen mit seiner Familie behandelt.

8.9 Ein Patient nimmt Lithium und kommt zur Psychotherapie. An welche Störungsbilder sollte man denken?

Wählen Sie 2 Antworten!
a. Psychose
b. Rezidivierende Depression mit manischen Phasen
c. Angststörung
d. Posttraumatische Belastungsstörung
e. Dissoziative Störung

8.10 Frau K., 35 Jahre alt, leidet nach dem Unfalltod ihres Ehemannes unter einer schweren depressiven Reaktion. Sie wird von Suizidgedanken geplagt, die sie zunehmend weniger kontrollieren kann. Welche der folgenden Vorgehensweisen ist in diesem Falle am ehesten indiziert?

Wählen Sie 1 Antwort!
a. Ambulante hochfrequente Psychotherapie
b. Ambulante Behandlung mit hochpotenten Neuroleptika
c. Stationäre Aufnahme, antidepressive Medikation und begleitende Psychotherapie
d. Verabreichung von Hypnotika durch den Hausarzt
e. Keine der genannten Vorgehensweisen

8.11 Sie behandeln psychoanalytisch seit zweieinhalb Jahren eine nunmehr 36-jährige Patientin aufgrund einer depressiven Störung. Zum ersten Mal in der Therapie äußert die Patientin den Wunsch, ihren Jahresurlaub zu Weihnachten in Kenia zu verbringen. Welche Reaktion des Therapeuten ist am ehesten angebracht?

Wählen Sie 1 Antwort!
a. Der Therapeut unterstützt den Wunsch der Patientin unter Hervorhebung des positiv-inotropen Effektes des Sommers auf der Südhalbkugel.
b. Der Therapeut rät von der Reise ab unter Hinweis auf eine mögliche Gefährdung durch Aids-Infektion.
c. Der Therapeut, kein Afrikakenner, erkundigt sich, ob die Reise in malariagefährdete Gebiete führt.
d. Der Therapeut geht auf die Pläne der Patientin unter Beibehalten der therapeutischen Abstinenz nicht weiter ein.
e. Keine der genannten Reaktionen.

8.12 Gegen welche der genannten depressiven Syndrome wirken antidepressiv wirksame Medikamente nicht?

Wählen Sie 1 Antwort!
a. Reaktive Depression
b. Neurotische Depression
c. Rezidivierende depressive Störung
d. Depressives Syndrom infolge einer posttraumatischen Belastungsstörung
e. Keine der Aussagen a.–d. trifft zu

8.13 Wählen Sie die psychotropen Medikamentengruppen aus, die kein Abhängigkeitspotenzial enthalten!

Wählen Sie 2 Antworten!
a. Barbiturate
b. Hypnotika
c. Thymoleptika
d. Opiate
e. Tranquilanzien
f. Amphetamine
g. Neuroleptika

8.14 Extrapyramidal-motorische Nebenwirkungen sind typisch für:

Wählen Sie 1 Antwort!
a. Antiarrhythmika
b. Thymoleptika
c. Neuroleptika
d. Antibiotika
e. Antihypertensiva

8.15 Welche Stoffgruppen sind bei der medikamentösen Therapie des ADHS-Syndroms am wenigsten indiziert?

Wählen Sie 2 Antworten!
a. Antidepressiva
b. Neuroleptika
c. Phasenprophylaktika
d. Benzodiazepine
e. Amphetamine

8.16 Was versteht man unter der »therapeutischen Breite« eines Arzneimittels?

Wählen Sie 1 Antwort!
a. Spektrum an Erkrankungen, für deren Behandlung ein Arzneimittel indiziert ist

b. Abstand zwischen therapeutischer und letaler Dosis eines Arzneimittels

c. Spektrum an unerwünschten Wirkungen eines Arzneimittels

d. Zeitintervall, nach welchem die Konzentration eines Arzneimittels auf die Hälfte des anfänglichen Wertes gefallen ist

e. Verabreichte Menge eines Arzneimittels

8.17 Welches der nachfolgend aufgeführten Medikamente (bzw. welche der Medikamentengruppen) eignet sich am wenigsten für die Behandlung der Borderlinepersönlichkeitsstörung?

Wählen Sie 1 Antwort!
a. Benzodiazepine
b. Moclobemid (Aurorix)
c. Neuroleptika
d. Carbamazepin (Tegretal)
e. Fluoxetin (Fluctin)

8.18 Ein Patient kommt mit einer depressiven Symptomatik zu Ihnen in die Praxis. Zur Vorgeschichte erfahren Sie, dass sich seine Frau vor zwei Wochen von ihm getrennt hat und es bei ihm zu einem erneuten Krankheitsschub einer vor fünf Jahren diagnostizierten schubförmig verlaufenden Multiplen Sklerose kam. Welche der folgenden Vorgehensweisen ist in diesem Falle zunächst am ehesten indiziert?

Wählen Sie 1 Antwort!
a. Sie diagnostizieren eine Anpassungsstörung und leiten eine psychotherapeutische Behandlung zur Bearbeitung der Trennung ein.
b. Sie diagnostizieren F54 und leiten eine psychotherapeutische Behandlung mit besonderem Schwerpunkt auf Entspannungsverfahren ein, um das Immunsystem günstig zu beeinflussen.
c. Sie beruhigen den Patienten, dass es sich bei seinen Beschwerden um eine Nebenwirkung der hoch dosierten Kortikoid-Behandlung des akuten Schubes handelt und schicken ihn wieder nach Hause.
d. Sie fordern ein neurologisches Konsil an und suchen ggf. das direkte Gespräch mit dem Neurologen zur differenzialdiagnostischen Abklärung der depressiven Beschwerden.
e. Sie diagnostizieren eine depressive Reaktion und eine Konversionsstörung und leiten eine psychotherapeutische Behandlung ein.

8.19 Welche der folgenden Aussagen zur psychiatrischen Pharmakotherapie im Alter treffen nicht zu?

Wählen Sie 2 Antworten!
a. SSRI sind zur Behandlung depressiver Syndrome im Alter besonders indiziert.

b. Amitriptylin ist zur Behandlung depressiver Syndrome im Alter besonders indiziert.

c. Im Alter verändert sich die Pharmakokinetik.

d. Aufgrund der Multimorbidität älterer Menschen kommt es zu einer Polypharmakotherapie mit möglichen Wechselwirkungen, die zu Wirkungsverstärkung oder paradoxen Wirkungen führen können.

e. Bei älteren Patienten wird oft nur die Hälfte der Standarddosis von Psychopharmaka verabreicht, um ein pharmakogenes Delir zu vermeiden.

f. Da der Metabolismus bei älteren Menschen verlangsamt ist, kann es häufig zu einer geriatrischen Unterdosierung kommen.

8.20 Wie nennt man ein Beschwerdebild, das sich in den ersten Wochen einer Neuroleptikatherapie entwickelt, mit starken extrapyramidalen Störungen (Rigor, Akinesie, Dyskinesien), vegetativen Beschwerden (Tachykardien, Fieber, Schwitzen) und Bewusstseinsstörungen bis hin zum Koma einhergeht und aufgrund von Nieren-, Herz- und Kreislaufversagen in 20 % der Fälle zum Tode führen kann?

___

8.21 Neuroleptika werden auch zur Rezidivprophylaxe bei der Behandlung der Schizophrenie eingesetzt. Welche Aussagen treffen diesbezüglich am ehesten zu?

Wählen Sie 3 Antworten!

a. Bei Ersterkrankung einer Schizophrenie sollten zur Rezidivprophylaxe Neuroleptika ein bis zwei Jahre verabreicht werden.

b. Da es sich bei der Schizophrenie um eine schwerwiegende Erkrankung handelt, sollten Neuroleptika beim Erstauftreten als Dauermedikation eingesetzt werden.

c. Beim erstmaligen Auftreten einer schizophrenen Erkrankung sollte man von einer Rezidivprophylaxe ganz absehen und immer eine Intervallbehandlung vorziehen.

d. Nach dem ersten Rückfall einer schizophrenen Erkrankung sollten Neuroleptika zwei bis fünf Jahre zur Rezidivprophylaxe gegeben werden.

e. Bei häufigeren Episoden ist eine Langzeitmedikation über fünf Jahre oder gegebenenfalls sogar eine Dauermedikation zu empfehlen.

8.22 Welche Aussagen zum »off-label-use« eines Medikamentes treffen am ehesten zu?

Wählen Sie 2 Antworten!

a. Der Etikettierungsansatz wird auch als »off-label-use« bezeichnet.

b. Wird ein Medikament »off-label« verordnet, so besteht keine Zulassung des Medikaments für diese Indikation.

c. 10 % der im Kindes- und Jugendalter verordneten Medikamente sind »off-label«, d. h. nicht für diese Altersgruppe geprüft und zugelassen.

d. Die Verwendung von Methylphenidat bei Erwachsenen erfolgt »off-label«.

e. Der Einsatz der meisten SSRI bei Kindern und Jugendlichen ist »off-label«.

8.23 Welcher Fachbegriff bezeichnet am besten die Wirkung eines Medikamentes auf den Organismus?

8.24 Welche der folgenden Medikamente gehören nicht zur Gruppe der Trizyklischen Antidepressiva (TZA)?

Wählen Sie 3 Antworten!

a. Imipramin (Tofranil)
b. Doxepin (Aponal)
c. Amitriptylin (Saroten)
d. Venlafaxin (Trevilor)
e. Citalopram (Cipramil)
f. Sulpirid (Dogmatil)

Methoden wissenschaftlich anerkannter psychotherapeutischer Verfahren

Annette Fink, Claudia Tritschler

9.1 Welche der nachfolgend aufgeführten Funktionen gehört nicht zu den Beurteilungsdimensionen, die auf der Strukturachse der Operationalisierten Psychodynamischen Diagnostik (OPD-2) erfasst werden?

Wählen Sie 1 Antwort!
a. Selbstwahrnehmung
b. Selbstregulierung
c. Objektwahrnehmung
d. Kommunikation
e. Gedächtnis
f. Bindung

9.2 Welches sind spezifische Merkmale des psychoanalytischen Erstinterviews nach Argelander?

Wählen Sie 2 Antworten!
a. Das psychoanalytische Erstinterview dient v. a. der Erhebung möglichst vieler objektiver Fakten.
b. Der Diagnostiker nimmt beim psychoanalytischen Erstinterview eine sehr aktive Haltung ein.
c. Das Interview zielt in erster Linie auf eine möglichst vollständige biografische Anamnese.
d. Der Psychoanalytiker versucht v. a. szenische Informationen über den Patienten zu gewinnen.
e. Auch Vorfeldphänomene und die Anfangsszene gelten beim psychoanalytischen Erstinterview als diagnostisch bedeutsam und werden mit ausgewertet.

9.3 Was wird mit der apparativen Methode Biofeedback gemessen?

_____

9.4 Ein Patient leidet unter einer schweren depressiven Verstimmung, nachdem seine Mutter aufgrund einer fortschreitenden Demenz in ein Pflegeheim kam. Er wollte zunächst eine häusliche Pflege bei sich organisieren, war damit jedoch so überfordert, dass er unentschuldigt der Arbeit fern blieb, woraufhin er gekündigt wurde. Er ist enttäuscht von seinen Geschwistern, die ihn nicht unterstützt haben: »Der Einzige, der verloren hat, bin ich.« Wenn er einmal etwas brauche, sei keiner für ihn da, dabei habe er immer andere unterstützt, habe nie etwas für sich beansprucht. Nur seine Mutter habe sich um ihn gekümmert, deshalb fühle er sich jetzt auch verpflichtet, für sie zu sorgen. Die Therapeutin erlebt den Patienten in der Gegenübertragung sehr fordernd, sodass sie sich verleitet fühlt, ihn trotz prognostischer Bedenken in Behandlung zu nehmen. Welcher Konflikt liegt hier aus Sicht der Operationalisierten Psychodynamischen Diagnostik (OPD-2) am wahrscheinlichsten zugrunde?

Wählen Sie 1 Antwort!

a. Unterwerfung versus Kontrolle
b. Versorgung versus Autarkie
c. Selbstwertkonflikt
d. Schuldkonflikt
e. Ödipaler Konflikt

9.5 Welche der folgenden Aussagen über wissenschaftlich anerkannte Psychotherapieverfahren sind richtig?

Wählen Sie 3 Antworten!

a. Neutralität und Abstinenz, eine gleichschwebende Aufmerksamkeit und die Beachtung von Gegenübertragungsphänomenen kennzeichnen die therapeutische Grundhaltung bei der psychoanalytischen Psychotherapie.
b. Hypnose und Suggestion zählen nicht zu den wesentlichen Methoden der psychoanalytischen Psychotherapie.
c. Die verhaltenstherapeutische Gesprächsführung ist durch Informationsvermittlung, Strukturiertheit und Direktivität gekennzeichnet.
d. Die Übertragungsanalyse der Therapeut-Patient-Beziehung ist ein wesentliches Merkmal in der tiefenpsychologisch fundierten Psychotherapie.
e. Psychoedukative Elemente und handlungsaktivierende Interventionen gelten in psychodynamischen Psychotherapieverfahren als obsolet.

9.6 Wie nennt man ein Therapieverfahren, dessen Voraussetzung die von Patient und Therapeut gemeinsam zu findende Definition eines Konfliktkerns ist?

_____

9.7 Zu den Interventionstechniken der psychoanalytisch interaktionellen Therapie gehört nicht:

Wählen Sie 1 Antwort!

a. Klärung
b. Konfrontation
c. Deutung
d. Übernahme von Hilfs-Ich-Funktionen
e. Prinzip Antwort

9.8 In wie viele Grundstufen teilt sich das »Autogene Training« nach Schultz?

_____

9.9 Welche der aufgeführten Skalen sind nicht Bestandteil des Structured Interview of Personality Organization (STIPO), der Weiterentwicklung des Strukturellen Interviews von Kernberg?

Wählen Sie 2 Antworten!
a. Identität
b. Objektbeziehungen
c. Strukturniveau
d. Coping/Rigidität
e. Aggression
f. Wertvorstellungen
g. Neurotizismus

9.10 Die von Wolpe (1958) entwickelte Methode der systematischen Desensibilisierung zeichnet sich durch drei Teilschritte aus. Welche der folgenden Interventionen entsprechen diesen Teilschritten am ehesten?

Wählen Sie 3 Antworten!
a. Durchführung einer massierten Konfrontation
b. Erstellen einer individuellen Hierarchie angstauslösender Situationen
c. Erarbeiten von Selbstverbalisationen zur Angstbewältigung
d. Durchführung einer graduierten Konfrontation
e. Einüben eines Entspannungsverfahrens

9.11 Eine Patientin, die eine sehr inzestuöse Bindung zum Vater hatte, verliebt sich in ihren Analytiker. Entgegen aller Versuche des Analytikers, die sexualisierte Übertragung zu bearbeiten, hält sie hartnäckig am Wunsch nach einer erotischen Beziehung zu diesem fest und bricht schließlich die Behandlung ab. Doch unternimmt sie weiterhin Versuche, ihn privat zu treffen und eine Beziehung mit ihm einzugehen. Welche Formen des Widerstands liegen hier nach Sicht der Psychoanalyse am ehesten vor?

Wählen Sie 2 Antworten!
a. Widerstand gegen das Involviertwerden in die Übertragung
b. Es-Widerstand
c. Über-Ich-Widerstand
d. Widerstand gegen die Auflösung der Übertragung
e. Identitätswiderstand

9.12 Wann spricht man nach Sicht der Psychoanalyse am ehesten von einer malignen Regression?

Wählen Sie 1 Antwort!
a. Wenn ein Patient auf vorsprachliche Wahrnehmungs- und Erlebnisformen regrediert.

b. Wenn ein Patient im Verlaufe der Therapie orale Versorgungswünsche gegenüber seiner Analytikerin entwickelt.

c. Wenn ein Patient mit seinem Analytiker dieselben Konflikte wie mit seinem Vater hat.

d. Wenn ein Patient im Verlaufe der Analyse passager frühe Abwehrmechanismen verwendet.

e. Wenn es, ausgelöst durch die Therapie, auch außerhalb der Behandlung zur Regression kommt, die zu fortschreitender Verschlechterung und zum Verlust der psychosozialen Funktionsfähigkeit führt.

9.13 Eine gute Beziehung zwischen Patient und Therapeut in der verhaltenstherapeutischen Behandlung …

Wählen Sie 2 Antworten!
a. spielt keine Rolle.
b. ist hier besonders für das Akzeptieren von Deutungen durch den Patienten wichtig.
c. wird als besonders wichtig angesehen, um den Patienten für Veränderungsprozesse zu motivieren.
d. ist für den Behandlungserfolg schädlich.
e. kann durch geplante komplementäre oder asymmetrische Beziehungsgestaltung durch den Therapeuten zum Therapieerfolg beitragen.

9.14 Bei der kognitiven Therapie der Persönlichkeitsstörungen nach Beck ist die Veränderung dysfunktionaler Grundannahmen von zentraler Bedeutung. Welcher Persönlichkeitsstörung ist am ehesten die folgende Grundannahme zuzuordnen? »Allein bin ich hilflos. Ohne Unterstützung und Ermutigung durch andere bin ich verloren.«

Wählen Sie 1 Antwort!
a. Narzisstische Persönlichkeitsstörung
b. Zwanghafte Persönlichkeitsstörung
c. Histrionische Persönlichkeitsstörung
d. Dependente Persönlichkeitsstörung
e. Selbstunsichere Persönlichkeitsstörung

9.15 Welche der folgenden Interventionen ist bei der verhaltenstherapeutischen Behandlung einer Blutphobie am wenigsten indiziert?

Wählen Sie 1 Antwort!
a. Erarbeiten eines Störungsmodells
b. Konfrontation
c. Erlernen eines Entspannungsverfahrens
d. Entwicklung einer Hierarchie Angst auslösender Situationen
e. Aufbau von Therapiemotivation

9.16 Psychotherapie als Kassenleistung verlangt einen Antrag des behandelnden Psychotherapeuten. Bei der Differenzialindikation für von der Psychoanalyse abgeleitete Verfahren muss er wählen zwischen tiefenpsychologisch fundierter Psychotherapie (TP) und analytischer Psychotherapie (AP). Was unterscheidet die beiden Verfahren?

Wählen Sie 4 Antworten!
a. In der TP sind Übertragung und Gegenübertragung eher unwichtig.
b. Die TP beschränkt die regressiven Prozesse.
c. Die TP arbeitet vorwiegend an aktuellen Konflikten.
d. Die AP dauert immer länger als die TP.
e. Die AP behandelt die der Symptomatik zugrunde liegende neurotische Struktur.
f. In der AP spielt die Widerstandsanalyse eine wesentliche Rolle.

9.17 Im theoretischen System des klientenzentrierten Konzepts von Rogers wird ein übergeordnetes Bedürfnis angenommen. Seine Befriedigung ist eine wesentliche Voraussetzung für die Entwicklung. Daraus leiten sich letztendlich alle Behandlungsansätze in der klientenzentrierten Psychotherapie ab. Welches Bedürfnis ist gemeint?

_____

9.18 Welches theoretische Postulat erklärt im klientenzentrierten Konzept von Rogers Wachstum und Entwicklung des Menschen?

_____

9.19 Die Plananalyse ist ein wichtiger Bestandteil der verhaltenstherapeutischen Diagnostik. Welche der folgenden Aussagen zur Plananalyse sind richtig?

Wählen Sie 2 Antworten!
a. Die Plananalyse dient der Analyse verhaltenssteuernder Bedürfnisse und Motive.
b. Die Plananalyse ist Teil der horizontalen Verhaltensanalyse.
c. Das nonverbale Verhalten des Patienten in der Interaktion mit dem Therapeuten spielt bei der Plananalyse eine untergeordnete Rolle.
d. Eine Möglichkeit, Pläne des Patienten zu erkennen, besteht darin, dass der Therapeut darauf achtet, welche Gefühle und Handlungstendenzen bei ihm durch den Patienten ausgelöst werden.
e. Die Plananalyse wird auch funktionale Bedingungsanalyse genannt, da es darum geht, zu erkennen, welche Funktion bestimmte Pläne des Patienten in der sozialen Interaktion haben.

9.20 Mit negativer Verstärkung soll ein Verhalten …

Wählen Sie 1 Antwort!
a. aufgebaut
b. reduziert
c. direkt bestraft
d. beseitigt
e. indirekt bestraft werden.

9.21 Welche der folgenden Aussagen zur tiefenpsychologisch fundierten Psychotherapie ist falsch?

Wählen Sie 1 Antwort!
a. Bei Patienten mit ich-strukturellen Störungsbildern kann es durchaus indiziert sein, abwehrstärkende Interventionen einzusetzen.
b. Supportive, ressourcenmobilisierende und handlungsaktivierende Interventionen können Teil der therapeutischen Vorgehensweise sein.
c. Bei schwer traumatisierten Patienten ist eine Intensivierung des Affekterlebens unerlässlich.
d. Wesentlich ist die empathische Spiegelung und Klarifizierung von Affekten.
e. Eine therapeutische Aufgabe kann darin bestehen, die Einflüsse negativer Überzeugungen auf Erwartungen und Verhalten zu explorieren.

9.22 Wodurch wird in einer tiefenpsychologisch fundierten Psychotherapie im Unterschied zu einer analytischen Psychotherapie eine Begrenzung der Regression möglich? Was trifft am wenigsten zu?

Wählen Sie 1 Antwort!
a. Aktive Haltung des Therapeuten
b. Grundsätzliches Mitteilen der Gegenübertragung
c. Setzung und Bearbeitung eines Fokus
d. Selektive emotionale Antworten des Therapeuten
e. Supportive Techniken
f. Sitzende Behandlung

9.23 Welche der folgenden Aussagen charakterisiert am ehesten die Krankheitstheorie der klientenzentrierten Gesprächspsychotherapie von Rogers? Das neurotische Symptom …

Wählen Sie 1 Antwort!
a. entspricht einem gelernten dysfunktionalen Verhalten.
b. ist eine Kompromissbildung zwischen Wunsch und verinnerlichter Norm.
c. ist Folge eines Entwicklungsschadens.

d. stellt eine intrusive Erinnerung an ein erlittenes Trauma dar.

e. ist Folge einer Inkongruenz zwischen dem Selbstkonzept und neuen Erfahrungen.

9.24 Welche der folgenden Aussagen hinsichtlich der alterstypischen Akzentuierung psychischer Störungen und der psychotherapeutischen Behandlung älterer Menschen treffen nicht zu?

Wählen Sie 2 Antworten!

a. Die hohe Multimorbidität älterer Menschen ist ein erschwerender Faktor für die Psychotherapie.

b. Als erleichternder Faktor in der Psychotherapie älterer Menschen gilt das sog. Wohlbefindlichkeitsparadoxon.

c. Das Suizidrisiko nimmt im Alter ab.

d. Depressionen im Alter gehen häufiger mit somatischen Beschwerden einher.

e. Die Gesamtprävalenz psychischer Störungen nimmt im Alter ab.

9.25 Die Behandlungstechnik in der manualisierten übertragungsfokussierten Psychotherapie von Borderlinepatienten besteht aus:

Wählen Sie 3 Antworten!

a. Klären

b. Spiegeln

c. Konfrontieren

d. Sharing

e. Deuten

9.26 Welcher therapeutischen Technik kann die Klingelmatratze bei der Behandlung der Enuresis am ehesten zugeordnet werden?

Wählen Sie 1 Antwort!

a. Reizkonfrontation

b. Extinktion

c. Habituationstraining

d. Systematische Desensibilisierung

e. Bestrafung und Verstärkung

9.27 Welches sind die zentralen Module im Trainingsmanual zur Dialektischen Therapie der Borderlinepersönlichkeitsstörung nach Linehan?

Wählen Sie 4 Antworten!

a. Innere Achtsamkeit

b. Yoga und Meditation

c. Zwischenmenschliche Fähigkeiten: Training der interpersonellen Wirksamkeit

d. Atmung und Körperwahrnehmung: Pilates-Training

e. Bewusster Umgang mit Gefühlen: Training der Emotionsregulierung
f. Stresstoleranz
g. Kontrolle über impulsives Verhalten und Agieren

9.28 Es gibt vielfältige operante Methoden zum Verhaltensaufbau. Welche Methoden gehören nicht dazu?

Wählen Sie 2 Antworten!
a. Shaping
b. Chaining
c. Flooding
d. Fading und Prompting
e. Positive Verstärkung
f. Implosion

9.29 Welches der folgenden Merkmale gehört nicht zum präsuizidalen Syndrom nach Ringel?

Wählen Sie 1 Antwort!
a. Kränkung
b. Einengung des seelischen Lebensbereiches
c. Sozialer Rückzug
d. Aggressionsumkehr
e. Todesphantasien

9.30 Was versteht man in der psychoanalytischen Theorie am ehesten unter Containing?

Wählen Sie 1 Antwort!
a. Wenn der Analytiker seinem Patienten gegenüber eine mütterlich haltende Funktion einnimmt.
b. Wenn der Analytiker seinen Patienten auf Widersprüche zwischen zwei Außerungen hinweist.
c. Wenn der Analytiker Affekte seines Patienten, die für diesen selbst unerträglich sind, aufbewahrt ohne sie zu deuten, um sie ihm später »gereinigt«, »metabolisiert« (d. h. für diesen erträglicher) zurückzugeben.
d. Wenn der Analytiker Äußerungen des Patienten in unbewusste Vorläufer übersetzt.
e. Wenn der Analytiker den Patienten bittet, eine Konfliktsituation genauer zu schildern.

9.31 Welche therapeutische Haltung bzw. welche therapeutischen Interventionen sind in Bezug auf Suizidalität am wenigsten angezeigt?

Wählen Sie 2 Antworten!
a. Exploration des sozialen Netzes
b. Exploration der Suizidgedanken
c. Keine zeitliche Begrenzung der Sitzungen

d. Vereinbarung weiterer Termine in zeitlicher Nähe
e. Dem Patienten die eigene Mobilfunknummer mitteilen, um immer erreichbar zu sein

9.32 Bei welcher der folgenden Störungen ist am ehesten eine sog. Sorgenkonfrontation indiziert? Hierbei wird mit dem Patienten zunächst ein Sorgenszenario erarbeitet (eine seiner Befürchtungen wird mit dem schlimmsten Ausgang genau beschrieben), mit dem er in einem weiteren Schritt in sensu konfrontiert wird.

Wählen Sie 1 Antwort!
a. Depression
b. Generalisierte Angststörung
c. Posttraumatische Belastungsstörung
d. Schlafstörungen
e. Soziale Phobie

9.33 Welche Aussage zur verhaltenstherapeutischen Behandlung einer posttraumatischen Belastungsstörung ist richtig?

Wählen Sie 1 Antwort!
a. Es wird ausschließlich mit Konfrontationsübungen gearbeitet, da die Vermeidung von Erinnerungen und Angst auslösenden Reizen im Zentrum steht.
b. Es wird in keinem Fall eine Exposition durchgeführt, da die Gefahr einer Retraumatisierung zu hoch ist.
c. Um Patienten nicht zu sehr zu belasten, wird die Exposition in jedem Fall in sensu durchgeführt.
d. Die Bearbeitung der durch das Trauma entwickelten spezifischen Überzeugungen und Einstellungen ist bei einer verhaltenstherapeutischen Behandlung von untergeordneter Bedeutung.
e. Bei der verhaltenstherapeutischen Behandlung einer posttraumatischen Belastungsstörung wird, in Abhängigkeit von der bestehenden Problematik, die Konfrontation in sensu und/oder in vivo durchgeführt.

9.34 Welche der unten angeführten Interventions- bzw. Verfahrensweisen gehört nicht zur klassischen Psychoanalyse?

Wählen Sie 1 Antwort!
a. Die Handhabung der Übertragung
b. Traumdeutung
c. Durcharbeiten von Konflikten
d. Dekonstruktion des Rahmens
e. Herstellen eines Arbeitsbündnisses

9.35 Welche Aussage trifft nicht zu? Das Setting bzw. der Rahmen in der psychoanalytischen Therapie ...

Wählen Sie 1 Antwort!
a. dient dazu, die formalen Behandlungsbedingungen festzulegen.
b. soll das für die freie Assoziation und damit zur Regression nötige Milieu herstellen.
c. ist keine spezifische Form des Dialogs.
d. will einen Übergangsraum ermöglichen.
e. kann Grenzen symbolisieren.

9.36 Eine Patientin, die unter Kontrollzwängen leidet, möchte eine Verhaltenstherapie aufnehmen. Im Rahmen der probatorischen Sitzungen wird zunächst eine ausführliche Diagnostik durchgeführt. Die Patientin wird u. a. von der Therapeutin darüber befragt, in welchen Situationen die Zwänge besonders häufig und intensiv auftreten. Dies sind Informationen, die ...

Wählen Sie 2 Antworten!
a. insbesondere für die Analyse der Planstruktur der Patientin wichtig sind.
b. entsprechend des S-O-R-K-C-Schemas der Reaktionsvariablen zuzuordnen sind.
c. Aufschluss darüber geben können, mit welchen beobachtbaren, auslösenden Bedingungen das Zwangsverhalten in Zusammenhang steht.
d. im Rahmen der horizontalen Verhaltensanalyse erfragt werden.
e. insbesondere über dysfunktionale Kognitionen der Patientin Aufschluss geben können.

9.37 Welche der folgenden Aussagen zur Gegenübertragung trifft aus psychodynamischer Sicht am wenigsten zu?

Wählen Sie 1 Antwort!
a. Die Gegenübertragung kann ein wichtiges Hilfsmittel für den therapeutischen Prozess sein.
b. Die Gegenübertragung kann einer fruchtbaren Behandlung im Wege stehen.
c. Die Gegenübertragung kann eine unbewusste Reaktion auf die Übertragung des Patienten sein.
d. Die Gegenübertragung kann eine Übertragung des Analytikers sein.
e. Die Gegenübertragung spielt in einer tiefenpsychologisch fundierten Psychotherapie keine Rolle.

9.38 Ein Patient berichtet immer wieder von feindseligen Gefühlen und aggressiven Reaktionen seiner primären und aktuellen Beziehungsobjekte, ehemals seiner Eltern, aktuell sowohl seiner Frau und seines Chefs als auch seiner Kollegen. Er gerate dadurch in große Angst und vermeide Kontakte, könne fast keine öffentlichen Verkehrsmittel mehr benutzen. Während der Schilderungen des Patienten bemerkt der Analytiker einen zunehmenden Ärger auf den Patienten und es fällt ihm schwer, dessen ängstliche Regungen nachvollziehen zu können. Um welche Form der Gegenübertragungsreaktion nach H. Racker handelt es sich?

9.39 Welche der folgenden verhaltenstherapeutischen Methoden dienen nicht dem Abbau von unerwünschtem Verhalten?

Wählen Sie 2 Antworten!
a. Response-Cost
b. Löschung
c. Checking
d. Chaining
e. Fading
f. Time-out

9.40 Mit welchem Begriff wird in der psychoanalytischen Theorie die Manifestationsform der Abwehr bezeichnet, die sich gegen den psychotherapeutischen Prozess richtet?

9.41 Aufgabenfolge »25-jähriger Mann« – Teil 1
Ein 25-jähriger Mann stellt sich in einer verhaltenstherapeutischen Praxis vor. Es falle ihm schwer, mit anderen in Kontakt zu treten. Wiederholt habe er erleben müssen, dass er aufgrund seiner seit Geburt bestehenden Schwerhörigkeit von anderen nicht ernst genommen werde. Mit den langjährigen Kollegen am Arbeitsplatz erlebe er mittlerweile weniger Schwierigkeiten. Privat führe er jedoch ein sehr zurückgezogenes Leben. Aus Angst vor Ablehnung vermeide er es, mit anderen in Kontakt zu treten. Er fühle sich zunehmend niedergeschlagen und wünsche sich eigentlich soziale Kontakte.
Zur Klärung der auslösenden und aufrechterhaltenden Bedingungen des Problemverhaltens wird eine Verhaltensanalyse durchgeführt. Welcher Variablen der Verhaltensgleichung S-O-R-K-C ist die Schwerhörigkeit des Patienten zuzuordnen?

9.42 Aufgabenfolge »25-jähriger Mann« – Teil 2
Welche der folgenden verhaltenstherapeutischen Interventionen sind bei der Behandlung dieses Patienten am ehesten indiziert?

Wählen Sie 3 Antworten!
a. Die Durchführung von Verhaltensübungen in vivo
b. Die Unterstützung des Aufbaus alternativer Verhaltensweisen durch verdeckte Sensibilisierung

c. Die Durchführung von Rollenspielen

d. Realitätstesten im Rahmen der kognitiven Umstrukturierung

e. Gedankenstopp zur Angstverringerung

9.43 Aufgabenfolge »Therapeutische Interaktion mit einer depressiven Patientin« – Teil 1

Eine depressive Patientin mit einer ausgeprägten aggressiven Hemmung, die in den Sitzungen sehr bedürfnislos und betont freundlich erscheint, sagt die erste Stunde nach einem mehrwöchigen Urlaub des Analytikers wegen Krankheit ab. Dem Analytiker fällt sofort ein, dass sie in der letzten Stunde erwähnt hatte, wie verlassen sie sich von ihrer Mutter fühle, die mit dem neuen Partner in Urlaub fahre; dies umso mehr, als die Patientin in dieser Zeit vor einer schwerwiegenden beruflichen Entscheidung stand. In der nachfolgenden Sitzung, zu der sie wieder erscheint, teilt der Analytiker der Patientin im Verlaufe des Gesprächs mit: »Sie sind krank geworden, da Sie unbewusst gekränkt waren, dass ich Sie – wie die Mutter – in dieser schwierigen Zeit alleine gelassen habe. Und Sie sind nicht erschienen, um mich unbewusst zu bestrafen, damit ich mich genauso verlassen fühle, wie Sie sich von mir und von Ihrer Mutter heute und früher (die Mutter hatte die Familie in der Pubertät der Patientin verlassen) verlassen gefühlt haben!« Welchen der folgenden Techniken lässt sich die Intervention des Analytikers am ehesten zuordnen?

Wählen Sie 2 Antworten!

a. Klarifizierung eines Affekts

b. Konfrontation

c. Widerstandsdeutung

d. Übertragungsdeutung

e. Übernahme von Hilfs-Ich-Funktionen

9.44 Aufgabenfolge »Therapeutische Interaktion mit einer depressiven Patientin« – Teil 2

Die Patientin weist die Äußerung des Analytikers zunächst mit einem Lächeln zurück, sie sei eben krank geworden, das komme vor und habe nichts zu bedeuten, doch dann plötzlich bricht es aus ihr heraus: »Sie denken immer nur an sich, vergnügen sich, machen wochenlang Urlaub, wollen dann auch noch ein Ausfallhonorar haben, obwohl Sie sicher schon genug Geld zusammengerafft haben, während ich mich hier für einen Hungerlohn abrackere, deshalb krank werde und dann auch noch dafür zahlen muss!« Diese Äußerung kann aus psychoanalytischer Sicht am ehesten verstanden werden als Ausdruck einer:

Wählen Sie 2 Antworten!

a. Über-Ich-Übertragung

b. Gegenübertragung

c. Übertragung von Triebimpulsen

d. Idealisierenden Übertragung

e. Negativen Mutter-Übertragung

9.45 Welche Aussagen treffen auf das Verfahren der verdeckten positiven Verstärkung zu?

Wählen Sie 2 Antworten!
a. Es ist eine Methode, um unerwünschtes Verhalten zu verringern.
b. Es ist eine Methode, die dem respondenten Lernen zuzuordnen ist.
c. Es handelt sich um eine kognitive Methode.
d. Die Methode dient dem Verhaltensaufbau.
e. Die Methode ist den paradoxen Interventionen zuzuordnen.

9.46 Ein Patient kommt zur Verhaltenstherapie aufgrund von starken Schlafstörungen. Er habe bereits Angst vor dem Zubettgehen, liege oft stundenlang wach und ärgere sich sehr. Die behandelnde Verhaltenstherapeutin vereinbart mit dem Patienten, er solle nicht mehr längere Zeit im Bett wach liegend verbringen, sondern nach einer bestimmten Zeit wieder aufstehen und erst wieder ins Bett gehen, wenn er müde sei. Ziel der Intervention sei es, das Bett wieder mit Müdigkeit, Erholung und Schlaf zu verbinden. Welcher Methode entspricht dieses Vorgehen am ehesten?

Wählen Sie 1 Antwort!
a. Symptomverschreibung
b. Kognitive Umstrukturierung
c. Graduierte Konfrontation
d. Stimuluskontrolle
e. Reaktionsumkehr

9.47 Welchen Begriff prägten Kanfer et al. (2006) für ein aktives, zukunftsorientiertes »Voraus-Üben« in Form von Rollenspielen?

_____

9.48 Wie wird ein zentrales Therapieprinzip in der Gesprächstherapie bezeichnet, dass der Psychotherapeut dem Patienten gegenüber grundsätzlich positiv zugewandt sein und ihm mit einer warmherzigen, positiven und akzeptierenden Haltung begegnen soll?

_____

9.49 Luborsky (1999) unterscheidet supportive und expressive Behandlungstechniken. Welche der folgenden Interventionen würde man zu den expressiven zählen?

Wählen Sie 2 Antworten!
a. Wir-Bündnis fördern
b. Zuhören und Verstehen
c. Achtung und Wertschätzung fördern
d. Auf gemeinsame Erfahrungen verweisen
e. Fokussieren und Herausarbeiten des Zentralen Beziehungskonfliktes

9.50 Welches der unten aufgeführten psychodynamischen Verfahren postuliert am ehesten, dass der Patient den Therapeuten in der Psychotherapie sogenannten Beziehungstests unterziehen muss, um seine pathogenen Überzeugungen zu widerlegen?

Wählen Sie 1 Antwort!
a. Controll-Mastery Theory
b. Mentalisierungsbasierte Psychotherapie
c. Interaktionelle Psychotherapie
d. Supportive Psychotherapie
e. Transference-Focused Psychotherapy (TFP)

9.51 Welches der nachfolgenden Kriterien gehört nicht primär zum hysterischen Charakter, wie ihn die Psychoanalyse beschreibt?

Wählen Sie 1 Antwort!
a. Die genetische Betrachtung definiert den hysterischen Charakter als Folgezustand eines ungelösten Ödipuskomplexes. Es gibt auch eine regredierte Form, bei der die oralen Konflikte betont werden müssen.
b. Der hysterische Charakter ist durch einen massiven Einsatz von Identifizierungen und eine spezifische Verwendung von Emotionen gekennzeichnet. Dies resultiert in einer starken Suggestibilität und leichten Beeinflussbarkeit des hysterischen Charakters sowie in oberflächlichen und labilen Affekten.
c. Auffällig am hysterischen Charakter ist sein übermäßiges Zweifeln und seine große Vorsicht gegenüber allen Versuchen, ihn zum Handeln und Entscheiden zu motivieren.
d. Die Ich-Funktionen des hysterischen Charakters sind bzgl. der Abwehr durch den zentralen Mechanismus der Verdrängung bestimmt.
e. Der hysterische Charakter ist durch Abwehr von Angst und Schuldgefuhl, Gewissensentlastung, Veränderung des Selbstbildes i. S. der Anpassung, Verminderung der Wahrnehmung von aufklärenden Inhalten, verzerrte Wunschbefriedigung sowie Fernhalten des pathogenen Konfliktes aus dem Bewusstsein gekennzeichnet.

9.52 Welches der nachfolgenden Kriterien gehört nicht primär zum Zwangscharakter, wie ihn die Psychoanalyse beschreibt?

Wählen Sie 1 Antwort!
a. Der genetische Aspekt wird über die Konflikte der analen Phase wie z. B. anal-sadistische Triebabkömmlinge definiert.
b. Die Regression beim Zwangssyndrom beschreibt den Rückschritt von der ödipalen zur oralen Entwicklungsstufe.
c. Die Ich-Funktionen der Abwehr sind durch Isolierung, Reaktionsbildung, Ungeschehenmachen und Intellektualisierung gekennzeichnet.

d. Der Strukturkonflikt ergibt sich aus einem hypermoralischen Über-Ich.

e. Während die Funktion der Autonomie eher schwach ausgeprägt ist, besteht ein zentrales Bedürfnis nach emotionaler Autonomie bei charakteristisch fehlender Handlungskontrolle.

9.53 Eine junge Frau berichtet im Vorgespräch, dass sie sich schon lange nicht mehr auf eine Beziehung habe einlassen können. In ihren letzten Beziehungen sei es ihr häufig sehr schlecht gegangen. Sie habe große Angst gehabt, vom Partner verlassen zu werden und habe versucht, alles zu tun, damit dieser bei ihr bleibe. In Konflikten oder wenn der Partner keine Zeit für sie gehabt habe, sei sie panisch geworden und habe sich selbst verletzt oder daran gedacht, sich das Leben zu nehmen. Sie bleibe daher lieber gleich alleine. Sie komme auch gut alleine zurecht und brauche niemanden. Der Psychotherapeut erfährt, dass sie mehrere frühere Behandlungen abgebrochen hat. Welcher Hauptkonflikt liegt hier nach OPD-2 am ehesten vor?

Wählen Sie 1 Antwort!
a. Individuation versus Abhängigkeit
b. Unterwerfung versus Kontrolle
c. Versorgung versus Autarkie
d. Selbstwertkonflikt
e. Ödipaler Konflikt

9.54 Welche der folgenden Aussagen zu Achtsamkeit sind am ehesten richtig?

Wählen Sie 2 Antworten!
a. Unter Achtsamkeit versteht man die gezielte Aufmerksamkeitslenkung auf den Körper.
b. Eine Übung zur Achtsamkeit kann in einer Gehmeditation bestehen.
c. Es soll erlernt werden, situationsabhängige Gedanken und Gefühlszustände richtig zu bewerten.
d. Achtsamkeit kommt bei der Behandlung von Persönlichkeitsstörungen nicht zum Einsatz.
e. Eine Form der Achtsamkeitsübung kann achtsames Yoga sein.

9.55 Eine Patientin berichtet davon, sie könne keine Konflikte austragen. Meist gäbe sie bei Auseinandersetzungen aus Angst vor Streit oder Ablehnung nach und äußere ihre Bedürfnisse und Gefühle nicht. Sie fühle sich in solchen Situationen völlig hilflos und befürchte, verlassen zu werden, wenn sie ihre Empfindungen mitteilen würde. Dabei ärgere sie sich jedoch insgeheim sehr, wenn sie sich von Menschen ihrer sozialen Umgebung enttäuscht oder ungerecht behandelt fühle.

Nach der Schematherapie von Young, Klosko und Weishaar (2008) werden 18 Schemata unterschieden. Welchem der folgenden Schemata ist das Verhalten der oben beschriebenen Patientin am ehesten zuzuordnen?

Wählen Sie 1 Antwort!
a. Abhängigkeit
b. Emotionale Entbehrung
c. Unterwerfung
d. Soziale Isolation
e. Versagen

9.56 Die Selbsterhaltungstherapie nach Romero und Eder (1992) findet am ehesten Anwendung bei …

Wählen Sie 1 Antwort!
a. der Behandlung und Betreuung Demenzerkrankter und deren Angehörigen.
b. der Rückfallprophylaxe schizophrener Patienten.
c. der Behandlung akut suizidaler Patienten.
d. der Unterstützung der Krankheitsbewältigung bei an Krebs erkrankten Patienten.
e. der Veränderung dysfunktionaler Denk- und Verhaltensmuster bei sich aufopfernden Patienten.

9.57 Welche der folgenden Aussagen zum Begriff Body-Scan ist am ehesten richtig?

Wählen Sie 1 Antwort!
a. Body-Scan ist ein Verfahren, um Verspannungen im Körper besser wahrnehmen zu können.
b. Body-Scan dient bei der Konfrontation mit angstauslösenden Situationen der genauen Wahrnehmung von körperlichen Veränderungen, die mit Ängsten verbunden sind.
c. Mit einem Body-Scan soll gezielt die Herzfrequenz verringert werden.
d. Mit Body-Scan ist eine Achtsamkeitsübung gemeint, bei der die Aufmerksamkeit auf den Körper gerichtet wird.
e. Mit Body-Scan ist die apparative Rückmeldung von Körperfunktionen, die normalerweise nicht der bewussten Wahrnehmung zugänglich sind, gemeint.

9.58 Wie wird das kognitiv-verhaltenstherapeutische Verfahren genannt, bei dem nach genauer Beschreibung des Istzustands mögliche Strategien zur Erreichung eines zuvor definierten Soll- oder Zielzustandes entwickelt werden?

Dokumentation und Evaluation psychotherapeutischer Behandlungsverläufe

Annette Fink

10.1 Wie viel Dokumentation muss sein? In welcher Form?

Wählen Sie 3 Antworten!
a. Die Dokumentation hat schriftlich zu erfolgen.
b. Dokumentiert werden alle wesentlichen therapiebezogenen Daten.
c. Auch relevante Befunde von Dritten sind zu dokumentieren.
d. Die Dokumentation muss auch auf elektronischen Datenträgern konserviert werden.
e. Die Dokumentation wird vom Patienten gegengezeichnet.

10.2 Welche Aussagen zur Psychotherapieforschung treffen am ehesten zu?

Wählen Sie 3 Antworten!
a. »Efficacy studies« haben i. Allg. eine hohe externe Validität.
b. »Effectiveness studies« haben i. Allg. eine hohe ökologische Validität.
c. Bei »efficacy studies« handelt es sich um randomisierte Studien unter kontrollierten Bedingungen.
d. Eine hohe Abbruchrate gefährdet die externe Validität in klinischen Psychotherapiestudien.
e. Eine hohe Abbruchrate gefährdet die interne Validität in klinischen Psychotherapiestudien.
f. »Efficacy studies« finden häufig unter Doppel-Blind-Bedingungen statt.

10.3 Im Rahmen von Therapiestudien wird eine Psychotherapie entsprechend bestimmter Richtlinien oder Vorgaben durchgeführt. Mit welchem Begriff wird dieser Sachverhalt bezeichnet?

_____

10.4 Wie lange müssen Akten in der psychotherapeutischen Praxis gelagert werden?

Wählen Sie 1 Antwort!
a. Der Psychotherapeut ist nicht verpflichtet, die Patientenakten nach Beendigung der Behandlung zu lagern.
b. 2 Jahre
c. 5 Jahre
d. 10 Jahre
e. 30 Jahre

10.5 Welches der folgenden Prinzipien kann i. S. der Theorie von Grawe et al. (1994) zur »Allgemeinen Psychotherapie« nicht als eindeutig gesicherter Wirkfaktor einer Psychotherapie gelten?

Wählen Sie 1 Antwort!

a. Ressourcenaktivierung

b. Problemaktualisierung

c. Dauer der Therapie

d. Aktive Hilfe zur Problembewältigung

e. Motivationale Klärung

10.6 Welche der folgenden Aussagen zu den Wirkprinzipien von psychodynamischen Psychotherapien treffen am ehesten zu?

Wählen Sie 3 Antworten!

a. Psychodynamisch orientierte Psychotherapieforschung hat gezeigt, dass wesentliche Elemente der psychoanalytischen Veränderungstheorie wie z. B. die Konzepte der Einsicht, der Übertragung und Gegenübertragung, der Abwehr oder Regression sich empirisch durchaus erfassen lassen.

b. Als einer der Hauptwirkfaktoren psychodynamischer Therapien ist die Qualität der therapeutischen Beziehung besonders gut belegt.

c. Die Internalisierung der in der Behandlung erreichten Fortschritte ist als ein wesentlicher Wirkfaktor psychodynamischer Therapien belegt.

d. Das Ausmaß der psychischen Gesundheit des Patienten spielt in Bezug auf den Therapieerfolg keine Rolle.

e. Die Fähigkeit des Therapeuten, den zentralen Beziehungskonflikt des Patienten zu erfassen, zählt nicht zu den Hauptwirkfaktoren psychodynamischer Therapien.

10.7 Welche der folgenden Aussagen zur Qualitätssicherung in der Psychotherapie treffen nicht zu?

Wählen Sie 2 Antworten!

a. Das Gutachterverfahren zählt zu den internen Formen der Qualitätssicherung.

b. Supervision zählt zu den externen Formen der Qualitätssicherung.

c. Das Gutachterverfahren überprüft v. a. die Prozessqualität ambulanter Psychotherapien.

d. Qualitätszirkel zählen zu den internen Formen der Qualitätssicherung.

e. Die Ausstattung der Praxis ist ein Merkmal der Strukturqualität ambulanter Psychotherapie.

10.8 Welche der folgenden Aussagen ist für die Evaluation in der Psychotherapie nicht zutreffend?

Wählen Sie 1 Antwort!

a. Veränderungen in einer Psychotherapie werden als Therapieeffekte bezeichnet.
b. Evaluation in der Psychotherapie erfordert die Beurteilung des Ausmaßes von Therapieeffekten.
c. Die Therapieeffekte von Wirksamkeitsstudien in der analytischen Psychotherapie gehen gegen Null, weil bisher Evaluationsmaße nicht mit der subjektiven Besserung korrelieren.
d. Ergebnisse aus der Erforschung der Erwachsenenpsychotherapie können nur begrenzt auf die Evaluation von Kinder- und Jugendlichenpsychotherapien übertragen werden, dennoch steht die Effektivität außer Zweifel.
e. Die Frage der Effektivität von Psychotherapie kann heute zweifelsfrei positiv beantwortet werden.

10.9 Welche der nachstehenden Merkmale oder Verfahrensweisen lassen sich im Rahmen der Qualitätssicherung ambulanter Psychotherapie am wenigsten der Ebene der Prozessqualität zuordnen?

Wählen Sie 2 Antworten!

a. Orientierung an Therapiemanualen
b. Dokumentation
c. Erhebung von Langzeiteffekten durch Katamnesestudien
d. Orientierung an diagnostischen Leitlinien
e. Erreichbarkeit der Praxis
f. Kontinuierliches Monitoring der therapeutischen Beziehung

10.10 Ein suizidaler Patient wendet sich an einen ambulanten Therapeuten, der eine ambulante Krisenintervention für möglich hält. Welche rechtlichen und organisatorischen Maßnahmen sollte der Therapeut am ehesten treffen?

Wählen Sie 3 Antworten!

a. Schriftliche Dokumentation seines Befundes
b. Direkten Kontakt zum Ehepartner oder einer anderen Bezugsperson unabhängig vom Patienten herstellen
c. Exploration des psychosozialen Netzes
d. Vereinbarungen weiterer Kontakte in zeitlicher Nähe (Tage)
e. Schriftlicher Suizidpakt mit Unterschrift des Patienten zur Absicherung des Therapeuten

10.11 Welche der folgenden Funktionen von Evaluationen in der Psychotherapie ist eher optional?

Wählen Sie 1 Antwort!

a. Qualitätssicherung
b. Ergebnisbestimmung
c. Forschungszweck

d. Einschätzung für den weiteren Therapieverlauf
e. Verlaufskontrolle

10.12 Welche Aussagen zur Dokumentationspflicht in der Psychotherapie treffen zu?

Wählen Sie 3 Antworten!
a. Die Dokumentation der Behandlung ist eine Nebenpflicht des Behandlungsvertrages.
b. Eine Verletzung der Dokumentationspflicht ist auf jeden Fall ein grober Behandlungsfehler, bei dem der Patient einen zivilrechtlichen Schadensersatzanspruch geltend machen kann.
c. Eine Verletzung der Dokumentationspflicht verschlechtert die beweisrechtliche Situation des Therapeuten.
d. Die Dokumentationspflicht wird in der Berufsordnung der Kammer für Psychologische Psychotherapeuten und Kinder- und Jugendlichenpsychotherapeuten geregelt.
e. Die Dokumentationspflicht gilt nicht für Behandlungen von sog. Selbstzahlern.

10.13 Welche Aussagen zu Intention-to-treat-Analysen in der Psychotherapieforschung treffen am ehesten zu?

Wählen Sie 4 Antworten!
a. Bei Intention-to-treat-Analysen werden die Probanden nach dem Zufallsprinzip den Untersuchungsgruppen zugeordnet.
b. Bei Intention-to-treat-Analysen handelt es sich um eine besondere Form der Langzeitstudie.
c. Die Erfolgsquoten von Intention-to-treat-Analysen sind i. Allg. höher als die von herkömmlichen experimentellen Studien.
d. Bei Intention-to-treat-Analysen werden alle Patienten berücksichtigt, welche die Studie begonnen haben, auch Abbrecher.
e. Die externe Validität von Intention-to-treat-Analysen ist i. Allg. höher als die von herkömmlichen experimentellen Studien.
f. Die Effektstärken von Intention-to-treat-Analysen sind i. Allg. höher als die von herkömmlichen experimentellen Studien.

10.14 Welche Aussagen zu Effektstärken in therapeutischen Wirksamkeitsstudien treffen am ehesten zu?

Wählen Sie 2 Antworten!
a. Heterogene Stichproben erhöhen die Effektstärke.
b. Bei einer Effektstärke von 1 geht es 100 % der Patienten nach der Behandlung besser.
c. Besonders hohe Effektstärken finden sich am ehesten in Forschungsstudien, die näher an den Alltagsbedingungen der psychotherapeutischen Praxis ausgerichtet sind.

d. Besonders hohe Effektstärken finden sich am ehesten in kontrollierten Therapiestudien.
e. Effektstärken eignen sich besonders, um Studien zur Psychotherapieforschung vergleichen zu können, in denen unterschiedliche Mess- und Auswertungsverfahren zur Anwendung gekommen sind.

10.15 Evaluationsstudien dienen zur Sicherung der Prozess- und Ergebnisqualität psychotherapeutischer Behandlungen. Welches der nachstehenden Verfahren eignet sich am wenigsten zur direkten Verlaufsdiagnostik?

Wählen Sie 1 Antwort!
a. Kieler Änderungssensitive Symptomliste (KASSL)
b. Veränderungsfragebogen des Erlebens und Verhaltens (VEV)
c. Fragebogen zu erlebten gesundheitlichen Veränderungen (FGV)
d. Veränderungsfragebogen für Lebensbereiche (VLB)
e. Veränderungsprozessbogen (VPB)

10.16 Eine Evaluation dient der Bewertung des Therapieverlaufs, der Veränderungsmessung und der Optimierung des Therapeutenverhaltens. Sie sollte zumindest in der Mitte und zum Ende der Therapie erfolgen. Mit welchem Begriff wird eine Evaluation am Ende der Psychotherapie genauer bezeichnet?

10.17 Wie nennt man den systematischen Fehler in der Psychotherapieforschung, der bei Metaanalysen dadurch auftreten kann, dass Studien, die positive Effekte aufweisen, mit größerer Wahrscheinlichkeit veröffentlicht werden als solche mit negativen?

10.18 In einer randomisierten kontrollierten Wirksamkeitsstudie zur Verhaltenstherapie bei Panikstörungen hat sich das Angstniveau von Patienten der Interventionsgruppe um durchschnittlich eine Standardabweichung gegenüber dem Angstniveau von Patienten der Kontrollgruppe verbessert. Welche Effektstärke weist das untersuchte Verfahren auf?

Wählen Sie 1 Antwort!
a. 0,5
b. 0,8
c. 2
d. 1,5
e. 1

10.19 Welche Form der Validität ist gegeben, wenn sich die Effekte in einer randomisierten kontrollierten Therapiestudie kausal auf die Untersuchungsbedingungen, also unmittelbar auf die verschiedenen Therapieverfahren, zurückführen lassen?

Wählen Sie 1 Antwort!

a. prognostische Validität
b. interne Validität
c. konkurrente Validität
d. differenzielle Validität
e. externe Validität

Berufsethik und Berufsrecht, medizinische und psychosoziale Versorgungssysteme, Organisationsstrukturen des Arbeitsfeldes, Kooperation mit Ärzten und anderen Berufsgruppen

Annette Fink

11.1 In welchem der nachstehenden Fälle verstoßen Sie als Psychotherapeut gegen Schweigepflicht und Datenschutzgesetz, wenn Sie einer Weitergabe von sensiblen Daten Ihrer Patienten zustimmen?

Wählen Sie 1 Antwort!
a. Nach Entbindung von der Schweigepflicht halten Sie Rücksprache mit dem behandelnden Arzt.
b. Der Medizinische Dienst der Krankenkassen (MdK) fordert unter Berufung auf das SGB V sensible Daten eines Patienten an, ohne eine Erklärung zur Entbindung der Schweigepflicht vorzulegen.
c. Sie erfahren von einem hier im Exil lebenden ausländischen Patienten, dass bei ihm in seinem Heimatland vor drei Monaten eine offene Tuberkulose diagnostiziert wurde, und bitten ihn, sich sofort in ärztliche Behandlung zu begeben, da Sie sonst zur Meldung der Erkrankung gesetzlich verpflichtet sind.
d. Der Vater einer erwachsenen Patientin, die sich bei Ihnen in Behandlung befindet, fragt an, ob seine Tochter noch in Behandlung sei. Da es sich hierbei nicht um sensible Daten der Patientin handelt, sondern nur um die Tatsache eines Behandlungsverhältnisses, geben Sie dem Vater diese Auskunft.
e. Ein Patient klagt über starke Medikamentennebenwirkungen wie Müdigkeit, Zittern, Schwindel, Konzentrationsstörungen. Dadurch sei es fast zu einem Autounfall gekommen. Nachdem Sie erfolglos auf ihn eingewirkt haben, das Auto stehen zu lassen, wenden Sie sich an die Straßenverkehrsbehörde.

11.2 Welche Aussagen gelten, wenn Ihnen vergangene Straftaten oder eine Tätlichkeitsabsicht und aktuelle Fremdgefährdung durch Ihren Patienten bekannt werden?

Wählen Sie 2 Antworten!
a. Die Therapie ist ein rechtsfreier Raum zum Schutz des Patienten.
b. Der Therapeut muss klären, ob die Fremdgefährdung auch für ihn gilt.
c. Begangene Straftaten müssen auf jeden Fall gemeldet werden.
d. Geplante Straftaten müssen auf jeden Fall gemeldet werden.
e. Geplante schwere Straftaten wie Mord oder Totschlag müssen auf jeden Fall gemeldet werden.

11.3 Welche Aussage in Bezug auf das Einsichtsrecht des Patienten (und nach seinem Tod seiner Angehörigen) in die Dokumentation einer psychotherapeutischen Behandlung trifft am ehesten zu?

Wählen Sie 1 Antwort!
a. Der Patient hat generell kein Einsichtsrecht in die Behandlungsdokumentation.

b. Das Einsichtsrecht des Patienten ist ausschließlich auf objektive Testdaten, körperliche Befunde und Indikationsentscheidungen beschränkt.

c. Der Patient hat ohne Einschränkung vollständige Einsicht in alle vom Psychologen/Psychiater im Krankenblatt schriftlich niedergelegten Aufzeichnungen.

d. Der Patient hat ein Einsichtsrecht in die Behandlungsdokumentation, das jedoch zum Schutz erheblicher Rechte Dritter eingeschränkt werden kann.

e. Nach dem Tod des Patienten geht das Einsichtsrecht automatisch an die Erben über.

f. Der Arzt verstößt in jedem Falle gegen die Schweigepflicht, wenn er Angehörigen nach dem Tod des Patienten Einsicht in die Krankenakten gewährt.

11.4 Eine 38-jährige Ehefrau und Mutter zweier Kinder trägt sich mit Trennungsgedanken. Ihr verzweifelter Ehemann äußert wiederholt Suizidabsichten für den Fall, dass seine Frau ihn verlassen würde. In ihrer persönlichen Bedrängnis sucht die Frau Rat und Hilfe bei einer Psychotherapeutin. Um die Autonomie ihrer Patientin zu bestärken, übernimmt die Therapeutin sofort eine eindeutige Position und ermutigt ihre Patientin, den Ehemann zu verlassen. Unmittelbar nachdem die Patientin ihrem Ehemann die Trennungsentscheidung mitgeteilt hat, gerät er in einen emotionalen Ausnahmezustand und nimmt sich das Leben. Welche der folgenden Aussagen über das Therapeutenverhalten trifft in diesem Fall am ehesten zu?

Wählen Sie 1 Antwort!

a. Dem Selbstbestimmungsrecht des Patienten ist in jedem Falle Vorrang einzuräumen.

b. Das Vorgehen der Therapeutin kann als Kunstfehler angesehen werden, weil sie den Kontext ausblendet und sich keine Zeit nimmt, die Situation zu verstehen.

c. Ambivalenzen eines Patienten müssen im therapeutischen Prozess so schnell wie möglich aufgelöst werden.

d. Da die Patientin sich auf keinen Fall von ihrem Mann erpressen lassen darf, ist das Vorgehen der Therapeutin gerechtfertigt.

e. Keine der oben genannten Aussagen ist richtig.

11.5 In welchem der folgenden Fälle kann die an sich gebotene Schweigepflicht des Psychotherapeuten gebrochen werden?

Wählen Sie 1 Antwort!

a. Nachfragen der Eltern über den Therapiefortschritt ihres 25-jährigen Sohnes

b. Erkundigungen des Arbeitgebers über Dauer und Inhalt einer stationären Psychotherapie

c. Nachfragen der Partnerin nach dem seelisch-körperlichen Gesundheitszustand ihres Geliebten

d. Gegenüber dem Jugendamt bei Kenntnis des Therapeuten über seelische und körperliche Misshandlungen von Kindern

e. Gegenüber der Schule bei Kenntnis des Therapeuten über Lernstörungen bei Kindern

11.6 Welche Verfahren gehören zur sog. Richtlinienpsychotherapie?

Wählen Sie 3 Antworten!

a. Verhaltenstherapie
b. Fokaltherapie
c. Psychodrama
d. Paarberatung
e. Analytische Psychotherapie

11.7 Welches gehört nicht zu den 4 Grundprinzipien der Berufsethik in der Medizin?

Wählen Sie 1 Antwort!

a. Gleichheit
b. Fürsorge
c. Autonomie
d. Aufklärung
e. Nichtschädigung

11.8 Für die rechtlichen Rahmenbedingungen der Tätigkeit eines psychologischen Psychotherapeuten sind besonders wichtig:

Wählen Sie 2 Antworten!

a. Das Psychotherapeutengesetz
b. Die Rechtsnormen zur Schweigepflicht und zum Zeugnisverweigerungsrecht
c. Das Heilpraktikergesetz
d. Die Diplomordnungen für Psychologen der Universitäten
e. Das Titelschutzrecht

11.9 Sie erhalten von einer privaten Krankenversicherung die Aufforderung, ein Krankheitsbild eines Ihrer Patienten detailliert zu beschreiben, ohne dass eine Entbindung von der Schweigepflicht dem Schreiben beiliegt. Wie verhalten Sie sich am ehesten?

Wählen Sie 1 Antwort!

a. Sie bitten den Patienten in dieser Angelegenheit um eine Entbindung von der Schweigepflicht.
b. Sie vertrauen auf die pauschale Versicherung der PKV, dass alle Ärzte und Behandler von der Schweigepflicht entbunden sind.
c. Sie kommen der Aufforderung ohne Kontakt zum Patienten nach.

d. Sie setzen sich mit dem Vertragsarzt der Krankenkasse in Verbindung.

e. Sie ignorieren das Anschreiben und setzen die Behandlung ohne Beantwortung fort.

11.10 Sexualität in der Psychotherapie ist ein großes Tabuthema. In der Fachliteratur über Sexualität und Berufsethik wird zwischen sexuellem Verhalten und sexuellen Empfindungen in der Therapeut-Patient-Beziehung unterschieden, um die ethisch und therapeutisch korrekten Umgangsweisen zu beschreiben. Welche Aussagen treffen am ehesten zu?

Wählen Sie 2 Antworten!

a. Sexuelles Verhalten (Anfassen, Küssen, Geschlechtsverkehr) in der Therapie ist absolut unethisch.

b. Sexuelle Empfindungen (Phantasien, Tagträume, Körperempfindungen, nicht geäußerte Gefühle und Gedanken) in Bezug auf den Patienten müssen in der Therapie vermieden werden.

c. Sexuelle Empfindungen in der Therapie sind nicht zu vermeiden und sollten in der Supervision besprochen werden.

d. Sexuelles Verhalten in der Therapie ist nicht zu vermeiden und sollte in der Supervision besprochen werden.

e. Bei sexuellen Empfindungen in Bezug auf den Patienten sollte unverzüglich die Lehrtherapie wieder aufgenommen werden.

11.11 Psychotherapeuten sind grundsätzlich befugt, auch ohne Zustimmung des Patienten Einzelheiten aus der Behandlung auf Anfrage gegenüber den folgenden Berufsgruppen zu offenbaren:

Wählen Sie 1 Antwort!

a. Richter

b. Staatsanwälte

c. Ärztliche/psychologische Psychotherapeuten

d. Polizei

e. Keine Angabe ist richtig

11.12 Welche Leistung fällt nicht in den Bereich der gesetzlichen Unfallversicherung?

Wählen Sie 1 Antwort!

a. Hinterbliebenenrente

b. Unfallrente

c. Altersrente

d. Medizinische Rehabilitation

e. Berufliche Rehabilitation

f. Prävention

11.13 Welche Aussage zur zwangsweisen Unterbringung psychisch Kranker in ein psychiatrisches Krankenhaus trifft am ehesten zu?

Wählen Sie 1 Antwort!

a. Die Unterbringung eines Betreuten gegen seinen Willen durch den Betreuer bedarf grundsätzlich keiner gerichtlichen Genehmigung, da der Betreuer vom Vormundschaftsgericht bestellt wurde.

b. Bei der sofortigen Unterbringung von psychisch Kranken stellt ein Arzt fest, dass der Patient unterbringungsbedürftig ist und ordnet selbst die zwangsweise Unterbringung an.

c. Die Unterbringung eines Kindes gegen seinen Willen durch seine Eltern bedarf grundsätzlich keiner gerichtlichen Genehmigung, da die Eltern das Recht der Aufenthaltsbestimmung haben.

d. Bei Fremdgefährdung kann eine Unterbringung gegen den Willen des Betroffenen in jedem Falle erst nach Vorliegen eines Beschlusses des zuständigen Amtsgerichtes erfolgen.

e. Die zivilrechtliche Unterbringung eines Betreuten kann auch erfolgen, wenn ein ärztlicher Eingriff notwendig ist, der ohne die Unterbringung des Betreuten nicht durchgeführt werden kann, und wenn der Betreute aufgrund einer psychischen Krankheit, geistigen oder seelischen Behinderung die Notwendigkeit der Unterbringung nicht erkennen oder nicht nach dieser Einsicht handeln kann.

11.14 Bei welchen der folgenden Fälle besteht für den Arzt oder Therapeuten am ehesten ein Konflikt zwischen dem berufsethischen Prinzip der Autonomie und dem berufsethischen Prinzip der Fürsorge?

Wählen Sie 3 Antworten!

a. Ein junger Mann mit pädophilen Impulsen kommt zu Ihnen in Behandlung, da er unter starken moralischen Hemmungen leidet, die er durch die Therapie abbauen möchte.

b. Eine Patientin leidet unter einem bösartigen Hirntumor. Der Arzt rät dringend zu einer Operation, die jedoch sehr riskant ist und zu motorischen und sensorischen Ausfällen führen kann.

c. Eine junge Frau mit Borderlinestörung, die keine regelmäßigen Einkünfte hat und sich während der Therapie immer mehr verschuldet, weicht trotz Zielvereinbarung einer Konfrontation mit ihrer wirtschaftlichen Situation immer wieder aus und möchte nur über ihre Beziehung reden.

d. Eine magersüchtige Jugendliche (BMI < 16) wird zur Gewichtszunahme gegen ihren Willen in die Klinik gebracht. Sie möchte nicht zunehmen, da sie sich ohnehin schon viel zu dick fühle.

e. Ein junger Mann, bei dem in der Therapie eine Ablösung von der übermächtigen Mutter angestrebt wird, fühlt sich von seiner Therapeutin immer wieder pathologisiert und klein gemacht.

11.15 Welche Aussagen zu den Psychotherapierichtlinien treffen nicht zu?

Wählen Sie 3 Antworten!
a. Die Psychotherapierichtlinien enthalten keine Bestimmungen zum Konsiliarverfahren.
b. Die Psychotherapierichtlinien dienen der Sicherung einer ausreichenden, zweckmäßigen und wirtschaftlichen Psychotherapie als Kassenleistung.
c. In den Psychotherapierichtlinien werden diejenigen psychotherapeutischen Verfahren aufgelistet, für die in der Bundesrepublik Deutschland eine Kassenzulassung besteht.
d. Nach den Psychotherapierichtlinien ist Psychotherapie als Leistung der gesetzlichen Krankenversicherung ausgeschlossen, wenn eine psychotische Erkrankung vorliegt.
e. Die Psychotherapierichtlinien enthalten Bestimmungen zum Leistungsumfang der Verhaltenstherapie sowie der tiefenpsychologisch fundierten und analytischen Psychotherapie.
f. Das Katathyme Bilderleben ist ein eigenständiges Psychotherapieverfahren i. S. der Psychotherapierichtlinien.

11.16 Welche Aussage zur Schuldfähigkeit und strafrechtlichen Verantwortung von Kindern und Jugendlichen trifft am ehesten zu?

Wählen Sie 1 Antwort!
a. Kinder ab dem vollendeten 7. Lebensjahr sind beschränkt geschäftsfähig, daher besteht auch eine beschränkte Schuldfähigkeit.
b. Das Jugendstrafrecht ist nur für Jugendliche anwendbar.
c. Jugendliche ab dem vollendeten 14. Lebensjahr sind in jedem Falle strafrechtlich voll verantwortlich.
d. Die strafrechtliche Verantwortung von Jugendlichen ab dem vollendeten 14. Lebensjahr hängt von ihrem sittlichen und geistigen Reifegrad ab.
e. Keine der o. g. Aussagen ist richtig.

11.17 Welche Aussagen treffen für das Psychotherapeutengesetz (PsychThG) nicht zu?

Wählen Sie 2 Antworten!
a. Das Psychotherapeutengesetz regelt u.a. die sozialrechtliche Einbindung von Psychotherapeuten, die mit den sogenannten Richtlinienverfahren arbeiten.
b. Das Psychotherapeutengesetz schreibt fest, wer den Titel »Psychotherapeut« führen darf.
c. Das Psychotherapeutengesetz enthält keine Regelungen zur Gebührenordnung bei Privatbehandlung für Psychologische Psychotherapeuten und Kinder- und Jugendlichenpsychotherapeuten.

d. Das Psychotherapeutengesetz regelt die Grundlagen für die Approbation als Psychologischer Psychotherapeut und Kinder- und Jugendlichenpsychotherapeut.

e. Nach dem Psychotherapeutengesetz soll im Rahmen einer psychotherapeutischen Behandlung immer auch eine somatische Abklärung herbeigeführt werden.

11.18 In welchen der nachfolgend beschriebenen Situationen kann dem Psychotherapeuten am ehesten ein sogenanntes Übernahmeverschulden angelastet werden?

Wählen Sie 3 Antworten!

a. Ein Psychotherapeut beginnt eine ambulante Behandlung, obwohl eindeutig eine stationäre Behandlung indiziert ist.

b. Ein Psychotherapeut lehnt einen Patienten ab, da er keine freien Kapazitäten hat.

c. Ein Psychoanalytiker, der gerade von seiner Frau verlassen wurde, übernimmt die Behandlung einer Patientin, die sich von ihrem Mann trennen will, obwohl er sich eigentlich für zu befangen hält und eine starke negative Gegenübertragung auf die Patientin entwickelt hat, welche den Übertragungsprozess behindern kann.

d. Ein Psychotherapeut beginnt die ambulante Behandlung eines schwer depressiven Patienten, ohne ein psychiatrisches Konsil anzufordern und eine entsprechende Medikation zu ermöglichen, obwohl er eine solche selbst für notwendig erachtet.

e. Ein Psychotherapeut übernimmt einen Patienten, den ihm ein befreundeter Kollege zugewiesen hatte.

11.19 Welche Aussagen zum Wissenschaftlichen Beirat Psychotherapie (WBP) treffen am ehesten zu?

Wählen Sie 3 Antworten!

a. Der WBP entscheidet darüber, welche psychotherapeutischen Verfahren zum Leistungskatalog der GKV zählen.

b. Der WBP erstellt Gutachten, auf deren Grundlage der Gemeinsame Bundesausschuss der Ärzte und Krankenkassen (G-BA) Entscheidungen zur wissenschaftlichen Anerkennung psychotherapeutischer Verfahren fällt.

c. Der WBP setzt sich aus je sechs Vertretern der Krankenkassen und der Bundespsychotherapeutenkammer zusammen.

d. Der WBP setzt sich aus je sechs Vertretern der Bundesärztekammer und der Bundespsychotherapeutenkammer zusammen.

e. Das Psychotherapeutengesetz schreibt die Gründung eines WBP für die Prüfung der wissenschaftlichen Anerkennung eines Verfahrens vor.

Kommentierte Antworten

Kapitel 12   **Antworten zu Kapitel 1 – 135**
Annette Fink, Claudia Tritschler

Kapitel 13   **Antworten zu Kapitel 2 – 147**
Annette Fink, Claudia Tritschler

Kapitel 14   **Antworten zu Kapitel 3 – 165**
Annette Fink, Claudia Tritschler

Kapitel 15   **Antworten zu Kapitel 4 – 181**
Annette Fink, Claudia Tritschler

Kapitel 16   **Antworten zu Kapitel 5 – 209**
Annette Fink, Claudia Tritschler

Kapitel 17   **Antworten zu Kapitel 6 – 237**
Annette Fink, Claudia Tritschler

Kapitel 18   **Antworten zu Kapitel 7 – 245**
Annette Fink

Kapitel 19   **Antworten zu Kapitel 8 – 261**
Annette Fink

Kapitel 20   **Antworten zu Kapitel 9 – 273**
Annette Fink, Claudia Tritschler

Kapitel 21   **Antworten zu Kapitel 10 – 303**
Annette Fink

Kapitel 22   **Antworten zu Kapitel 11 – 311**
Annette Fink

Antworten zu Kapitel 1

Psychologische und biologische Grundlagen der Psychotherapie
(einschließlich entwicklungspsychologischer Aspekte)

Annette Fink, Claudia Tritschler

1.1 Richtige Antworten: a, b, d

In einem Experiment manipuliert der Experimentator eine oder mehrere unabhängige Variablen und beobachtet die Auswirkung dieser Manipulation auf die abhängige Variable. Die Versuchspersonen werden randomisiert einer Experimental- oder einer Kontrollbedingung zugewiesen, d. h. die Zuordnung findet nach dem Zufallsprinzip statt.

Die Ausprägung der abhängigen Variablen hängt nicht nur von der Versuchsbedingung ab, sondern wird auch durch verschiedene Störfaktoren beeinflusst. Daher wird versucht, alle anderen Variablen (sog. Störvariablen) auszuschalten oder zu kontrollieren.

1.2 Richtige Antwort: EEG oder Elektroenzephalogramm

Die Registriermethode, die herangezogen wird, ist das Elektroenzephalogramm (EEG). Es lassen sich zwischen einer Elektrode auf der Kopfhaut und einer indifferenten entfernten Elektrode (z. B. am Ohrläppchen bei unipolarer Ableitung oder bipolar zwischen zwei Elektroden auf der Kopfhaut) Potenzialschwankungen (1–100 Hz) ableiten. Die Lage der Ableitelektroden und Filter sowie die Zeitkonstanten sind standardisiert. Das EEG erfasst die exzitatorischen (EPSP) und inhibitorischen (IPSP) postsynaptischen Potenziale. Die rhythmische Aktivität entsteht nicht im Kortex, sondern im Thalamus.

1.3 Richtige Antworten: d, e

Alpha-Wellen (8–13 Hz) treten im Wachzustand mit geschlossenen Augen auf und sind an allen Ableitorten etwa gleich. Das EEG wird auch »synchronisiert« genannt. Beta-Wellen (13–30 Hz) treten im Wachzustand mit offenen Augen oder bei geistiger Tätigkeit auf. Das EEG wird »desynchronisiert« genannt. Gamma-Wellen (> 30 Hz) treten insbesondere bei starker Konzentration (Lernen) auf.

Theta-Wellen (4–8 Hz) finden sich v. a. im Einschlafstadium. Zu Delta-Wellen ► Antwort 1.4, zu Spikes und Waves ► Antwort 7.13.

1.4 Richtige Antwort: Delta-Wellen

Zur Bestimmung der Schlaftiefe wird das EEG herangezogen. Delta-Wellen (< 4 Hz) haben eine niedrige Frequenz und treten im Tiefschlaf diffus und ohne Synchronismus auf. Sie treten auch beim Kleinkind sowie bei pathologischen Veränderungen (Koma, erhöhtem Hirndruck, intrazerebralen Blutungen, Hirntumoren) auf. Bei einem Delta-Herdbefund dominieren über einem umschriebenen Hirnareal im EEG Delta-Wellen. In der Regel erfolgt keine Blockierung beim Augenöffnen. Eine stark verlangsamte Herdaktivität beruht fast immer auf einer fassbaren strukturellen Schädigung des Gehirns.

1.5 Richtige Antwort: Vigilanz

Die Vigilanz i. S. einer ungerichteten Wachheit ist der Zustand des Zentralnervensystems (ZNS), der schnelles Reagieren ermöglicht. Untersuchungen erfolgten durch Signalentdeckungstests.

Die Leistung erreicht nach 30–60 min ein Plateau. Die Vigilanz ist abzugrenzen von der Orientierungsreaktion (unspezifische Reaktion des Organismus auf einen unerwarteten Reiz, ▶ Antwort 1.23), dem Schreck (Reaktion des Organismus auf einen unerwarteten bedrohlichen Reiz), der kurzfristig gerichteten Aufmerksamkeit und der Habituation (▶ Antwort 1.24).

1.6 Richtige Antwort: »self efficacy« bzw. Selbst-Effizienz oder Selbstwirksamkeit

Bandura ging davon aus, dass die Erwartung der Selbst-Effizienz für eine mögliche Verhaltensänderung von großer Bedeutung ist: Die Erwartung, dass man in einer problematischen Situation überhaupt in der Lage ist, effizientes Verhalten zu zeigen, bildet einen wichtigen kognitiven und motivationalen Mediator für solches Verhalten. Wenn ein Klient der Auffassung ist, er könne zur Lösung eines Problems nichts beitragen (Stichwort: Attribution) und sein Verhalten habe keine entsprechenden Effekte, so ist es zunächst die Aufgabe des Therapeuten, diese kognitive Variable zu beeinflussen. Häufig wird dazu auf Beispiele anderer Klienten zurückgegriffen, die eine Veränderbarkeit der ausweglos scheinenden Situation belegen können; in kleinen Schritten zur Veränderung konkreter Verhaltensweisen kann sich der Klient selbst vor Augen führen, dass Situationen durch sein Verhalten in erwünschter Weise zu beeinflussen sind.

Die kognitive Komponente der Selbst-Effizienz spielt in allen Stadien des therapeutischen Prozesses eine entscheidende Rolle. Bandura meinte sogar, dass die Selbst-Effizienz einen der besten Prädiktoren für eine tatsächliche Verhaltensänderung darstellt.

1.7 Richtige Antworten: b, d, e

Erfolgreiches Altern bedeutet keineswegs, keine gesundheitlichen und körperlich geistigen Einbußen hinnehmen zu müssen. Es beinhaltet die Anerkennung von Stärken und Schwächen und eine entsprechende Veränderung eigener Ziele und Ideale. Dabei werden eigene (latente) Ressourcen mobilisiert oder noch aufgebaut. Das Vorhandensein solcher Ressourcen (z. B. soziale oder intellektuelle Interessen und Begabungen) und ein günstiger Lebensstil (z. B. Bewegung) sind entscheidende Prädiktoren der Altersbewältigung.

Ressourcen kompensieren auch Verlustsituationen. Die Anpassung an die z. T. unkontrollierbare Situation des Alterns erfolgt bevorzugt durch einen akkommodierenden und nicht durch einen assimilierenden Bewältigungsstil (d. h. günstige Umweltbedingungen aufsuchen oder schaffen und frühere Lebensziele neu bewerten, anstatt auf eine Anpassung der Situation an die früheren Ziele zu bauen). Die Prozesse der Selbstbewahrung bei nachlassenden Reserven und zunehmender altersbedingter Vulnerabilität sind mit dem Begriff der selektiven Optimierung mit Kompensation zusammengefasst worden (Baltes u. Carstensen 1996, ▶ Antwort 1.17).

1.8 Richtige Antworten: a, d, e

Die 8 Phasen der Entstehung und des Verlaufs psychischer Störungen lauten: Pränatale Phase (Entwicklung im Mutterleib, evtl. auftretende Probleme), Perinatale Phase (Vorgang der Geburt), Sozialisations- und Entwicklungsphase, Prodromalphase (Entwicklung der Erkrankung, zunehmende Verschlechterung), Erkrankungsphase, Remission (Erholung von der Erkrankung), Rezidiv (Rückfall), Chronifizierung (Verschlechterung mit nur noch wenig Chance auf Heilung). Die Appetenzphase ist dagegen dem sexuellen Funktionszyklus nach Masters und Johnson zuzuordnen, die Latenzphase dem psychoanalytischen Modell der psychosexuellen Entwicklung nach Freud und die Luteale Phase dem Menstruationszyklus.

1.9 Richtige Antwort: Längsschnitterhebung oder Längsschnittstudie

Bei der Längsschnitterhebung werden mehrere Beobachtungen über einen längeren Zeitraum an denselben Personen durchgeführt. Dadurch können auch bei einzelnen Personen auftretende Veränderungen beobachtet werden. Die Längsschnitterhebung eignet sich v. a. zur Erfassung der Inzidenz, der Anzahl der Neuerkrankungen zwischen zwei Erhebungszeitpunkten.

Bei der Querschnitterhebung oder Querschnittstudie werden dagegen mehrere unabhängige Stichproben in einer Population jeweils einmal untersucht. Sie eignet sich v. a. zur Erfassung der Punktprävalenz, der Anzahl der Krankheitsfälle in einer bestimmten Population zu einem bestimmten Erhebungszeitpunkt.

1.10 Richtige Antworten: d, e

Perinatale Schädigungen (Noxen) sind schädigende Faktoren oder Komplikationen während der Geburt.

Antwort a und c gehören dagegen zu den pränatalen Noxen, also schädigenden Faktoren während der Schwangerschaft, b gehört zu den postnatalen Noxen, also schädigenden Faktoren nach der Geburt.

1.11 Richtige Antworten: b, e

Bei der operanten Konditionierung ändert sich in Abhängigkeit von den Konsequenzen, die einer gezeigten Reaktion folgen, die Auftretenswahrscheinlichkeit dieser Reaktion. Durch Darbieten positiver Konsequenzen (positive Verstärkung) oder Entfernen negativer Konsequenzen (negative Verstärkung) erhöht sich die Auftretenswahrscheinlichkeit der Reaktion. Durch Darbieten einer negativen Konsequenz (direkte Bestrafung) oder Entfernen einer positiven Konsequenz (Löschung bzw. indirekte Bestrafung) verringert sich die Auftretenswahrscheinlichkeit der Reaktion.

Operante Lernmechanismen finden in der Verhaltenstherapie Anwendung beim Verhaltensauf- und -abbau sowie bei der Stabilisierung und Generalisierung erlernter Verhaltensweisen.

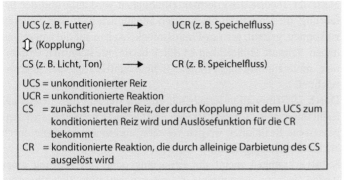

> UCS (z. B. Futter) $\longrightarrow$ UCR (z. B. Speichelfluss)
>
> $\updownarrow$ (Kopplung)
>
> CS (z. B. Licht, Ton) $\longrightarrow$ CR (z. B. Speichelfluss)
>
> UCS = unkonditionierter Reiz
> UCR = unkonditionierte Reaktion
> CS = zunächst neutraler Reiz, der durch Kopplung mit dem UCS zum
>   konditionierten Reiz wird und Auslösefunktion für die CR
>   bekommt
> CR = konditionierte Reaktion, die durch alleinige Darbietung des CS
>   ausgelöst wird

◘ **Abb. 12.1** Antwort zu 1.12

1.12 Richtige Antworten: b, e

Das Prinzip der Klassischen Konditionierung, auch respondentes Lernen genannt, besteht in der Verknüpfung eines unbedingten (unkonditionierten) Reizes mit einem zunächst neutralen (bedingten bzw. konditionierten) Reiz (vgl. Reinecker 2005; ◘ Abb. 12.1).

Der unkonditionierte Reiz ist für den Organismus ein unbedingter Reiz, der in jedem Fall eine damit festverbundene unkonditionierte Reaktion hervorruft. Nach mehrfacher gemeinsamer Darbietung des neutralen Reizes mit dem unkonditionierten Reiz löst dieser allein die konditionierte Reaktion aus. Wird der konditionierte Reiz wiederholt ohne den unkonditionierten Reiz dargeboten, führt dies allmählich zur Abnahme der konditionierten Reaktion (Löschung).

1.13 Richtige Antworten: b, c, f

Durch die deutliche Zunahme der Atemfrequenz wird vermehrt Sauerstoff aufgenommen und Kohlendioxid abgeatmet. Der Körper verliert dadurch Säure, es kommt zum Überschuss alkalischer Substanzen im Blut (Alkalose). Dies führt zu einer gesteigerten neuromuskulären Erregbarkeit, zu Krampfneigung (Tetanie), Taubheitsgefühlen und Schwindel bis hin zu Bewusstseinsstörungen.

Panikartige Angstgefühle können jedoch auch bei lebensbedrohlichen körperlichen Erkrankungen auftreten wie z. B. beim Herzinfarkt oder einer Bluthochdruckkrise. Daher ist die genaue Kenntnis der Symptomatik des reinen Panikanfalls unerlässlich.

1.14 Richtige Antworten: a, c, e

Die Begriffe Attribution, erlernte Hilflosigkeit und Selbstwirksamkeit sind den kognitiven Lernmodellen zuzuordnen. Entsprechend kognitiver Lernmodelle findet Lernen statt, indem das Individuum Erwartungen bzgl. des Zusammenhangs zwischen bestimmten Umweltbedingungen oder Situationen und dem eigenen Verhalten herausbildet. Attribution meint die Zuschreibung von Gründen, Ursachen und Erklärungen hinsichtlich bestimmter Ereignisse, die das Verhalten beeinflussen.

Nach der Theorie der erlernten Hilflosigkeit wird aufgrund der Erfahrung, die Umwelt in bestimmten Situationen nicht kontrollieren zu können, gelernt, geringe Einflussmöglichkeiten auf die Umwelt zu haben. Erlernte Hilflosigkeit ist durch bestimmte kognitive, emotionale, motivationale und physiologische Beeinträchtigungen gekennzeichnet.

Durch Diskriminationslernen soll erreicht werden, dass bereits auf leicht unterschiedliche Situationen unterschiedlich reagiert wird. Angemessene Reaktionen werden verstärkt und unangemessene durch Nichtverstärkung gelöscht.

Selbstwirksamkeit meint die Erwartung oder Überzeugung einer Person, in einer bestimmten Situationen ein zum Ziel führendes Verhalten zeigen zu können (Kompetenzerwartung) (▶ Antwort 1.6).

Sensibilisierung ist dem nichtassoziativen Lernen zuzuordnen (ebenso wie Habituation und Orientierungsreaktion) und beschreibt eine erhöhte Reaktionsbereitschaft des Organismus bei bestehenden aversiven Reizen, mit dem Ziel, möglicherweise weitere auftretende aversive Reize bewältigen zu können.

Preparedness postuliert, dass respondentes wie operantes Lernen in Abhängigkeit von der artspezifischen biologischen Prädisposition steht, auf bestimmte Reize besonders leicht zu reagieren.

1.15 Richtige Antworten: d, e

Der entspannte Wachzustand geht mit einer parasympathischen Aktivierung einher und ist typischerweise durch folgende psychophysiologische Veränderungen gekennzeichnet: Senkung von arteriellem Blutdruck, Muskeltonus, Reflextätigkeit, Sauerstoffverbrauch, Herz- und Atemfrequenz, Erhöhung des Hautwiderstands und Senkung der Hautleitfähigkeit, Erweiterung (Vasodilatation) der peripheren Gefäße mit Erhöhung der Hauttemperatur, kortikaler Alpha-Rhythmus.

Eine vermehrte Beta-Aktivität im Gehirn und Verengung (Vasokonstriktion) der peripheren Gefäße kennzeichnen eher die Orientierungsreaktion (▶ Antwort 1.23).

1.16 Richtige Antwort: Kontingenz

Kontingenz bezeichnet das Miteinanderauftreten bzw. die Verknüpfungshäufigkeit zweier Reize oder Ereignisse (z. B. die Verknüpfung eines unbedingten Reizes mit einem neutralen Reiz oder die Verknüpfung einer Reaktion mit einer bestimmten Konsequenz).

Beim operanten Lernen ist von Bedeutung, dass der Organismus einen Zusammenhang zwischen Reaktion und darauf folgender Konsequenz erkennt, damit sich die Auftretenswahrscheinlichkeit der gezeigten Reaktion erhöht bzw. verringert.

Im Hinblick auf das respondente Lernen wurde festgestellt, dass nicht beliebige Reize, die mit dem unkonditionierten Reiz auftreten, die Funktion eines konditionierten Reizes einnehmen, sondern solche Reize, die am besten den unkonditionierten Reiz vorhersagen. So wird Übelkeit eher mit Reizen wie Geruch, Geschmack oder Futter assoziiert als mit akustischen oder visuellen Reizen.

1.17 Richtige Antwort: Disengagementtheorie

Die Disengagementtheorie (Cumming u. Henry 1961) beschreibt ein gesellschaftliches und soziales Disengagement älterer Menschen und behauptet, dass ältere Menschen damit zufrieden sind, nur noch in ihren Erinnerungen zu leben.

Dieser Theorie entgegengesetzt ist die Aktivitätstheorie (Tartler 1961), die behauptet, dass ältere Menschen zufriedener altern, wenn sie sich so lange wie möglich eine, wenn auch gegenüber früheren Lebensjahren modifizierte, aktive Teilhabe am Leben bewahren.

Das Selektions-Optimierungs-Kompensations-Modell (Baltes u. Carstensen 1996) schließlich postuliert, dass Menschen umso erfolgreicher altern, je mehr sie auf die internalen und externalen Veränderungen des Alters mit psychologischen Anpassungsprozessen wie Selektion (von Zielen), Optimierung (vorhandener Ressourcen) und Kompensation (von Defiziten durch Training neuer Handlungsmittel) reagieren können.

1.18 Richtige Antwort: c

Die Verringerung der Reaktionsrate auf einen wiederholt dargebotenen Reiz wird Habituation genannt. Es handelt sich hierbei um einen aktiven Lernprozess, bei dem ein zuvor gezeigtes Verhalten aufgrund des nun bekannten Reizes unterdrückt wird.

Löschung oder Extinktion meint: Eine vormals klassisch konditionierte Reaktion wird abgebaut durch wiederholte Darbietung des konditionierten Reizes ohne den unkonditionierten Reiz, oder die Auftretenswahrscheinlichkeit einer operant konditionierten Reaktion wird verringert, indem der entsprechende Verstärker nicht mehr auf die Reaktion folgt.

Die Effektorermüdung beschreibt die Abschwächung der Reizantwort ohne Beeinträchtigung der sensorischen Seite.

Durch positive oder negative Verstärkung wird die Auftretenswahrscheinlichkeit einer Reaktion erhöht.

Mit Adaptation ist die Erhöhung der Reizschwelle eines Sinnesorganes bei anhaltender Reizung gemeint. Es kommt zu einem Nachlassen der Rezeptorempfindlichkeit bzw. zu einer Erhöhung der Reizschwelle eines Sinnesorganes bei anhaltender Reizung.

1.19 Richtige Antworten: b, d

Das Modell der Preparedness postuliert, dass respondentes wie operantes Lernen in Abhängigkeit von der artspezifischen biologischen Prädisposition steht, auf bestimmte Reize besonders leicht zu reagieren. Dabei liefert das Modell der Preparedness bzw. des vorbereiteten Lernens Erklärungsansätze dafür, dass Ängste und Phobien sich auf ganz spezifische Reize beziehen. So entwickeln sich Phobien eher in Bezug auf Reize, die aus evolutionärer Sicht sehr bedeutsam sind wie Tiere (z. B. Spinnen oder Schlangen), Höhen oder Blut und weniger auf Gegenstände wie Computer oder Kühlschränke.

Das Gesetz der Kontiguität geht davon aus, dass beliebige Reize, die sich in zeitlicher und räumlicher Nähe befinden, durch Lernprozesse assoziativ verknüpft werden. Das Modell vorbereiteten Lernens postuliert hingegen, dass Lernprozesse biologisch-evolutionär eingebettet sind und somit bestimmte Reizassoziationen besonders rasch und stabil gelernt werden. Reize werden demnach nicht zufällig, ausschließlich aufgrund zeitlicher und räumlicher Nähe verknüpft. Im Sinne einer guten Anpassung ist es für Organismen z. B. wichtig, Übelkeit eher mit Nahrungsmitteln als mit anderen, sich in zeitlicher und räumlicher Nähe befindenden Reizen wie Geräuschen oder Lichtverhältnissen zu verbinden.

Entsprechend dem Gesetz der Äquipotenzialität unterscheiden sich neutrale Reize nicht darin, mit welcher Wahrscheinlichkeit sie zu einem konditionierten Reiz werden können. Die zeitliche und räumliche Nähe eines neutralen Reizes ist ausreichend, um mit einem konditionierten Reiz verknüpft zu werden. Das Gesetz der Äquipotenzialität widerspricht somit dem Modell des vorbereiteten Lernens.

1.20 Richtige Antwort: Resilienz

Resilienz ist ein Konzept aus der Entwicklungspsychologie und bezeichnet die Bewältigungsfähigkeit eines Individuums gegen Stressoren, also die Widerstandsfähigkeit gegenüber Herausforderungen (Entwicklungsaufgaben). Als resilienzsteigernd gilt das Vorhandensein protektiver Faktoren in der Entwicklung wie z. B. einer vertrauensvollen Beziehung (»social support«). Auch die bisherige Bewältigung negativer Lebensereignisse gilt als resilienzsteigernd und führt zu persönlichem Wachstum.

1.21 Richtige Antworten: a, b, d

Die 5 Faktoren des Fünf-Faktoren-Modells (»Big Five«), das sich in den letzten Jahren als Konsens innerhalb der empirischen Persönlichkeitsforschung durchgesetzt hat und das z. B. dem NEO-Persönlichkeitsinventar von Costa und McCrae (1992) zugrunde liegt, lauten: Neurotizismus, Extraversion, Offenheit für Erfahrungen, Verträglichkeit und Gewissenhaftigkeit.

C ist ein Merkmal aus dem älteren Modell von Eysenck (1967), der 3 Dimensionen unterschied: Extraversion, Neurotizismus, Psychotizismus. E ist ein zentraler Bestandteil der Krankheitstheorie der Gesprächstherapie (▸ Antwort 9.18). F ist ein Merkmal aus dem Modell von Cattell (1946), der 16 Persönlichkeitsfaktoren unterschied.

1.22 Richtige Antwort: e

Unter der Plastizität des Gehirns versteht man, dass sich dieses im Verlaufe des Lebens ununterbrochen verändert. Dies gilt auch im höheren Erwachsenenalter. Allerdings halten sich immer noch hartnäckig pessimistische Prognosen, die mit dazu führen, dass neuropsychologische Rehabilitationsverfahren bei Erwachsenen seltener eingesetzt werden, als dies eigentlich therapeutisch möglich wäre.

Die Plastizität des Gehirns ist Voraussetzung für Reifungs- und Lernprozesse. Allerdings sind auch für neuronale Wachstumsprozesse sensorische Informationen und motorische Aktivitäten zu kritischen Zeiten vor und nach der Geburt nötig, sonst bilden sich bestimmte synaptische Verbindungen nicht heraus, und das zugehörige Verhalten kann auch später nicht mehr gelernt werden (z. B. kurzzeitiger Verschluss eines Auges in der kritischen postnatalen Periode verhindert dauerhaft das zweiäugige Sehen).

1.23 Richtige Antwort: a

Eine Orientierungsreaktion stellt eine unspezifische Reaktion des Organismus auf neue unerwartete Reize dar. Kennzeichnend für eine Orientierungsreaktion sind folgende Merkmale: Hinwendung zur Reizquelle (Kopf wenden), kortikale Alpha-Blockade (Desynchronisation), leichte phasische Erniedrigung der Herzfrequenz, Anstieg der Hautleitfähigkeit (elektrodermalen Aktivität), Anstieg des Muskeltonus, Anstieg der Atemfrequenz, Erweiterung der zentralen und Verengung der peripheren Blutgefäße.

Bei der Orientierungsreaktion sinkt die Herzrate wenige Sekunden nach Reizdarbietung. Steigt die Herzrate wenige Sekunden nach Reizdarbietung, so handelt es sich um eine Schreckreaktion, welche bei Reizen mit hoher Intensität erfolgt und im Unterschied zur Orientierungsreaktion nur schlecht habituiert.

1.24 Richtige Antwort: d

Habituation beschreibt den Prozess, bei dem durch wiederholte Darbietung eines spezifischen Reizes die Reaktionsrate auf diesen Reiz sinkt. Die Habituation verlangsamt sich bei hoher Reizintensität, wenn der Reiz von großer subjektiver Bedeutung ist oder sich der Organismus in einem Zustand sehr hoher Aktivierung befindet (z. B. durch Angst oder stimulierende Drogen). Ebenso verlangsamt sich die Habituation bei niedriger, tonischer Aktivierung (z. B. Schlaf) und einer niedrigen, schwellennahen Reizintensität (Pauli et al. 2000).

1.25 Richtige Antwort: Labeling- oder Etikettierungsansatz

Dieser Ansatz wurde in den 60er-Jahren des vorigen Jahrhunderts entwickelt und v. a. im Zusammenhang mit psychiatrischen Erkrankungen diskutiert. Der Erkrankte wird durch eine Diagnose mit einem Etikett versehen, das sein weiteres Rollenverhalten als Kranker entscheidend beeinflusst und das bei negativ bewerteten Krankheiten zum Stigma wird, welches eine soziale Ausgrenzung des Kranken zur Folge hat.

1.26 Richtige Antworten: a, b, e

Antwort c, d und f treffen nicht zu, da es sich umgekehrt verhält: Kurzfristiger Stress führt zu einer Ausschüttung von Adrenalin und Noradrenalin aus dem Nebennierenmark und zu einem Anstieg der Immunkompetenz. Langfristiger Stress führt durch Aktivierung der Hypothalamus-Hypophysen-Nebennierenrinden-Achse zu einer Ausschüttung von Glukokortikoiden und zu einem Abfall der Immunkompetenz (vgl. Birbaumer et al. 2006, S. 173 ff.).

1.27 Richtige Antworten: b, e

In seiner ersten Triebtheorie (Freud 1915) postulierte Freud einen Dualismus von Sexual- und Selbsterhaltungs- bzw. Ich-Trieben. In seiner späteren Triebtheorie (Freud 1920) postulierte er einen Gegensatz von Lebens- und Todestrieb.

Aus der humanistischen Psychologie stammt die Theorie der Mangel- und Wachstumsmotivation (Maslow 1954). Verhalten kann durch nicht befriedigte Bedürfnisse motiviert sein (Mangelmotivation). Doch kann die Bedürfnisbefriedigung auch aus Gründen der Selbstverwirklichung zur Erreichung persönlich wichtiger Ziele aufgeschoben werden (Wachstumsmotivation).

Ebenfalls aus der humanistischen Psychologie stammt das Konzept der Selbstaktualisierungstendenz (Rogers 1973), des innewohnenden Strebens des Menschen, sein Selbst zu erhalten und zu entwickeln. Diese Selbstaktualisierung kann in Konflikt geraten mit dem Grundbedürfnis nach positiver Beachtung (▶ Antwort 9.18).

1.28 Richtige Antwort: Ontogenese

Ontogenese bezeichnet die Ausbildung des Organismus vom Keim bis zum erwachsenen Individuum. Unter Phylogenese versteht man die stammesgeschichtliche Entfaltung der Arten.

Bei der Ausbildung einzelner Funktionen wirken Reifungs- und Lernprozesse zusammen. Entwicklung ist ein lebenslanger Prozess, der von der Befruchtung der Eizelle bis zum Tod des Individuums reicht.

1.29 Richtige Antwort: Quasiexperimentelle Studie

Es handelt sich um ein quasiexperimentelles Design. Da Sie auf bestehendes Patientengut in ambulanten Psychotherapiepraxen zurückgreifen, ist eine Randomisierung wie beim Experiment nicht möglich. Jedoch ist eine Parallelisierung hinsichtlich personengebundener Störvariablen möglich, um diese zu kontrollieren.

1.30 Richtige Antwort: c

Eine Laborstudie findet in einem künstlichen, eigens für die Untersuchung geschaffenen Milieu statt. Bei dem Fremde-Situations-Test von Ainsworth wird das Bindungsverhalten der Kinder in 8 3-minütigen Episoden allein, mit der Mutter oder mit einem Fremden in einem Raum mit Einwegspiegel beobachtet. Laborstudien zeichnen sich durch eine hohe interne, aber geringe externe Validität aus.

Eine Feldstudie findet dagegen im natürlichen Lebensraum (»Feld«) von Menschen statt, der durch die Untersuchung möglichst wenig verfälscht werden soll (z. B. Beobachtung von Straßengangs in einem Ghetto). Feldstudien zeichnen sich durch eine hohe externe, aber geringe interne Validität aus.

Eine Einzelfallstudie ist durch systematische Untersuchung eines Individuums gekennzeichnet, meist mittels wenig standardisierter Verfahren. Sie dient häufig der Hypothesengenerierung. Die externe Validität hängt von der Auswahl des untersuchten Verhaltens ab (ob es typischem Verhalten entspricht), die interne Validität ist durch Testübungseffekte (bei wiederholten Untersuchungszeitpunkten) gefährdet.

Zu Experiment und quasiexperimentellen Studien ▸ Antwort 1.1 und ▸ Antwort 1.29. Quasiexperimentelle Studien sind meist durch eine geringere interne und eine höhere externe Validität gekennzeichnet als das Experiment (vgl. Bortz et al. 2006, S. 54 ff.).

1.31 Richtige Antworten: b, d

Im Laufe der Nacht werden mehrere Schlafstadien durchlaufen. Der Übergang vom Wachzustand in den Schlaf wird als SEM-Phase (Abk. für engl. slow eye movements) mit langsamen Augenbewegungen bezeichnet (e trifft nicht zu). Daran schließen sich mehrere Phasen orthodoxen oder Non-REM-Schlafes mit unterschiedlicher Schlaftiefe an, die in den ersten Stunden des Nachtschlafes am größten ist (a trifft nicht zu). Unterbrochen wird der orthodoxe Schlaf von mehreren paradoxen Schlafphasen oder REM-Phasen (Abk. für engl. rapid eye movements) mit raschen Augenbewegungen, erhöhter Herz- und Atemfrequenz (d) und völliger Muskelatonie (b). Vor allem während der REM-Phasen kommt es zu Traumphasen. Die REM-Phasen werden im Laufe des Nachtschlafes immer länger (c trifft nicht zu) (vgl. Birbaumer et al. 2006, S. 547 ff.).

1.32 Richtige Antwort: Fall-Kontroll-Studie

Bei einer Fall-Kontroll-Studie handelt es sich um eine retrospektive epidemiologische Untersuchung bereits erkrankter Personen, um Risikofaktoren für die Erkrankung zu ermitteln. Zu diesem Zweck wird eine Stichprobe erkrankter Personen gezogen und eine gleich große Stichprobe gesunder Personen so zusammengestellt, dass jedem Probanden der einen Stichprobe ein vergleichbarer Proband der zweiten Stichprobe zugeordnet wird (Parallelisierung). Dann wird in beiden Stichproben die Häufigkeit der Exposition mit dem Risikofaktor (in unserem Fall dem Rauchen) verglichen. Als Maßzahl für den Zusammenhang zwischen Risikofaktor und Erkrankung werden in Fall-Kontroll-Studien Odds Ratios berechnet (▸ Antwort 2.41). Auf der Basis solcher Studien können jedoch nur Korrelationen zwischen Erkrankung und Risikofaktor herausgefunden werden, Kausalaussagen sind nicht möglich.

Antworten zu Kapitel 2

Konzepte über Entstehung, Aufrechterhaltung und Verlauf psychischer
Störungen und psychisch mitbedingter Krankheiten

Annette Fink, Claudia Tritschler

2.1 Richtige Antworten: a, b, c

Kennzeichnend für tiefenpsychologische Theorien ist die Annahme, dass seelische Zustände immer eine psychogenetische, also biographisch-historische Dimension haben (a). Für die Entstehung neurotischer Störungen, aber auch für die Entstehung der Persönlichkeit als solcher sind dabei die ersten sechs Lebensjahre von besonderer ätiologischer Relevanz (c). Kennzeichnend für die Psychoanalyse ist auch die Annahme dynamischer Vorgänge im Unbewussten (b): Die Inhalte des Unbewussten versuchen in Bewusstsein und Handlung zu gelangen, werden jedoch durch einen Verdrängungswiderstand daran gehindert und können nur in Form von Kompromissbildungen Zugang zum Vorbewussten und Bewusstsein bekommen.

Die Inhalte des Systems Vorbewusst sind zwar im deskriptiven Sinne nicht bewusst, aber sie sind dem Bewusstsein praktisch zugänglich und werden nicht durch einen Verdrängungswiderstand daran gehindert (e trifft also nicht zu). Die Entdeckung der Abwehrmechanismen als unbewusster Anteile im Ich war ein Anlass für die Aufgabe des 1. Topischen Modells und die Konzeption des 2. Topischen Modells, des Strukturmodells, welches allen drei Instanzen, Ich, Es und Über-Ich, unbewusste Inhalte zuschreibt, dem Es ausschließlich solche (d trifft also nicht zu).

2.2 Richtige Antworten: c, e

- Primäre Verstärker befriedigen Grundbedürfnisse wie Hunger, Durst, usw.
- Beim Premack-Prinzip werden bevorzugte Aktivitäten als Verstärker für weniger geschätzte Tätigkeiten eingesetzt.
- Soziale Verstärkung ist die Verstärkung durch eine andere Person bzw. die soziale Umwelt.
- Prompting bedeutet eine verbale oder verhaltensmäßige Hilfestellung, welche die Aufmerksamkeit des Lernenden auf das gewünschte Verhalten lenkt.
- Sekundäre Verstärker übernehmen erst durch Lernprozesse bzw. Assoziation mit primären Verstärkern die Eigenschaft eines primären Verstärkers (z. B. Geld, Lob).

2.3 Richtige Antwort: Inzidenz

Die Erfassung der Inzidenz erfolgt idealerweise über Längsschnittstudien. Die Inzidenz gibt die Zahl neuer Fälle einer Erkrankung in der Population an, die in einem bestimmten Zeitraum ermittelt werden.

2.4 Richtige Antwort: c

Antwort a entspricht dem sequenziellen Trauma, b dem kumulativen Trauma.

Antwort d entspricht nicht der Definition eines additiven Traumas. Wenn ein Trauma auf eine vorbestehende neurotische Störung trifft, so kann die Traumatisierung eine zusätzliche neurotische

Dekompensation bewirken, und es kommt zu einer üblichen Neurose. Wenn ein Trauma auf eine vorbestehende Borderlinepersönlichkeit trifft, können posttraumatische Persönlichkeiten auf Borderlineniveau entstehen.

2.5 Richtige Antworten: a, c, d

Merkmal einer psychischen Krise ist die Überforderung des Ichs in seinen adaptiven und integrativen Funktionen. Folge ist u. U. die behandlungsbedürftige Gefährdung der eigenen Person oder anderer. Eine auslösende Situation hat i.d.R. zu einer Regression des Patienten geführt, sodass die Begrenzung und Steuerung der Regression eine wesentliche Aufgabe der Krisenintervention darstellt. Regression führt zu einer Schwächung weiterer Ich-Funktionen. Die Steuerung der Impulse zusammen mit der Toleranz gegenüber den eigenen Affekten und deren Wahrnehmung wird beeinträchtigt. Die Grenze zwischen Ich und Außenwelt und damit auch die Fähigkeit, den Reizschutz aufrechtzuerhalten, sind gefährdet. Insbesondere der Mangel an Reizschutz führt zu einem Verhalten (z. B. exzessives Verhalten, Schlafentzug, Überstimulation durch Musik etc.), das weitere Ich-Schwächungen nach sich zieht.

Zentrale Ich-Funktionen z. B. nach OPD sind: Selbst- und Objektwahrnehmung und -differenzierung, Selbststeuerung (Frustrationstoleranz, Impulskontrolle), Abwehr, Kommunikation (Symbolisierungsfähigkeit), Bindung.

2.6 Richtige Antworten: a, c, e

Die Punktprävalenz depressiver Erkrankungen beträgt 5–10 %, die Lebenszeitprävalenz 10–20 %. Frauen weisen ein doppelt so hohes Erkrankungsrisiko für depressive Erkrankungen auf wie Männer. Dies gilt jedoch nicht für bipolare Störungen, bei denen es keine bedeutsamen Geschlechtsunterschiede gibt. Der Ersterkrankungsgipfel depressiver Erkrankungen hat sich in den letzten Jahren vorverlagert: Früher lag er zwischen dem 30. und dem 40. Lebensjahr, heute liegt er zwischen dem 18. und dem 25. Lebensjahr. Die Altersdepression ist die häufigste psychische Erkrankung der über 65-Jährigen. Dabei gleichen sich die Depressionsraten der Geschlechter mit dem Lebensalter allmählich etwas an. Das Erkrankungsrisiko für Mädchen und jungen Frauen setzt früher ein und steigt steiler an als bei Jungen und Männern. Diese Geschlechtsunterschiede werden im mittleren und höheren Lebensalter geringer.

2.7 Richtige Antwort: Lernen durch Einsicht

- Klassisches Konditionieren: Herstellen von bedingten Reaktionen durch Verknüpfung unbedingter und bedingter Reize
- Operantes Konditionieren (auch instrumentelles Konditionieren genannt): Lernen am Erfolg
- Lernen am Modell: Lernen durch Beobachtung und Nachahmung

  — Lernen durch Einsicht (auch kognitives Lernen genannt): Ausbildung problemlösungsorientierten Verhaltens aufgrund von Einsicht in Beziehungszusammenhänge

2.8 Richtige Antwort: Der Organismusvariablen

Mit dem Selbstregulationssystem wird dem Sachverhalt Rechnung getragen, dass menschliches Verhalten nicht nur durch externe Bedingungen beeinflusst oder determiniert wird (i. S. einer reinen Reiz-Reaktions- oder Reaktions-Konsequenz-Verknüpfung), sondern Personen durch kognitive Prozesse (β-Variable) ihr Verhalten entsprechend ihrer Ziele steuern können. Somit ist das Selbstregulationssystem der O-Variablen der Verhaltensgleichung S-O-R-K-C zuzuordnen.

Zur Selbstregulation wird die Aufmerksamkeit gezielt auf das eigene Verhalten gelenkt (Selbstbeobachtung), das gezeigte Verhalten mit bestimmten Standards verglichen (Selbstbewertung) und entsprechend verstärkt (positive oder negative Konsequenzen).

2.9 Richtige Antworten: b, c, d

Auch wenn für manche Neurosen eine erhöhte genetische Disposition angenommen werden muss, handelt es sich doch im Wesentlichen um Störungen des Erlebens, Verhaltens und ggf. somatischer Funktionsabläufe ohne nachweisbare organische Grundlage. Das psychoanalytische Neurosenmodell postuliert, dass neurotische Störungen auf ungelöste infantile Konflikte zurückzuführen sind, die durch einen strukturell ähnlichen Konflikt im Erwachsenenalter ausgelöst werden (Versuchungs- und Versagungssituation). Sie stehen somit in einem kausalen Zusammenhang mit gestörten Entwicklungsprozessen in der Kindheit, wobei dieser Zusammenhang dem erwachsenen Patienten i.d.R. nicht bewusst ist.

2.10 Richtige Antworten: a, c, d

Mit dem ersten »Nein«, welches das Kind erfährt und als Kritik auffasst, beginnt der Vorgang der Identifikation mit dem Aggressor sich auszubilden: Das Kind nimmt Teile des Verhaltens der kritisierenden Person oder den Inhalt oder beides in sich auf und verhält sich im Moment einer erneut befürchteten Kritik gegen den Angreifer, wie dieser sich einst gegen das Kind verhalten hat. Zum Beispiel faucht es ohne Grund seine Mutter an, sie habe schon wieder Schmutz gemacht.

Dieser Mechanismus führt in einem zweiten Schritt zur Entwicklung eines Über-Ichs, zur Moral und zur Selbstkritik, die genau die Elemente aufgreift, die von jemand anderem kritisiert worden sind.

Der Einsatz des Mechanismus der Identifikation mit dem Aggressor dient – bei Angst vor Kritik – zu deren Vermeidung, indem man das kritisierende Verhalten des anderen vorwegnimmt und entweder den vermuteten Angreifer genauso kritisiert, wie man selbst die Kritik befürchtet, oder sich selbst schon zuvor kritisiert und im Verhalten nach außen dann so anpasst, dass keine Kritik von außen erfolgt.

Der Mechanismus der Identifikation mit dem Aggressor entspricht nicht dem Mechanismus der Wendung von Aggression gegen das Selbst, der in einem zweiten Schritt bei der Über-Ich-Bildung mit beteiligt ist. Bei der Identifikation mit dem Aggressor wird dieser introjiziert, die angegriffene Person kann auch nach außen projiziert werden. Bei der Wendung gegen das Selbst wird die ganze Beziehung verinnerlicht (vgl. A. Freud 1936).

2.11 Richtige Antworten: a, d

Verlassenheits- und Verfolgungsängste sind typisch für das niedere Strukturniveau (Borderlineniveau) und sollen vor tiefer liegenden Desintegrationsängsten schützen.

Dagegen sind Ängste, das Selbstobjekt und seine Bewunderung zu verlieren (Objektverlustängste), kennzeichnend für das mittlere (narzisstische) Strukturniveau. Die zentralen Ängste auf höherem (neurotischen) Strukturniveau sind je nach Reifegrad Angst vor Liebesverlust, dann Angst vor Strafe und später Gewissensangst (Ermann 1999).

2.12 Richtige Antworten: a, b, d

Spezifische Abwehrmechanismen der Borderlinestörung sind Spaltung, projektive Identifizierung und primitive Verleugnung.

Bei der Spaltung werden positive und negative Selbst- und Objektrepräsentanzen zu Abwehrzwecken so voneinander abgetrennt, als beträfen sie nicht jeweils eine Person, sondern zwei verschiedene Wesen.

Bei der projektiven Identifizierung werden abgewehrte Selbstanteile in den anderen projiziert, und dieser wird durch manipulatives Verhalten dazu gebracht, den Projektionen gemäß zu empfinden und sich zu verhalten (▶ Antwort 2.21).

Die primitive Verleugnung unliebsamer Tatsachen oder Wahrnehmungen dient zur Unterstützung von Spaltungsvorgängen, z. B. wenn die Realität vergangener Impulsdurchbrüche einfach verneint wird.

Bei der Rationalisierung werden unerklärlichen oder anstößigen Gedanken, Gefühlen, Impulsen oder Handlungen logisch kohärente oder moralisch akzeptable Motive untergeschoben. Verschiebung, ▶ Antwort 2.15.

2.13 Richtige Antwort: b

Der Abwehrmechanismus der Projektion ist als psychotische Projektion spezifisch für Psychosen und tritt als nichtpsychotische Projektion v. a. bei der paranoiden Persönlichkeit, der Hysterie und der Phobie auf.

Bei der Introjektion kommt es zur Verinnerlichung (Internalisierung) eines sehr ambivalent, also gleichzeitig libidinös und aggressiv besetzten Objekts. Dieser Abwehrmechanismus ist typisch für die Depression. Verdrängung, ▶ Antwort 2.43. Reaktionsbildung, ▶ Antwort 2.18. Wendung gegen das Selbst, ▶ Antwort 2.17.

2.14 Richtige Antwort: Konversion

Als weitere häufige Abwehrmechanismen der Hysterie gelten v. a.: Verdrängung, nichtpsychotische Verleugnung, nichtpsychotische Projektion, Emotionalisierung, Identifizierung, Agieren, Dramatisieren.

2.15 Richtige Antwort: c

Es handelt sich um eine Verschiebung des Affekts vom ursprünglich gemeinten Objekt auf ein anderes Objekt. Die abgewehrten libidinösen Impulse dem Vater gegenüber werden im Traum auf den ehemaligen Lehrer verschoben.

Bei der Verschiebung handelt es sich um einen zentralen Mechanismus, der bei jeder Bildung des Unbewussten (Träumen, Fehlhandlungen, neurotischen Symptomen, Übertragungsvorgängen) beteiligt ist.

Projektion, Verschiebung und Vermeidung sind die spezifischen Abwehr- und Bewältigungsmechanismen der Phobie. Der Abwehrmechanismus der Verschiebung (ins Detail, ins Unwesentliche) kommt auch bei Zwangserkrankungen vor.

Idealisierung und Entwertung sind typisch für narzisstische Störungen und weisen eine etwas geringere Realitätsverzerrung auf wie Spaltung. Rationalisierung, ▶ Antwort 2.12. Konversion, ▶ 2.14. Wendung gegen das Selbst, ▶ Antwort 2.17.

2.16 Richtige Antwort: d

Ungeschehenmachen ist das Bemühen eines Menschen, mit Hilfe magisch anmutender Zwangsgedanken oder Zwangshandlungen so zu tun, als ob Gedanken, Worte oder Handlungen nicht geschehen wären.

Im beschriebenen Fall handelt es sich um aggressive Impulse, die ungeschehen gemacht werden sollen.

Ungeschehenmachen, Reaktionsbildung, Rationalisierung, Intellektualisierung und Affektisolierung sind die spezifischen Abwehrmechanismen der Zwangsstörung.

Beim Abwehrmechanismus der Intellektualisierung werden konflikthafte Gefühle oder Phantasien in den rationalen Bereich verlagert. Spaltung, ▶ Antwort 2.12. Projektion, ▶ Antwort 2.13. Wendung gegen das Selbst, ▶ Antwort 2.17.

2.17 Richtige Antwort: a

Bei der Wendung gegen das Selbst wird ein ursprünglich nach außen gerichteter aggressiver Impuls (in diesem Fall auf die Freundin, die ihn verlassen hat) gegen die eigene Person gerichtet. Dieser Abwehrmechanismus ist bei der Über-Ich-Bildung beteiligt und liegt dem Schuldgefühl zugrunde. Es ist ein spezifischer Abwehrmechanismus der Depression neben Introjektion und Ich-Einschränkung.

Verschiebung, ▶ Antwort 2.15. (Affekt-)Somatisierung, ▶ Antwort 2.22. Intellektualisierung, ▶ Antwort 2.16. Verleugnung, ▶ Antwort 2.43.

2.18 Richtige Antwort: b

Bei der Reaktionsbildung wird ein Triebimpuls durch einen entgegengesetzten Impuls ersetzt, in diesem Fall ein aggressiver Impuls durch ein besonders fürsorgliches Verhalten. Die Reaktionsbildung ist ein spezifischer Abwehrmechanismus der Zwangsstörung (► Antwort 2.16).

Verschiebung und Idealisierung, ► Antwort 2.15. Wendung gegen das Selbst, ► Antwort 2.17. Projektive Identifizierung, ► Antwort 2.12.

2.19 Richtige Antwort: d

In der psychodynamischen Erklärung psychischer Störungen spielt der Begriff des Konfliktes eine wesentliche Rolle. Ein Aktualkonflikt im gegenwärtigen Leben eines Patienten kann dabei häufig auf einen unbewussten Grundkonflikt aus der Vergangenheit zurückgeführt werden. In diesen Konflikten stehen sich unauflösbar widerstreitende Bedürfnisse gegenüber. Sie können beispielsweise nach OPD-2 formuliert werden, als: Individuation vs Abhängigkeit, Unterwerfung vs. Kontrolle, Versorgung vs. Autarkie, Selbstwert-, Schuld-, odipaler oder Identitätskonflikt.

Interpersonelle Konflikte (z. B. Partnerschaftskonflikte) können zwar Aktualisierungen unbewusst wirkender Grundkonflikte sein, sie können jedoch auch lediglich alltägliche, zwischenmenschliche Probleme zum Ausdruck bringen.

Die innere Spannung, die sich aufgrund ungelöster Konflikte aufbaut, kann zu einer psychosomatischen Symptombildung führen.

2.20 Richtige Antwort: c

In der heutigen psychoanalytischen Theorie werden 3 Modelle zur Entstehung neurotischer Symptome unterschieden: Konfliktmodell, Defizitmodell und das sich mit diesem überschneidende Traumamodell (vgl. Hoffmann u. Hochapfel 1995, S. 55 ff.; Hiller et al. 2004, S. 87 ff.). Das Konfliktmodell entspricht der klassischen psychoanalytischen Neurosenlehre. C ist nicht richtig, da für Freud weder der Trieb noch die Verdrängung an sich schon symptombildend war. Erst wenn beide Kräfte sich in einem beständigen Kampf miteinander befinden, entsteht aus dem Aufeinanderwirken dieser Kräfte das Symptom, das sowohl Ergebnis der Verdrängung – den Wunsch also gerade nicht darstellt – als auch Ergebnis des Triebwunsches ist – den Wunsch also darstellt. Freud zeigte diese Kompromissbildungsvorgänge am Beispiel des Traumes, des Witzes und der Fehlleistungen. Die Wunscherfüllung geschieht im Symptom nicht unmittelbar, sondern »entstellt«. Deshalb braucht es eine Symboltheorie, um die Bedeutung der Symptome – den Übergang vom Symptom zum Symbol – zu verstehen. Die psychoanalytische Behandlung lässt sich deshalb in die Formel fassen, man versuche, die Bedeutung des Symptoms zu ermitteln, weil das Symptom selbst eine »Sprache«, eine »Mitteilung« sei. Das Defizitmodell wurde im Rahmen neuerer psychoanalytischer Theorien konzipiert und beschreibt die Entstehung früher Störungen, während das Konfliktmodell eher die Entstehung reiferer Störungen erklärt. Das Defizitmodell nimmt an, dass neurotische Störungen Folge eines erhaltenen Entwicklungsschadens sind. Dabei können sie entweder direkte Folge dieses Entwicklungsschadens sein (Angstsymptome als direkte Folge einer Abwehrschwäche) oder eine Ersatzbildung für einen solchen darstellen und diesen wie eine Plombe kompensieren (Angstsymptome oder z. B. auch Perversionen sollen vor noch quälenderen Leeregefühlen schützen).

Mit diesem Modell hängt das Traumamodell oder Modell der erhaltenen traumatischen Schädigung eng zusammen. Denn frühe Störungen entstehen häufig als Folge früher kumulativer Traumata, d. h. mehrerer einzeln nicht traumatisch wirkender Ereignisse, die erst zusammen ein kumulatives Trauma bewirken. Nach diesem Modell stellen Symptome entweder intrusive Erinnerungen an das erlittene Trauma dar (Flashbacks) oder sie sind Folge der Dissoziationen, die während der traumatischen Situation und ebenso während der späteren Erinnerung an diese vor der Erfahrung von Hilflosigkeit und Ausgeliefertsein und vor der Überwältigung durch die in einer solchen Situation ausgelösten Affekte schützen sollen.

2.21 Richtige Antwort: Projektive Identifizierung

Die projektive Identifizierung ist ein Abwehrmechanismus, definiert nach M. Klein (1960): »Eigene Wünsche und Impulse«, die unerträglich sind, werden in der Phantasie »einem anderen Objekt« zugeschrieben. »Segmente des Ichs« werden externalisiert, gefolgt von den Versuchen, durch ein oft höchst manipulatives Verhalten dem Objekt gegenüber Kontrolle über diese unerwünschten Anteile zu erlangen. Er entwickelt sich in der Entwicklungsstufe der paranoid-schizoiden Position nach M. Klein. In der normalen Entwicklung wird dieser Mechanismus als primitive Form der nichtsprachlichen Kommunikation eingesetzt. Die Mutter wird als »container« (Bion 1959) für die unerträglichen Gefühle »benutzt«. Sie werden ihr zugeschrieben. Sie geht damit um, verdaut sie, sodass der Säugling sie nun – erträglich gemacht – wieder in sich aufnehmen kann (▶ Antwort 9.30).

Projektive Identifizierung gehört neben Spaltung und primitiver Verleugnung zu den spezifischen Abwehrmechanismen der Borderlinestörung. Die projektive Identifizierung ist mit einer heftigen, eher zerstörerischen Triebabfuhr verbunden und führt zu Realitätsverzerrungen. Komplizierte Interaktionen und heftige Gegenübertragungsreaktionen sind oftmals Hinweise auf projektive Identifizierungsvorgänge. Im vorliegenden Beispiel wird als Ich-Anteil das Gefühl der totalen Hoffnungslosigkeit, der Untröstlichkeit in den anderen projiziert. Der Patient macht den externalisierten Ich-Anteil zu einem kindlichen Gefühl, an dem er sich in einer väterlich allmächtigen, tröstlichen Rolle aufplustern kann.

2.22 Richtige Antwort: e

Für die Affektregulierung in der frühen Entwicklung des Menschen spielen die körperbezogenen Erfahrungen eine gravierende Rolle. Es entstehen unbewusste, den verschiedenen Affekten zuzuordnende körperliche Reaktionsmuster. Insofern haben Affekte sowohl eine seelische als auch körperliche Seite, sind also eng miteinander verbunden. Im Laufe der Entwicklung werden die beiden Komponenten voneinander entfernt, d. h., die körperliche Seite ist nur noch als vorbewusste Wahrnehmung vertreten (Desomatisierung). Dieses durch den psychischen Reifungsprozess erreichte Stadium kann in Zeiten übergroßer Belastung zurückrutschen in das alte Erleben, in dem ein Affekt zu einer körperlichen Belastung führt, was dem Phänomen der Resomatisierung entspricht.

Durch einen unlösbaren Konflikt können z. B. Affekte ausgelöst werden, welche aufgrund bestimmter Koppelungen zu einer Aktivierung der betreffenden Organe führen (Affektkorrelate). Als Folge davon kann eine außerordentliche Körper- oder Symptomorientierung entstehen, die eine weitere Form von Abwehr dem neurotischen Konflikterleben gegenüber darstellt.

Durch den Vorgang der Affektsomatisierung tritt eine (vorübergehende) »Entlastung« in Bezug auf das Erleben der sonst unter Umständen nicht mehr zu ertragenden Affektlage ein.

2.23 Richtige Antwort: Angstminderung und/oder partielle Triebbefriedigung

Der »primäre Krankheitsgewinn« liegt in der Angstminderung und partiellen Triebbefriedigung, die jedes neurotische Symptom aus Sicht der klassischen psychoanalytischen Neurosenlehre definitionsgemäß mit sich bringt. Der »sekundäre Krankheitsgewinn« besteht demgegenüber v. a. in den sozialen Gratifikationen, mit denen die Umwelt auf das Symptom reagiert. Der primäre Krankheitsgewinn hängt eng mit der Entstehung des Symptoms zusammen, der sekundäre Krankheitsgewinn eng mit seiner Aufrechterhaltung (▶ Antwort 2.26).

2.24 Richtige Antwort: e

Der Familienstand hat einen großen Einfluss auf die psychische Gesundheit. Verwitwete, Geschiedene und Alleinerziehende leiden im Vergleich zu Verheirateten gehäuft unter psychischen Störungen.

Es gibt einen Zusammenhang zwischen dem Geschlecht und der Häufigkeit psychischer Störungen. So leiden Frauen und Mädchen häufiger unter Depressionen, Ängsten, Essstörungen, posttraumatischen Belastungsstörungen, Borderlinestörungen und funktionellen Störungen und unternehmen häufiger einen Suizidversuch. Bei Männern und Jungen kommt es dagegen häufiger zum Suizid, sie leiden häufiger unter Suchterkrankungen, Dissozialität, Störungen des Sozialverhaltens, Tic- und Entwicklungsstörungen.

Es besteht auch ein Zusammenhang zwischen der Schichtzugehörigkeit und der Häufigkeit psychischer Störungen. Dabei geht ein niedriger sozialer Status mit einem erhöhten Fallrisiko einher. Umstritten ist jedoch, ob Belastungen aufgrund der Schichtzugehörigkeit (Stresshypothese) oder gar ein sozialer Abstieg (Trigger-Hypothese: z. B. durch Arbeitslosigkeit) Auslöser für eine psychische Störung sind oder ob es umgekehrt erst aufgrund der psychischen Störung nicht zum sozialen Aufstieg (Non-Starter-Hypothese: Menschen versagen aufgrund der Störung in Ausbildung und Beruf) oder sogar zum sozialen Abstieg kommt (Drifthypothese: Menschen, die z. B. an einer Psychose erkranken, werden arbeitslos und verarmen).

2.25 Richtige Antwort: d
Es ist ein Kennzeichen der schizophrenen Erkrankung, dass Verlauf und Schwere der Erkrankung nicht vorhersehbar sind. Es gibt sowohl Spontanheilungen mit über Jahrzehnte andauernden schubfreien Intervallen als auch hochfrequente schubförmige Erkrankungen mit und ohne Persönlichkeitsverflachung und Defektbildung. Insgesamt ist die Prognose eher ungünstig.

2.26 Richtige Antwort: Sekundärer Krankheitsgewinn
Das Konzept des Krankheitsgewinns stellt einen wichtigen Baustein des psychoanalytischen Konfliktmodells dar. Beim primären Krankheitsgewinn geht es um den unbewussten Gewinn, der subjektiv aus dem Symptom oder der Störung gezogen werden kann. Er stellt die eigentliche Motivation einer Neurose dar. Einerseits geht es um einen Mechanismus intrapsychischer Spannungsverminderung und Konfliktvermeidung, das Symptom dient zur Kompromissbildung. Obwohl es mit einem Leidensdruck verbunden ist, repräsentiert es über die Entschärfung des intrapsychischen Konflikts für den Betroffenen eine ökonomische Form der Selbstheilung. Andererseits reguliert der primäre Krankheitsgewinn nicht nur intrapsychische Konflikte, sondern auch interpersonelle Beziehungen und damit verbundene Konflikte. Der sekundäre Krankheitsgewinn tritt dagegen nach einer bereits bestehenden Erkrankung als zusätzlicher Gewinn auf. Der Begriff erfasst die nachträglichen, eher objektiven, interpersonellen und psychosozialen Vorteile einer neurotischen Erkrankung (z. B. häufige Krankschreibungen).

2.27 Richtige Antwort: a
Fading entspricht dem allmählichen Ausblenden von Unterstützung oder von Verstärkern, wenn das Zielverhalten zunehmend eigenständig bzw. ohne Verstärkung von außen gezeigt werden soll. Fading wird nicht zur Löschung von Verhaltensweisen eingesetzt.
Chaining ist ein Verfahren zum Verhaltensaufbau (▸ Antwort 9.28).
Kontingentes Entfernen einer negativen Konsequenz entspricht negativer Verstärkung und erhöht die Auftretenswahrscheinlichkeit eines bestimmten Verhaltens.
Durch kontingentes Darbieten einer positiven Konsequenz wird die Auftretenswahrscheinlichkeit einer Reaktion erhöht.

2.28 Richtige Antworten: d, e

In der heutigen psychoanalytischen Theorie werden vier einander ergänzende »Psychologien« (Pine 1990) unterschieden (vgl. Hiller et al. 2004, S. 82 ff.).

Die psychoanalytische Triebtheorie wurde von S. Freud entwickelt, dem Begründer der Psychoanalyse. Er unterscheidet zwischen zwei Reizarten, den äußeren Reizen, vor denen das Subjekt fliehen oder sich schützen kann und den inneren Quellen (Trieben), die eine konstante Reizanflutung bewirken, denen der Organismus nicht ausweichen kann. Ziel des Organismus ist es, das Erregungsniveau nach Möglichkeit konstant zu halten. Nach einer Störung des Gleichgewichts wird der Versuch unternommen, den eingetretenen Spannungszustand auszugleichen (Homöostase). Triebquelle ist der Ort (z. B. erogene Zone), an dem die Erregung entspringt. Triebziel ist die Wiederherstellung des Gleichgewichtszustands, oder psychologisch formuliert: die Erfüllung eines Wunsches, das Erleben einer Befriedigung. Nach Freud ist die Entwicklung und Differenzierung der Persönlichkeit als Folge adäquater Wunschbefriedigung, aber auch als Verarbeitung phasenspezifisch notwendigen Verzichts auf Wunschbefriedigung zu verstehen. Die Triebtheorie betrachtet den Mensch daher unter dem Gesichtspunkt des Konfliktes zwischen Trieben und verinnerlichten Elterninstanzen. Den Zwang, Erlebnisse zu wiederholen, die dem Subjekt keine Triebbefriedigung verschaffen, erklärte Freud mit Hilfe des Konzepts der Dualität von Lebens- und Todestrieben. Im Todestrieb zeige sich der Wiederholungszwang, ein Drang zur Wiederherstellung eines früheren Zustands. Im Lebenstrieb zeige sich die Entwicklung, das Leben fortzusetzen, die Schöpfung des Lebens zu wiederholen. Der Sexualtrieb sei deshalb der eigentliche Lebenstrieb.

Die Ich-Psychologie beruft sich zwar eng auf Freud, wurde aber nicht von ihm selbst entwickelt. Ihre prominentesten Vertreter (H. Hartmann, E. Kris, R. Loewenstein) arbeiteten in den USA. Sie halten zwar an der Freudschen Triebtheorie fest, befassen sich jedoch stärker mit den Anpassungsleistungen des Menschen an seine Umwelt und postulieren eine »konfliktfreie Ich-Sphäre« (Hartmann 1939), die zumindest partiell nicht tangiert ist vom Konflikt zwischen Trieben und Über-Ich-Forderungen. Die präzise Beschreibung von Ich-Funktionen und ich-funktionalen Defiziten ermöglichte es ihnen, Modifikationen der psychoanalytischen Behandlungstechnik für die Behandlung früher Störungen zu entwickeln.

Die Objektbeziehungspsychologie, die aus einem Spektrum unterschiedlicher Ansätze besteht, postuliert die fundamentale Bedeutung internalisierter Objektbeziehungen für die Ausformung und Festlegung motivationaler Systeme und die Strukturierung des psychischen Apparates. Im Wesentlichen geht es um die internalisierte Welt der Objektbeziehungen und deren Verbindungen zu aktuellen intrapsychischen und interpersonellen Objektbeziehungen. Dabei stehen die affektiven Aspekte der Beziehung zwischen Selbst und Objekt und Selbst- und Objektrepräsentanz im Zentrum der Auseinandersetzung. Unterschiede zeigen sich v. a. in der Bewertung der intrapsychischen Konflikte. Objektbeziehungstheoretiker wie z. B. Kernberg gehen von einer unauflöslichen Integration von Trieben und Objektbeziehungen aus. In diesem Fall setzt sich jeder Triebabkömmling aus einer Selbstrepräsentanz und Objektrepräsentanz zusammen. Affekte stellen demnach nicht nur einfache Entladungen von Trieben dar, sondern repräsentieren Triebabkömmlinge, die zwischen Selbst- und Objektrepräsentanzen eingebettet sind. Interpersonelle Objektbeziehungstheoretiker (z. B. Fairbairn, Winnicott) betonen die realen Aspekte guten resp. schlechten mütterlichen Verhaltens sowie den Einfluss früher befriedigender Beziehungen zwischen dem Kind und seiner Primärperson auf die Entwicklung des Aufbaus eines normalen resp. pathologischen Selbst.

Die Selbstpsychologie wurde in den 60er-Jahren von Kohut entwickelt. Er postuliert eine von der Entwicklung der Triebe völlig unabhängige Entwicklungslinie des Narzissmus (Kohut 1973). Dabei sieht er das Selbst und seine Selbstobjektbedürfnisse als zentrale, von Trieben losgelöste Motivationsfaktoren an. Insofern wendet er sich von wesentlichen Konzepten der psychoanalytischen Triebtheorie ab. Er beschreibt v. a. zwei Formen von Selbstobjektbedürfnissen, die sich von archaischen zu reiferen Formen entwickeln:

- Das kindliche Bedürfnis nach Spiegelung, d. h. von anderen im zunächst grandiosen Selbst bewundert zu werden, entwickelt sich zu reiferen Formen von Selbstwert, Selbstrespekt und Selbstbehauptung.
- Das kindliche Bedürfnis nach Idealisierung anderer, die eine stützende, selbststabilisierende Funktion haben, ist die Basis für die spätere Entwicklung innerer Werte und der Fähigkeit zur Selbstberuhigung.

Erleidet das Kind in seiner Entwicklung schwere narzisstische Traumata z. B. infolge einer mangelnden Spiegelung, so kommt es zu einer Fixierung auf der archaischen Stufe der Entwicklung des Narzissmus. Frage e trifft nicht zu, da einige psychoanalytische Konzepte durch die moderne Säuglingsforschung bestätigt wurden wie z. B. Mahlers (1978) Modell der frühen Individuationsentwicklung. Widerlegt wurde jedoch ihre Annahme zweier dieser Entwicklung vorausgehenden Phasen des normalen Autismus und der Symbiose sowie Kleins (1960) Vorstellung einer ausgeprägten Phantasietätigkeit im Säuglingsalter.

2.29 Richtige Antwort: b

Der Reiz »Hund« entspricht einem konditionieren Reiz. Es wurde der unbedingte Reiz »Biss des Hundes« mit dem für das Mädchen zunächst neutralen Reiz »Hund« gekoppelt. Dadurch wird der neutrale Reiz »Hund« zum konditionierten Reiz.

Dishabituation meint das Wiederauftreten einer Reaktion, die zwischenzeitlich vollständig habituiert war. Dies kann z. B. eintreten, wenn der Reiz, auf den bereits keine Reaktion mehr erfolgte, erneut in veränderter Form auftritt (z. B. veränderte Intensität), oder wenn gemeinsam mit dem bereits bekannten Reiz ein unbekannter Reiz auftritt. Folgt einer Reaktion eine negative Konsequenz, so entspricht dies einer Bestrafung.

2.30 Richtige Antwort: c
Nach stabiler Verknüpfung eines neutralen Reizes (Hund) mit einem unkonditionierten Reiz (z. B. Biss), kann der konditionierte Reiz (Hund) die Funktion eines unkonditionierten Reizes für die Verknüpfung mit einem neuen neutralen Reiz (z. B. dem Wort Hund) übernehmen. Dies wird als Konditionierung höherer Ordnung bezeichnet. Mit Reaktionsgeneralisierung ist gemeint, dass sich unter gleichen Auslösebedingungen nicht dieselben, sondern lediglich ähnliche Reaktionen zeigen. Der Prozess der Habituation beschreibt die Abnahme der Reaktionsrate auf einen mehrfach dargebotenen Reiz. Mit stellvertretendem Lernen ist Lernen am Modell gemeint. Instrumentelles Lernen wird synonym für operantes Lernen verwandt.

2.31 Richtige Antwort: e
Antwort e ist falsch, weil zu starke Konflikte mit der Umwelt als Merkmal einer pathologischen Kompromissbildung angesehen werden (Brenner 1986).

2.32 Richtige Antwort: d
Grundsätzlich gilt eine sichere Bindung als Schutzfaktor für den Aufbau einer stabilen seelischen Struktur. In diesem Sinne bergen alle drei Typen gestörten Bindungsverhaltens Risiken für die spätere Entwicklung psychischer Störungen, wie dies auch durch Forschungsergebnisse der Bindungstheorie belegt werden konnte. So vermuten Forscher z. B. einen besonders engen Zusammenhang zwischen dem unsicher-ambivalenten bzw. noch ausgeprägter dem desorganisierten Bindungstyp und dem späteren Risiko, eine Borderlinestörung zu entwickeln (► Antwort 4.33).

2.33 Richtige Antwort: e
Bei der kontinuierlichen Verstärkung wird jede gezeigte Reaktion verstärkt, während bei der partiellen oder intermittierenden Verstärkung nicht jede Reaktion verstärkt wird. Dabei wird unterschieden, ob nach einer bestimmten Quote (Quotenplan) oder nach einem bestimmten Zeitintervall (Intervallplan) verstärkt wird. Quoten- und Intervallpläne können fixiert oder variabel sein. Ein fixer Quotenplan sieht die Verstärkung nach einer festgelegten Anzahl von Reaktionen vor (z. B. jede 30. Reaktion), während bei einem variablen Quotenplan nach unterschiedlicher Anzahl von Reaktionen verstärkt wird (z. B. durchschnittlich jede 30. Reaktion). Entsprechend wird beim fixen Intervallplan nach festen Zeitintervallen verstärkt und beim variablen Intervallplan nach unterschiedlichen Zeitspannen (z. B. durchschnittlich nach 30 s).

2.34 Richtige Antworten: b, d, e

Die Prävalenzrate aller Persönlichkeitsstörungen in der Allgemeinbevölkerung beträgt in Deutschland ca. 10 %. Zwar bestehen große Unterschiede hinsichtlich anderer Länder, doch 30 % greift auch hier zu hoch. Am häufigsten kommen die dependente, dissoziale, histrionische und Borderlinepersönlichkeitsstörung vor mit Prävalenzraten von je ca. 5 %. Letztere Diagnose nimmt in den letzten Jahren an Häufigkeit zu. Prävalenzraten von je ca. 2 % haben die paranoide und die selbstunsichere Persönlichkeitsstörung. Prävalenzraten von je weniger als 1 % haben die übrigen Persönlichkeitsstörungen, darunter auch die narzisstische. Borderline-, abhängige und selbstunsichere Persönlichkeitsstörungen werden häufiger bei Frauen diagnostiziert, dissoziale und anankastische Persönlichkeitsstörungen häufiger bei Männern (vgl. Möller et al. 2005, S. 351).

2.35 Richtige Antwort: Selbstkontrolle

Selbstkontrolle ist ein Spezialfall der Selbstregulation (bestehend aus Selbstbeobachtung, Selbstbewertung, Selbstverstärkung bzw. -bestrafung, ► Antwort 2.8). Von Selbstkontrolle wird nach dem Selbstmanagementansatz gesprochen, wenn eine Person mit konflikthaften Verhaltensalternativen konfrontiert wird. Dabei wird unterschieden zwischen

- Verzicht auf einen unmittelbaren positiven Verstärker, um langfristig einen positiven Effekt zu erzielen. Beispielsweise Verzicht auf die Zigarette, um langfristig gesund zu bleiben.
- Ertragen einer aversiven Situation, um langfristig einen positiven Effekt zu erzielen. Beispielsweise für eine Prüfung lernen, um ein gutes Ergebnis zu erzielen.

2.36 Richtige Antwort: c

Die Verhaltensebenen (α-, β- und γ-Variablen) werden nach dem Systemmodell menschlichen Verhaltens im Hinblick auf die auslösende Situation (S), die Reaktion (R) und die Konsequenzen (C) unterschieden. Auslösend für ein Verhalten können bestimmte Kognitionen (β-Variable), körperliche Veränderungen (γ-Variable) sowie Situationsmerkmale (α-Variable) sein. Somit sind bei der Beschreibung auslösender Bedingungen (S) alle drei Verhaltensebenen zu berücksichtigen. Ebenso werden die drei Verhaltensebenen hinsichtlich der Reaktion (R) wie der Konsequenzen (C) unterschieden.

Das Systemmodell geht nicht von einer linearen Beziehung zwischen Reiz und Reaktion oder Reaktion und Konsequenz aus, sondern postuliert die Interaktion und Rückkopplung zwischen den Variablen der Verhaltensgleichung S-O-R-K-C und den Verhaltensebenen. Beispielsweise wirken erlebte Konsequenzen auf die Einstellungen und Erwartungen einer Person. Dadurch kann sich die Wahrnehmung einer auslösenden Situation ändern, was wiederum die Reaktion beeinflussen kann. Die Unterscheidung von Verhaltensebenen dient nicht nur der differenzierten Beschreibung menschlichen Verhaltens, sondern ermöglicht gleichzeitig die Analyse der Funktion von α-, β- und γ-Variablen für ein gezeigtes Verhalten.

Die Organismusvariable umfasst ausschließlich die Ebene kognitiver Prozesse (z. B. Lerngeschichte, Einstellungen, Pläne, Wahrnehmung) und die biologisch-physiologische Verhaltensebene (z. B. körperliche Verfassung, Körpergröße, etc.).

2.37 Richtige Antworten: c, e

Nach dem transaktionalen Stressmodell von Lazarus und Folkmann (1984) bezieht sich die primäre Bewertung auf die Einschätzung der Gefahrenrelevanz einer Situation. Wird die Situation als gefährlich bewertet, wird in einem zweiten Schritt (sekundäre Bewertung) eingeschätzt, wie groß die Möglichkeiten der Bewältigung bzw. Gefahrenbeseitigung sind.

2.38 Richtige Antwort: e

Das relative Risiko gibt an, um welchen Faktor sich die Erkrankungswahrscheinlichkeit erhöht, wenn ein Mensch dem Risikofaktor ausgesetzt wird. Er berechnet sich aus dem Quotient zweier Inzidenzen: der Neuerkrankungsrate bei Exposition mit dem Risikofaktor geteilt durch die Neuerkrankungsrate bei fehlender Exposition.

Der Anteil der Erkrankten an der Gesamtpopulation an einem Stichtag entspricht der Punktprävalenz. Sie wird berechnet aus dem Quotient zwischen der Anzahl der Krankheitsfälle und der Gesamtzahl der Population.

Die Neuerkrankungsrate zwischen zwei Erhebungszeitpunkten entspricht der Inzidenz. Sie wird berechnet aus dem Quotient zwischen der Anzahl neuer Krankheitsfälle und der Gesamtzahl der Population. Die Differenz zwischen dem Erkrankungsrisiko exponierter und demjenigen nichtexponierter Personen, also die Zunahme des Erkrankungsrisikos durch den Risikofaktor, entspricht dem attributablen Risiko.

Durch Multiplikation des auf diese Weise berechneten attributablen (oder auch absoluten) Risikos mit der Anzahl der exponierten Personen gewinnt man das bevölkerungsbezogene attributable Risiko. Es gibt Auskunft darüber, welcher Anteil einer Population auf einen speziellen Risikofaktor zurückzuführen ist. Mit dem attributablen Risiko ist implizit meist das bevölkerungsbezogene attributable Risiko gemeint (Ihle et al. 2006).

2.39 Richtige Antwort: e

Durch den beschriebenen Risikofaktor kommt es nur zu einer geringen Erhöhung der Wahrscheinlichkeit, an einer Essstörung zu erkranken (geringes relatives Risiko). Da der Risikofaktor jedoch sehr häufig ist, ist ein großer Anteil der Population der Krankheitsfälle auf diesen Risikofaktor zurückzuführen (hohes attributables Risiko). Der Risikofaktor hat daher eine Bedeutung für die Wahrscheinlichkeit, zu erkranken.

2.40 Richtige Antwort: Kohärenzsinn

2.41 Richtige Antworten: a, d, e

Zur Erforschung von Risikofaktoren für bestimmte Erkrankungen können Odds Ratios berechnet werden. Odds Ratio gibt den Faktor an, um den die Chance zu erkranken bei Exposition mit einem Risikofaktor steigt (a). Dabei berechnet man die Chance aus dem Quotient der Wahrscheinlichkeit, dass ein Ereignis eintritt (eine Erkrankung) und der Gegenwahrscheinlichkeit (keine Erkrankung). Zur Berechnung der Odds Ratio wird die Chance aus der Gruppe mit Exposition (z. B. Raucher) geteilt durch die Chance aus der Gruppe ohne Exposition (z. B. Nichtraucher). Odds Ratio berechnet sich also als Quotient aus Wahrscheinlichkeiten (d). Odds Ratios können nur positive Werte annehmen. Bei Werten >1 besteht eine erhöhte Chance, bei Exposition mit einem Risikofaktor zu erkranken, bei Werten <1 eine verminderte Chance (Schutzfaktor). Nur ein Wert = 1 ist klinisch unbedeutsam (c trifft nicht zu).

Im Gegensatz zum relativen Risiko (▶ Antwort 2.38) können Odds Ratios nicht nur in prospektiven epidemiologischen Untersuchungen (▶ Antwort 1.9) an einer zuvor gesunden Population berechnet werden (b trifft nicht zu), sondern auch in retrospektiven epidemiologischen Untersuchungen bei bereits Erkrankten (▶ Antwort 1.32). Nach Ihle et al. (2006) gelten Odds Ratios daher als »das in der analytischen Epidemiologie am häufigsten verwendete Risikomaß« (a.a.O., S. 87) (e).

2.42 Richtige Antwort: b

Unter Mentalisierungsfähigkeit versteht man die Fähigkeit, das eigene Verhalten und das anderer im Hinblick auf mentale Zustände wahrnehmen, reflektieren und in Worte fassen zu können. Menschen mit ich-strukturellen Störungen leiden häufig unter einer mangelnden Mentalisierungsfähigkeit, d. h. sie können ihre eigenen Gefühle nicht wahrnehmen und benennen und können sich nicht in andere hineinversetzen und darüber reflektieren, welche inneren Gründe hinter ihrem Verhalten liegen könnten. Die Entwicklung der Mentalisierungsfähigkeit wird durch eine subtile Mischung aus Spiegelung der kindlichen Affekte durch die Bindungsperson und Übermittlung eines gegenteiligen Affekts im Rahmen einer sicheren Bindung gefördert (▶ Antwort 4.34) (vgl. Fonagy 2003, S. 175 ff.).

Die anderen Antwortvorgaben verdeutlichen jeweils andere Ich-Funktionen. So umschreibt a die Fähigkeit zur Impulssteuerung, c die Sublimierungsfähigkeit, d die Antizipationsfähigkeit und e die Fähigkeit zur Realitätsprüfung. Patienten mit defizitären Ich-Funktionen weisen neben einer mangelnden Mentalisierungs- und Symbolisierungsfähigkeit häufig eine verminderte Fähigkeit zur Realitätsprüfung, zur Affekttoleranz, zur Selbst- und Objektdifferenzierung und zur Impulskontrolle auf.

2.43 Richtige Antwort: a

Es ist der Abwehrmechanismus der Verleugnung, der in dem Fall-beispiel imponiert. Die Patientin ist so mit ihren Beziehungswün-schen und -ängsten beschäftigt, dass sie die einfache Tatsache, dass noch gar keine Partnerschaft besteht und sie nicht weiß, ob der junge Mann überhaupt eine solche eingehen kann und möchte, ausblendet. Der Abwehrmechanismus der Verleugnung unliebsamer Tatsachen oder Wahrnehmungen kommt häufig bei hysterischer Struktur oder frühen Störungen vor, kann aber auch als psychotische Verleugnung bei einer Psychose auftreten. Dann wäre die Patientin wahnhaft über-zeugt, dass der Mann sie liebt und sie ein Paar sind (Liebeswahn).

Während Verleugnung äußere Wahrnehmungen betrifft, bezieht sich der ebenfalls für die Hysterie typische Abwehrmechanismus der Ver-drängung auf innere Gedanken, Gefühle, Impulse, die »vergessen«, d. h. ins Unbewusste zurückgestoßen werden.

Zu Abwehrmechanismen vgl. A. Freud (1936) und Ermann (1999, S. 54 ff.).

Projektion (▶ 2.13), Verschiebung (▶ Antwort 2.15), Ungeschehenma-chen (▶ Antwort 2.16).

Antworten zu Kapitel 3

Diagnostik, Differenzialdiagnostik und Indikationsstellung
psychischer Störungen

Annette Fink, Claudia Tritschler

3.1 Richtige Antworten: a, b, d

Das Diagnostische Interview bei psychischen Störungen (DIPS) dient der diagnostischen und differenzialdiagnostischen Abklärung.

Selbstbeobachtungsprotokolle in Form von Angsttagebüchern liefern wichtige Hinweise im Hinblick auf Art und Häufigkeit der Symptome, auslösende als auch aufrechterhaltende Bedingungen und kognitive Aspekte des Problemverhaltens.

Mit dem Fragebogen zu körperbezogenen Ängsten, Kognitionen und Vermeidung werden das Ausmaß der Angst vor körperlichen Symptomen, katastrophisierende Gedanken während eines Panikanfalls und agoraphobisches Vermeidungsverhalten erhoben. Der Fragebogen dient sowohl der Diagnostik wie der Therapieplanung.

Das Freiburger Persönlichkeitsinventar FPI prüft unterschiedliche Persönlichkeitsmerkmale. Informationen über die Ausprägung unterschiedlicher Persönlichkeitsmerkmale sind im geschilderten Zusammenhang von geringerer Bedeutung.

Die Goal-Attainment-Skalierung ist kein diagnostisches Instrument, sondern dient der Erarbeitung individualisierter Therapieteilziele.

3.2 Richtige Antwort: b

Es liegt keine Störung des sexuellen Verlangens (e) oder der genitalen Reaktionen (c) vor. Auch klagt die Patientin nicht über Schmerzen beim Verkehr (d) oder Angst und Furcht vor sexuellen Aktivitäten (a). Die Diagnose einer mangelnden sexuellen Befriedigung ist nach ICD-10 definiert durch das Ausbleiben angenehmer Empfindungen bei der sexuellen Stimulation, obwohl normale genitale Reaktionen erfolgen.

3.3 Richtige Antwort: a

Beim Raven-Test handelt es sich um einen sprachfreien, sprachunabhängigen Intelligenztest. Er wird vorwiegend angewendet bei Patienten mit Störungen im sprachlichen Bereich, aber ebenso bei ausländischen Patienten mit Verständigungsschwierigkeiten.

3.4 Richtige Antwort: Ausgeprägter Schweregrad einer Depression (klinisch relevante Depression)

Das Beck-Depressions-Inventar (BDI-II) dient der Beurteilung der Schwere der Depression bei psychiatrisch diagnostizierten Jugendlichen ab 13 Jahren und Erwachsenen. Es handelt sich um ein standardisiertes Testverfahren mit mehrfach gestuftem Antwortmodus, wobei die Ausprägung der Antwort mit der Zunahme der Symptomatik korreliert. Der Summenrohwert gibt Auskunft über das Vorhandensein und den Schweregrad einer Depression. Die Summenrohwerte der revidierten Form des BDI (BDI-II) lauten: 0–8 keine Depression, 9–13 minimale Depression, 14–19 leichte Depression, 20–28 mittelschwere Depression, 29–63 schwere Depression.

3.5 Richtige Antworten: b, c, d

Die ICD-10 ist das Klassifikationssystem der Weltgesundheitsorganisation (WHO).

Es umfasst alle somatischen Erkrankungen und psychischen Störungen. Ausschließlich im Kapitel F werden die seelischen Störungen aufgeführt. Die Systematik des Kapitels G bezieht sich auf neurologische Krankheiten.

Das DSM-IV ist das Klassifikationssystem der Amerikanischen Psychiatrischen Vereinigung (APA) und bezieht sich nur auf psychiatrische bzw. psychische Störungen. Die ICD-10 beansprucht, wie auch das DSM-IV, weitgehend deskriptiv zu sein, ohne theoretische Implikationen. Folglich wird, wie teilweise heftig kritisiert, auf eine Darstellung psychodynamischer und ätiologischer Zusammenhänge verzichtet.

Die Einteilung in Neurosen und Psychosen als Unterscheidungskriterium psychischer Erkrankungen wird ebenfalls aufgegeben. Zudem wird der Begriff Krankheit nunmehr durch den Begriff Störung ersetzt.

Bei der ICD-10 geht es nicht darum, den aktuellen Kenntnisstand darzustellen, sondern es handelt sich vielmehr um eine Zusammenstellung von Symptomen und Kommentaren in Übereinstimmung mit Experten aus verschiedenen Ländern.

3.6 Richtige Antwort: b

Es gelten die allgemeinen Kriterien für eine Schizophrenie nach ICD-10. Nach diesen sollte eine bestimmte Anzahl der kennzeichnenden schizophreniformen Syndrome, Symptome und Anzeichen in der meisten Zeit innerhalb von mindestens einem Monat vorhanden sein.

3.7 Richtige Antworten: b, c, e

Wünsche und Erwartungen eines Patienten an seinen Therapeuten sind diagnostisch wichtig (was ist für diesen Menschen jetzt zentral?). Mit einem Verständnis dieser Erwartungen (Übertragungs- und Gegenübertragungsdiagnostik) kann der Fokus einer späteren Behandlung präzisiert werden. Die aktuelle Beziehung zum Patienten ist daher in einem diagnostischen Gespräch aufmerksam zu beachten. Lebenssituation und Form der Krankheitsbewältigung geben Aufschlüsse über Ressourcen des Patienten, die im weiteren Behandlungsverlauf genutzt werden können.

Die Einordnung von Symptomen auf dem Hintergrund eines für den Patienten verständlichen pathogenetischen Modells wirkt angstmindernd und kann die Motivation des Patienten für eine Psychotherapie fördern.

Körperliche Symptome müssen differenzialdiagnostisch abgeklärt werden. Bei Krankheiten mit psychosozialem Hintergrund können Veränderungen körperlicher Symptome sorgsam auf affektive und situative Veränderungen im Verlauf einer Behandlung bezogen werden.

In diagnostischen Gesprächen wie auch im weiteren Therapieverlauf wirken sich klare, kurze, konkrete und treffende Interventionen günstig auf die Entwicklung der therapeutischen Beziehung und den Therapieerfolg aus.

3.8 Richtige Antworten: a, b, e

Die »Konversionsstörung« wird im DSM-IV gekennzeichnet durch Symptome oder Ausfälle im Bereich willkürlicher motorischer oder sensorischer Funktionen (z. B. Lähmungen oder Blindheit), die einen neurologischen Krankheitsfaktor nahe legen und sich im Zusammenhang mit Konflikten oder anderen Belastungsfaktoren entwickeln. Die Symptome werden nicht absichtlich erzeugt oder vorgetäuscht. Sie sind nicht vollständig durch eine somatische Krankheit erklärbar, nicht auf Schmerzen oder Sexualitätsfunktionen beschränkt und nicht besser auf andere psychische Störungen zurückzuführen.

Da die Symptome wie eine körperliche Erkrankung aussehen, werden sie im DSM-IV unter den »somatoformen Störungen« klassifiziert. Konversionssymptome können im Zusammenhang mit anderen psychischen Erkrankungen auftreten. Die Diagnose der »Konversionsstörung« im engeren Sinne wird deshalb durch zahlreiche Ausschlusskriterien gesichert. In der ICD-10 wurde statt der Ähnlichkeit zu körperlichen Erkrankungen die Dissoziation von Erleben und Verhalten zum diagnostischen Leitbegriff der Konversionsstörungen.

Zur Entwicklung von Konversionssymptomen prädisponieren kann eine Schwäche bei der Bewältigung von Konflikten, z. B. als Folge einer Triangulierungsstörung (aus psychoanalytischer Sicht). In diesem Modell wird der eigene Körper zu einem »dritten Objekt«, mit dem in primär dyadischen, von Identifikationen und Abgrenzungen geprägten Beziehungen ein Mehr an Stabilität erreicht wird. Organische Faktoren schließen das Vorliegen einer Konversion nicht aus. Symptome können sich an bereits bestehende somatische Einschränkungen anlagern. Da das Gehirn in weiten Bereichen erfahrungsabhängig veränderlich bleibt, verliert die Unterscheidung »psychogen« »organisch« ihren Entweder-oder-Charakter. Konversionssymptome sollten daher nicht als ausschließlich psychogen betrachtet werden. Auf diese Art und Weise kann eine typische und von der Diagnostik her nahe gelegte Störung der Therapeut-Patient-Beziehung vermieden werden, in der versucht wird, dem Patienten das Vorliegen einer somatischen Erkrankung zu widerlegen oder nachzuweisen.

3.9 Richtige Antwort: d

Bei der Neurodermitis handelt es sich um eine andernorts klassifizierte Krankheit (L20.8), deren Verlauf im vorliegenden Fall jedoch offensichtlich durch psychische Faktoren wie die Trennung vom Partner und möglicherweise eine ausgeprägte Schamproblematik beeinflusst wird.

3.10 Richtige Antwort: d

Das Persönlichkeits-Stil- und Störungsinventar PSSI von J. Kuhl und M. Kazén ist ein Selbstbeurteilungsinstrument für Jugendliche ab 14 Jahren und Erwachsene, mit dem die relative Ausprägung von Persönlichkeitsstilen erfasst wird, wobei die meisten der Persönlichkeitsstile als nicht-pathologische Entsprechungen der Persönlichkeitsstörungen nach DSM-IV und ICD-10 konzipiert sind. Das PSSI umfasst 140 Items, die sich in 14 Skalen aufteilen: selbstbehauptend-antisozial; eigenwillig-paranoid, zurückhaltend-schizoid, selbstkritisch-selbstunsicher (vermeidend), sorgfältig-zwanghaft, ahnungsvoll-schizotypisch, optimistisch-rhapsodisch, ehrgeizig-narzisstisch, kritischpassiv aggressiv (negativistisch), loyal-abhängig, spontan-borderline, liebenswürdig-histrionisch, passiv-depressiv, hilfsbereit-selbstlos (Brähler et al. 2002).

3.11 Richtige Antwort: d

Bei der Wahnwahrnehmung handelt es sich nicht um eine Wahrnehmungsstörung, sondern um eine inhaltliche Denkstörung, da eine reale Wahrnehmung i. S. eines Wahnes fehlinterpretiert wird.

Bei Halluzinationen handelt es sich um Sinneseindrücke ohne physikalisch-physiologischen Reiz. Akoasmen sind ungestaltete akustische Halluzinationen wie Lärm und Geräusche, zönästhetische Halluzinationen sind Körperhalluzinationen.

Bei illusionären Verkennungen liegt ein realer Sinnesreiz vor, der aufgrund erschwerter Wahrnehmungsbedingungen, Übermüdung oder affektiver Spannung für einen kurzen Moment fehlinterpretiert wird (vgl. Möller et al. 2005, S. 46 ff.).

3.12 Richtige Antwort: b

Krampfanfälle treten am ehesten beim Alkoholentzugssyndrom sowie beim Sedativa- oder Hypnotikaentzugssyndrom auf.

3.13 Richtige Antworten: a, c

Der starke Wunsch des Patienten, eine andere Geschlechtsidentität anzunehmen und diese auch operativ zu erreichen, wird von der Umgebung i.d.R. nicht verstanden; häufig wird auf Lösungsalternativen verwiesen; der Patient fühlt sich dadurch nicht selten derart missverstanden und allein gelassen mit dem Problem des falschen Körpers, dass er sich abgrenzt, abschottet und chronisch suizidgefährdet ist; dies kann z. T. auch starken Appellationscharakter haben.

Das unter b genannte Bedürfnis kommt bei Transsexuellen nicht häufiger vor als bei anderen Patienten; zwanghaft süchtige Phantasien und Fremdgefährdung sind eher selten.

Nach ICD-10 wird der Transsexualismus zu den Störungen der Geschlechtsidentität (F64) gerechnet.

3.14 Richtige Antworten: c, d, h

Die Missachtung sozialer Verpflichtungen ist ein Charakteristikum der »dissozialen Persönlichkeitsstörung«. Unfähigkeit zur Impulskontrolle und emotionale Instabilität kennzeichnen die »emotional instabile Persönlichkeitsstörung«.

Die »histrionische Persönlichkeitsstörung« ist u. a. charakterisiert durch die unter a, b, e, f und g genannten Kriterien. Die Hyperemotionalität der »histrionischen Persönlichkeit« dient nach Ansicht psychoanalytischer Theorien der Abwehr anderer, in der Latenz gehaltener Empfindungen sowie der Über-Ich-Entlastung.

3.15 Richtige Antwort: c

Nach ICD-10 besteht das allgemeine Kennzeichen der dissoziativen Störungen in teilweisem oder völligem Verlust der normalen Integration der Erinnerung an die Vergangenheit, des Identitätsbewusstseins, der Wahrnehmung unmittelbarer Empfindungen sowie der Kontrolle von Körperbewegungen. Alle dissoziativen Störungen neigen nach einigen Wochen oder Monaten zur Remission, besonders wenn der Beginn mit einem traumatischen Lebensereignis verbunden ist. Eher chronische Störungen, besonders Lähmungen oder Gefühlsstörungen, entwickeln sich, wenn der Beginn mit unlösbaren Problemen oder interpersonalen Schwierigkeiten verbunden ist. Diese Störungen wurden früher als verschiedene Formen der »Konversionsneurose« oder »Hysterie« klassifiziert. Sie werden als ursächlich psychogen angesehen, in enger zeitlicher Verbindung mit traumatisierenden Ereignissen, unlösbaren oder unerträglichen Konflikten oder gestörten Beziehungen. Die Symptome verkörpern häufig das Konzept der betroffenen Person, wie sich eine körperliche Krankheit manifestieren müsste. Körperliche Untersuchungen oder Befragungen ergeben keinen Hinweis auf eine bekannte somatische oder neurologische Krankheit. Zusätzlich ist der Funktionsverlust offensichtlich Ausdruck emotionaler Konflikte oder Bedürfnisse. Die Symptome können sich in enger Beziehung zu psychischer Belastung entwickeln und erscheinen oft plötzlich. Eingeschlossen in diese Störungskategorie sind nur Störungen der körperlichen Funktionen, die normalerweise unter willentlicher Kontrolle stehen sowie der Verlust der sinnlichen Wahrnehmung.

Störungen mit Schmerz und anderen komplexen körperlichen Empfindungen, die durch das vegetative Nervensystem vermittelt werden, oder mit objektivierbaren Symptomen der vegetativen Stimulation sind nach ICD-10 unter »somatoforme Störungen« (F45) zu klassifizieren. Antwort e beschreibt eine hypochondrische Störung, die ebenfalls zu den somatoformen Störungen gerechnet wird.

3.16 Richtige Antworten: a, b, e

Schädlicher Gebrauch nach ICD-10 ist definiert durch anhaltenden Substanzkonsum trotz eindeutig dadurch eingetretener körperlicher (c), psychischer (d) oder sozialer Schäden (f).

Die anderen Antwortvorgaben umschreiben Kriterien, die nach ICD-10 am ehesten kennzeichnend sind für das Abhängigkeitssyndrom: Kontrollverlust (a), Entzugssyndrom (b) und Toleranzentwicklung (e).

3.17 Richtige Antworten: c, e

Erniedrigte Kaliumwerte und Entzündungen der Speiseröhre sind häufige medizinisch-physiologische Begleitmerkmale der Bulimie, gehören jedoch nicht zu den diagnostischen Kriterien nach ICD-10. Folgende diagnostische Kriterien müssen nach ICD-10 für die Diagnose der Bulimia nervosa erfüllt sein:

- Häufige Episoden von Fressattacken
- Andauernde Beschäftigung mit dem Essen, unwiderstehliche Gier oder Zwang zu essen (craving)
- Versuch, der Gewichtszunahme durch die Nahrung entgegenzuwirken durch selbstinduziertes Erbrechen und/oder Missbrauch von Abführmitteln und/oder zeitweilige Hungerepisoden und/oder Gebrauch von Appetitzüglern, Schilddrüsenpräparaten oder Diuretika
- Selbstwahrnehmung als »zu fett«, mit einer sich aufdrängenden Furcht, zu dick zu werden

3.18 Richtige Antworten: c, e, g

Objektivität bezeichnet den Grad, in dem die Ergebnisse unabhängig vom Untersucher sind. Validität bezeichnet die Gültigkeit und gibt den Grad der Genauigkeit an, mit dem ein Test das Merkmal, was er messen soll, tatsächlich misst. Reliabilität bezeichnet die Zuverlässigkeit und gibt an, wie gut die gemessenen Werte reproduzierbar sind.

3.19 Richtige Antwort: d

Entsprechend der Mannheimer Risikokinderstudie (Laucht et al. 1993) handelt es sich bei Verhaltensproblemen und emotionalen Auffälligkeiten im Kleinkind- und Vorschulalter nicht um vorübergehende Probleme. 60 % der auffälligen Zweijährigen wurden auch im Alter von vier Jahren als auffällig eingeschätzt. Sowohl das Ausmaß der Auffälligkeit als auch die Art der Symptomatik überdauerte vom Kleinkind- und Vorschulalter bis zum Schulalter (a ist somit falsch). Neben Ess-, Schlaf- und Ausscheidungsstörungen bestehen psychische Probleme im Kleinkind- und Vorschulalter zum einen aus Verhaltensproblemen und zum anderen aus emotionalen Auffälligkeiten. Verhaltensprobleme sind oppositionelles Verhalten mit Trotz und Wutanfällen, aggressives und destruktives Verhalten im Kontakt mit Gleichaltrigen sowie ausgeprägte motorische Unruhe und Ablenkbarkeit. Emotionale Auffälligkeiten sind Trennungsängste, objekt- und situationsspezifische Ängste sowie soziale Ängste. Weitere Verhaltensauffälligkeiten im Kleinkind- und Vorschulalter sind Stereotypien, wobei damit Bewegungsstereotypien mit und ohne Selbstschädigung gemeint sind (b ist somit falsch).

Verhaltensprobleme und emotionale Auffälligkeiten im Kleinkind- und Vorschulalter werden nach Laucht (2006) auf Grundlage der Elternexploration diagnostiziert. Diese wird ergänzt durch die spielerische Exploration und psychopathologische Beurteilung des Kindes. Weitere Informationen können durch eine Verhaltensbeobachtung gesammelt werden. Ebenso können Fremdbeurteilungsfragebögen wie z. B. Child Behavior Checklist 1,5–5 Jahre von T.M. Achenbach oder Child Behavior Checklist 4–18 Jahre (Hrsg. Arbeitsgruppe Kinder-, Jugendlichen und Familiendiagnostik) verwendet werden (c ist somit falsch).

Bei Kleinkindern und Kindern im Vorschulalter müssen psychische Auffälligkeiten stärker als bei älteren Kindern vor dem Hintergrund der bestehenden familiären Beziehungen, der Entwicklungsphase des Kindes sowie körperlichen Faktoren beurteilt werden (Laucht 2006) (d ist somit richtig).

Trennungsangst ist eine typische entwicklungsspezifische Reaktion im Säuglings- und Kleinkindalter, die zwischen dem 6. und 8. Monat erstmalig auftritt, im Alter von 18 Monaten am häufigsten ist und bis zum Alter von 3 Jahren abnimmt. Auffällige Trennungsangst geht hinsichtlich Häufigkeit, Intensität und Dauer über das altersentsprechende Maß hinaus und kann somit im Kleinkind- und Vorschulalter diagnostiziert werden (Laucht 2006) (e ist somit falsch).

3.20 Richtige Antworten: b, c, d

Exogene Psychosen werden ausgelöst durch hirnfunktionelle Schädigungen wie z. B. Traumata, Hirnverletzungen, degenerative Veränderungen, Gifte, Medikamente, Stoffwechselstörungen, Virus- oder Slow-Virus-Erkrankungen oder z. B. bei der Epilepsie, durch elektrophysiologische Störungen, bei Alkoholismus durch das Nervengift Alkohol, bei Demenz z. B. durch Durchblutungsstörungen.

Bei Depressionen handelt es sich dagegen i.d.R. um Konzentrationsstörungen i. S. einer Pseudodemenz, bei Panik um eine psychogene Verwirrtheit und bei Schizophrenie um eine Ich-Störung.

3.21 Richtige Antwort: c

Die häufig in Ausprägung und Intensität wechselnde Symptomatik stellt eines der deutlichsten Anzeichen für eine Borderlinestörung dar.

3.22 Richtige Antwort: d

Am ehesten trifft die Diagnose einer abhängigen Persönlichkeitsstörung zu, die auch als asthenische, inadäquate, passive oder selbstschädigende Persönlichkeitsstörung bezeichnet wird.

Die Diagnose einer abhängigen Persönlichkeitsstörung verlangt nach ICD-10 das Vorliegen von vier der nachfolgend aufgeführten Kriterien:

- Anderen Personen werden wichtige Entscheidungen für das eigene Leben überlassen
- Eigene Bedürfnisse werden anderen Personen untergeordnet, zu denen eine Abhängigkeit besteht

- Selbst angemessene Ansprüche an diese Personen werden nicht geäußert
- Unbehagliches Gefühl beim Alleinsein bzw. Angst, alleine nicht für sich sorgen zu können
- Häufiges Beschäftigtsein mit der Furcht, verlassen zu werden
- Eingeschränkte Fähigkeit, Alltagsentscheidungen alleine zu treffen

Die passiv-aggressive Persönlichkeitsstörung wird auch als negativistische Persönlichkeitsstörung bezeichnet (▶ Antwort 3.28).

3.23 Richtige Antworten: b, f, g

Falls bei Essstörungen, dissozialer Persönlichkeitsstörung und Demenz dissoziative Phänomene wie Derealisation oder Depersonalisation auftreten, werden diese, den ICD-Regeln entsprechend, separat verschlüsselt (z. B. F48.1).
Bei Essstörungen stehen eher Körperschemastörungen aber keine Depersonalisationen im Vordergrund. Bei der dissozialen Persönlichkeitsstörung sind die Störungen im Sozialverhalten und bei der Demenz die organischen Befunde ausschlaggebend, wobei immer mehrere Kriterien erfüllt sein müssen.

3.24 Richtige Antwort: Die Frage nach Selbstgefährdung

Ein Beispiel für eine solche Frage ist: »Haben Sie Gedanken, dass Sie lieber tot wären oder sich Leid zufügen möchten?«
Die häufigste Ursache für einen Suizid bzw. Suizidversuch liegt in diagnostizierbaren psychischen Erkrankungen. Ungefähr 90 % der Suizide in westlichen Gesellschaften sind hierauf zurückzuführen. Bei Patienten mit Psychosen und Depressionen sollte auf die Suizidgefahr geachtet werden, ebenso bei Suchterkrankten und Patienten mit chronischen Schmerzen. Etwa 90 % der vollendeten Suizide und etwa 60 % der Suizidversuche werden von Personen begangen, bei denen diese Störungen diagnostiziert wurden.

3.25 Richtige Antwort: c

Der D2-Test dient der Überprüfung der Konzentration und Aufmerksamkeits-Belastungsfähigkeit. Beim HAWIE handelt es sich um einen bewährten, standardisierten Intelligenztest, beim MWT (Mehrfachwahl-Wortschatz-Intelligenztest) um einen eher undifferenzierten Screeningtest und beim Binet-Simon-Test um eine ältere Methode zur Messung der Intelligenz. Der WMT-Test (Wiener-Matrizen-Test) ist ein sprachfreier, kulturunabhängiger Intelligenztest.

3.26 Richtige Antworten: a, c, e

Entgegen der landläufigen Meinung, wie sie auch in Medien gerne verbreitet wird, können sexualwissenschaftliche Untersuchungen keine Abnahme sexueller Probleme bestätigen, wohl aber einen Wandel. Junge Menschen haben zu einem früheren biographischen Zeitpunkt den ersten Sexualverkehr, aber das spricht nicht unbedingt nur für größere Liberalität. Die Sexualität dient als Regulator anderer Beziehungsthemen; man möchte seine Attraktivität beweisen, im Konkurrenzkampf bestehen, sich nicht alleine fühlen etc. Möglicherweise hängt die Zunahme sexueller Funktionsstörungen damit zusammen. Die Störung der Geschlechtsidentität des Kindesalters ist nach ICD-10 gekennzeichnet durch ein andauerndes und tief greifendes Leiden am eigenen Geschlecht, verbunden mit dem Wunsch, dem anderen Geschlecht zuzugehören. Die Störung kann sich in einer Aversion gegenüber der Kleidung des eigenen Geschlechts äußern oder in einer Ablehnung der anatomischen Strukturen des eigenen Geschlechts bis hin zur Behauptung des Kindes, dass es noch zum anderen Geschlecht heranwachsen werde. Diese Symptomatik muss vor Beginn der Pubertät auftreten und mindestens 6 Monate bestehen.

Zwar hatte auch Freud die Homosexualität als eine »Inversion« bezeichnet, aber er hatte immer klargestellt, dass die Homosexualität gleichermaßen einer Erklärung bedürfe wie auch die »normale« Heterosexualität. Seine provokante Annahme aus den »Drei Abhandlungen zur Sexualtheorie« war, dass nicht nur alle Menschen eine »polymorph perverse« Anlage hätten, wonach wir alle grundsätzlich befähigt seien, eine Perversion auszubilden; er meinte darüber hinaus, dass auch schon Kinder eine solche sexuelle Anlage haben. Damit wollte er weder Kinder diffamieren noch sie als Sexualobjekte freigeben. Vielmehr ging es ihm darum zu zeigen, dass die Entwicklung der menschlichen Sexualität meist einen Verlauf nimmt, der in der »normalen« Heterosexualität einmündet, aber manchmal eben in der Homosexualität, und dass man deshalb nicht unterstellen dürfe, das eine sei das natürlich-naturhaft Gegebene, während das andere die Perversion sei. Vielmehr legte Freud auch im hohen Alter größten Wert auf die Tatsache, dass die Psychoanalyse die Unterscheidung zwischen »normal« und »krankhaft« als nicht besonders hochwertig veranschlagen könne, auch wenn Freud den praktischen Wert dieses Unterschieds nicht ignorieren konnte. Richtig ist die Annahme, dass es neurotische Homosexuelle gibt, ebenso wie neurotische Heterosexuelle; aber Homosexualität per se kann aus psychoanalytischer Sicht nicht als »neurotisch« gekennzeichnet werden.

3.27 Richtige Antwort: a

Zwar können visuelle Halluzinationen in seltenen Fällen bei schizophrenen Psychosen vorkommen, typischerweise aber treten Halluzinationen akustisch auf, insbesondere in Form von Stimmenhören. Visuelle Halluzinationen weisen primär auf eine organisch bedingte Psychose hin (z. B. substanzinduziert oder im Rahmen eines Entzugsdelirs).

3.28 Richtige Antworten: b, d

Schuld- und Reuegefühle sind eher typisch für depressive Störungen. Übermäßige Gewissenhaftigkeit und Skrupelhaftigkeit sind eher kennzeichnend für die anankastische Persönlichkeitsstörung.

Für die Diagnose einer passiv-aggressiven oder negativistischen Persönlichkeitsstörung müssen nach DSM-IV fünf der nachfolgend aufgeführten Kriterien erfüllt sein:
- Verzögerung und Verschleppung von Routineaufgaben
- Ungerechtfertigter Protest gegen gerechtfertigte Forderungen anderer
- Trotz, Reizbarkeit, Streitlust, wenn an die Betroffenen unliebsame Forderungen gestellt werden
- Ungerechtfertigte Kritik an oder Verachtung für Autoritätspersonen
- Absichtlich langsame oder schlechte Arbeit an unliebsamen Aufgaben
- Behinderung der Bemühungen anderer, indem der eigene Arbeitsanteil nicht geleistet wird
- Vermeidung von Verpflichtungen durch die Behauptung, sie vergessen zu haben

3.29 Richtige Antwort: d
Abzugrenzen vom Transvestitismus unter Beibehaltung beider Geschlechtsrollen, der zu den Störungen der Geschlechtsidentität gehört, ist der fetischistische Transvestitismus, welcher zu den Störungen der Sexualpräferenz gerechnet wird. Bei Letzterem ist das Tragen der gegengeschlechtlichen Kleidung mit sexueller Erregung verbunden. Diese sexuelle Motivation für das Tragen der gegengeschlechtlichen Kleidung entfällt beim Transvestitismus unter Beibehaltung beider Geschlechtsrollen. Im Unterschied zum Transsexualismus besteht auch kein Wunsch nach Geschlechtsumwandlung.

3.30 Richtige Antwort: Zentrale Tendenz oder Tendenz zur Mitte
Unter diesem Urteilsfehler versteht man die Tendenz, extreme Ausprägungen auf einer Ratingskala zu vermeiden und nur Ausprägungen im mittleren Bereich anzukreuzen. Dieser Fehler tritt v. a. dann auf, wenn die zu beurteilenden Inhalte dem Probanden wenig bekannt sind oder wenn die Skalen im Fragebogen nicht ausreichend an Extrembeispielen verankert wurden (vgl. Bortz et al. 2006, S. 184).

3.31 Richtige Antwort: c
Das Screeningverfahren hat eine eher geringere Spezifität und eine hohe Sensitivität, d. h., es hat eine hohe Fähigkeit, echte Positivfälle, in unserem Beispiel Menschen mit Suizidalität, zu erfassen, aber es kann dabei echte Negativfälle, in unserem Beispiel Menschen ohne Suizidalität, schlechter identifizieren (vgl. a.a.O., S. 164 ff.).
Reliabilität ist eines der drei Haupt-Testgütekriterien (neben Objektivität und Validität). Es bezeichnet die Zuverlässigkeit eines Tests, d. h., wie gut die Ergebnisse bei wiederholter Anwendung reproduzierbar sind. Die Reliabilität des Screeningverfahrens kann nach den vorliegenden Angaben nicht beurteilt werden.

3.32 Richtige Antworten: b, f

Beim Pavor nocturnus handelt es sich um kurze nächtliche Angstanfälle, die vorwiegend im ersten Drittel des Nachtschlafes auftreten und während derer die Patienten nicht ansprechbar sind und nicht beruhigt werden können. Nach dem Erwachen sind die Patienten kurze Zeit desorientiert, es besteht eine partielle Amnesie für das Geschehen. Am häufigsten sind Kinder betroffen, v. a. Jungen im 4. und 5. Lebensjahr.

3.33 Richtige Antworten: c, d

Bei einer progressiven oder mutigen Entscheidungsstrategie wählt man den Cut-off, den Punkt, ab dem ein Patient in einem Screeningverfahren als krank gelten soll, sehr niedrig. Dadurch gelten viele Patienten als krank, man erzielt eine hohe Sensitivität, kann echte Positivfälle gut erfassen, riskiert aber falsch positive Fehler, d. h., dass Menschen als krank gekennzeichnet werden, die es in Wirklichkeit gar nicht sind.

Bei einer konservativen oder ängstlichen Entscheidungsstrategie wählt man den Cut-off sehr hoch, dadurch gelten viele Patienten als gesund, man erzielt eine hohe Spezifität, kann echte Negativfälle gut erfassen, riskiert aber falsch negative Fehler, d. h., dass Menschen als gesund gekennzeichnet werden, die eigentlich krank sind (vgl. a.a.O., S. 167 f.).

3.34 Richtige Antwort: c

Die Verbal-thematischen Verfahren gehören nach dem Brickenkamp Handbuch psychologischer und pädagogischer Tests (Brähler et al. 2002) neben den Formdeuteverfahren und den Zeichnerischen und Gestaltungsverfahren zur Gruppe der Persönlichkeits-Entfaltungsverfahren, auch Projektive Verfahren genannt. Diese sind dadurch gekennzeichnet, dass das Testmaterial wenig strukturiert ist und so dem Patienten ermöglicht, eigene Vorstellungen und Wünsche darin hinein zu projizieren. Die Auswertung ist problematisch, da die Verfahren nicht den Standards quantitativ-statistischer Testdiagnostik entsprechen, und kann rein inhaltlich erfolgen, häufig an psychodynamische Konzepte angelehnt. Projektive Verfahren werden oft in Kliniken und in der Diagnostik und Therapie von Kindern und Jugendlichen eingesetzt.

Der Thematischen Apperzeptionstest (TAT) besteht aus mehrdeutigen Bildtafeln, die Menschen in verschiedenen Situationen darstellen, zu denen Probanden möglichst dramatische Geschichten erzählen sollen. Der Schwarzfuß-Test (SF-Test) arbeitet mit Karten, die verschiedene Tiere zeigen, zu denen Kinder Geschichten erzählen sollen. Im Rosenzweig-Picture-Frustration-Test sind Alltagssituationen abgebildet, in denen eine Figur durch Äußerungen einer anderen frustriert wird. Der Proband soll nun stellvertretend für die frustrierte Person eine Antwort in eine Sprechblase notieren. Dieser Test wird sehr häufig eingesetzt. Es gibt zwei Versionen, für Kinder und Erwachsene. Die Kinderversion enthält Normen für vier verschiedene Altersklassen. Der Schulangst-Test (SAT) soll schulische Ängste von Kindern erfassen. Dazu sollen Kinder Geschichten zu Bildern erzählen, auf denen Schulsituationen abgebildet sind.

Familie in Tieren gehört zu den Zeichnerischen und Gestaltungsverfahren. Kinder sollen die eigene Familie als Tierfamilie imaginieren und deren Mitglieder zeichnen. Dadurch können unbewusste Struktur und Dynamik einer Familie deutlich werden. Nicht zu verwechseln ist dieser Test mit dem Familien-Beziehungs-Test (FBT), der familiäre Beziehungen untersucht und zu den Verbal-thematischen Verfahren gehört. Probanden (Kinder oder Erwachsene) sollen Geschichten zu Bildkarten erzählen, auf denen Eltern- und Kinderfiguren in mehrdeutigen Situationen abgebildet sind.

3.35 Richtige Antwort: e

Das Burn-out-Syndrom oder Ausgebranntsein gilt nicht als Krankheit, sondern als Problem der Lebensbewältigung und wird im ICD-10 gemäß Kapitel XXI unter Z73.0 als Zusatzdiagnose verschlüsselt. Kapitel XXI des ICD-10 erfasst Faktoren, die den Gesundheitszustand beeinflussen und zur Inanspruchnahme von Gesundheitsdiensten führen können. Das Burn-out-Syndrom stellt eine anhaltende Stressreaktion auf berufliche Überlastung und Überforderung dar und wurde vermehrt bei Menschen in helfenden Berufen beobachtet. Es geht mit Erschöpfung, Kopfschmerzen, Schlaf- und Konzentrationsstörungen, Hilf- und Hoffnungslosigkeit einher und kann zu sozialem Rückzug, Zynismus, Gleichgültigkeit und vermehrtem Alkoholkonsum führen (vgl. Möller et al. 2005, S. 267).

Nicht verwechselt werden sollte das Burn-out-Syndrom mit der Neurasthenie, auf Deutsch Nervenschwäche, die man auch als Ermüdungs- oder Erschöpfungssyndrom bezeichnet. Bei der Neurasthenie handelt es sich um eine klinische Diagnose nach Kapitel V (F48.0) der ICD-10. Sie ist entweder durch ein anhaltendes übersteigertes Erschöpfungsgefühl nach geringer geistiger Anstrengung oder durch eine anhaltende übersteigerte Müdigkeit und Schwäche nach geringer körperlicher Belastung gekennzeichnet und geht mit mindestens einem Symptom wie akute oder chronische Muskelschmerzen, Benommenheit, Spannungskopfschmerz, Schlafstörung, einer Unfähigkeit zu entspannen und Reizbarkeit einher. Bei der Neurasthenie spielen reale Überlastung und Überforderung eine geringere Rolle als beim Burn-out-Syndrom. Liegt ein solches vor, kann nach ICD-10 keine Neurasthenie diagnostiziert werden.

3.36 Richtige Antworten: a, d

Gedankenlautwerden und Gedankenabreißen rechnet man nicht zu den Ich-Störungen. Gedankenlautwerden ist eine akustische Halluzination: Die Betroffenen hören die eigenen Gedanken. Gedankenabreißen, auch Sperrung genannt, ist eine formale Denkstörung: Der Gedankengang der Betroffenen bricht plötzlich ohne Grund ab.

Zu den Ich-Störungen gehören jedoch Gedankeneingebung, Gedankenausbreitung und Gedankenentzug. Bei der Gedankeneingebung erleben Betroffene ihre Gedanken als von außen gesteuert. Bei der Gedankenausbreitung haben sie das Gefühl, dass alle ihre Gedanken kennen. Und beim Gedankenentzug klagen Betroffene darüber, dass ihre Gedanken ihnen weggenommen werden.

Alle genannten Symptome gehören zum schizophrenen Formenkreis (vgl. a.a.O., S. 142 ff.).

3.37 Richtige Antworten: b, e

Bei einer larvierten Depression stehen körperliche Symptome wie beispielsweise Schmerzen im Vordergrund (b). Einzelne Episoden einer larvierten Depression würde man im ICD-10 unter sonstige depressive Episoden (F32.8) verschlüsseln.

Rezidivierende manische Episoden werden zu den bipolaren Störungen gerechnet (e) und unter sonstige bipolare affektive Störungen (F31.8) verschlüsselt (F31.82).

Von einer Doppeldepression spricht man, wenn eine Dysthymia phasenweise durch eine depressive Episode überlagert wird, nicht jedoch umgekehrt (a trifft nicht zu). Vielmehr darf nach DSM-IV die Diagnose einer Dysthymia nur dann nach einer zuvor bestehenden depressiven Episode gestellt werden, wenn die Dysthymia bereits vor dem ersten Auftreten einer depressiven Episode bestanden hat oder die Symptome der depressiven Episode mindestens zwei Monate vollständig zurückgegangen sind.

Ebenfalls unter sonstige bipolare affektive Störungen (F31.8) wird die bipolare II-Störung verschlüsselt (F31.80), nicht unter F39 (c trifft daher nicht zu). Die bipolare II-Störung ist durch das wechselnde Auftreten einer oder mehrerer depressiver und einer oder mehrerer hypomanischer Episoden gekennzeichnet. Das Vorhandensein einer einzigen manischen Episode schließt diese Diagnose dagegen aus.

Das somatischen Syndrom ist gekennzeichnet durch Interessenverlust oder Verlust der Freude, mangelnde emotionale Reaktionsfähigkeit, Früherwachen, Morgentief, psychomotorische Hemmung oder Agitiertheit, Appetit-, Gewichts- oder Libidoverlust, nicht jedoch durch Schmerzen (d trifft daher nicht zu). Somatisches Syndrom und larvierte Depression sind nicht identisch. Ein somatisches Syndrom wird diagnostiziert, wenn mindestens vier der oben genannten Symptome auftreten. Das Vorliegen eines somatischen Syndroms wird bei der leichten oder mittelgradigen depressiven Episode an fünfter Stelle verschlüsselt, bei der schweren depressiven Episode nicht, da man davon ausgeht, dass ein somatisches Syndrom meist vorliegt.

3.38 Richtige Antworten: a, c, d

Man unterscheidet zwischen akuten und mehrmaligen traumatischen Ereignissen. Ein Typ-I-Trauma ist ein einmaliges oder plötzliches traumatisches Ereignis wie ein Verkehrsunfall, ein Zugunglück, ein Amoklauf, ein Raubüberfall oder ein Erdbeben. Ein Typ-II-Trauma ist eine fortdauernde oder sich wiederholende traumatische Situation wie Mobbing, sexueller Missbrauch, Krieg, Verfolgung, Aids oder Krebs. Dabei besteht bei einem länger andauernden Trauma eine höhere Wahrscheinlichkeit, eine Traumafolgestörung auszubilden. Auch bei einem von Menschen verursachten Trauma ist eher mit einer Traumafolgestörung zu rechnen als bei einem Unglück.

Antworten zu Kapitel 4

Psychische Störungen im Kindes- und Jugendalter

Annette Fink, Claudia Tritschler

4.1 Richtige Antwort: a

Der Junge weist Anzeichen des »hyperkinetischen Syndroms« (F90 ICD-10) oder auch »attention deficit hyperactivity disorder« (ADHD) auf. Die Steuerung des Verhaltens ist bei schätzungsweise 3–5 % der Schulkinder in Deutschland aus der Balance geraten. Für das ewige Hampeln, Aufspringen und die Abgelenktheit wird ein Mangel an Dopamin verantwortlich gemacht. Auf diesem Hintergrund ist i.d.R. eine kombinierte, d. h. medikamentöse und psychotherapeutische Behandlung angezeigt.

Gängige Medikation: In das gestörte Zusammenspiel von körpereigenen Botenstoffen (Dopamin) greift ausgleichend eine Substanz (Methylphenidat) ein, die in drastischen Fällen der rettende Ausweg ist. Das rasch wirksame Ritalin unterbricht die Kette von Verhaltensauffälligkeiten und erlaubt den Beginn psychotherapeutischer Intervention. (Bekannte Nebenwirkungen: Einschlafstörungen, verminderter Appetit, gastrointestinale Beschwerden, Reizbarkeit, Steigerung von Puls und Blutdruck.)

Verhaltenstherapeutische Intervention: Hyperaktive Kinder müssen v. a. ihre Selbstkontrolle entwickeln. Intensives Verhaltenstraining soll den Kindern helfen, ihr Verhalten besser zu steuern, innezuhalten, zu überlegen und erst dann zu handeln.

Der Therapeut entwirft für jedes Kind einen speziellen Plan mit verschiedenen »Therapiebausteinen«:

- »Behandlung der Grundstörung« (Entspannungsverfahren, möglichst aktiv), »Verbesserung des Sozialverhaltens« (im Spiel lernen, auch verlieren zu können und seine Affektivität unter Kontrolle zu halten), »effektives Arbeiten in der Schule« (Aufmerksamkeitstraining durch genaues Hinschauen, bspw. Mit Bildbeschreibungen oder Labyrinthaufgaben).
- Methoden, den Kontakt zu halten: Tendiert der junge Patient aus dem therapeutischen Setting abzuschweifen, versucht der Therapeut, ihn mit Blickkontakt, Hand auf die Schulter legen und Anlächeln wieder zurückzuholen.
- Token-Technik der positiven Verstärkung: Je nach Mitarbeit erhält der kleine Patient als Rückmeldung Wertmarken, die er später gegen kleine Belohnungen eintauschen kann (oder abgezogen bekommt).
- Therapievertrag: Zu Beginn wird mit jedem Kind ein Vertrag geschlossen, der Ziele und Ablauf der Intervention umreißt. Die Bereitschaft der regelmäßigen Teilnahme wird durch die Unterschrift festgehalten.

Selbstinstruktionstraining (lautes Denken) ermöglicht planvolles und strukturiertes Arbeiten. Zur Erinnerung an die einzelnen Schritte der Selbstinstruktion werden sog. Signalkarten eingeführt, die das Kind z. B. in der Hosentasche deponiert. Aufgabe der Eltern ist es, ihr Kind zu unterstützen, diese Methode auf Situationen zu übertragen, in denen es besonders wichtig ist, systematisch vorzugehen.

Elterntraining zielt darauf ab, dysfunktionale Interaktions- und Kommunikationsmuster in der Eltern-Kind-Beziehung durch die Vermittlung positiver Erziehungsstrategien zu verändern. Elterntraining ist häufig ein Therapiebaustein in multimodalen Therapieprogrammen. Das Therapieprogramm für Kinder mit hyperkinetischem und oppositionellem Problemverhalten (THOP, Döpfner et al. 2002) ist ein multimodales Interventionsprogramm, bei dem verhaltenstherapeutische Interventionen beim Kind, in der Familie, im Kindergarten oder in der Schule sowie die medikamentöse Behandlung entsprechend dem Einzelfall miteinander kombiniert werden.

Bei der Festhaltetherapie handelt es sich um eine Therapie, die durch intensives Festhalten (welches aggressionsfrei sein soll) versucht, Widerstände zu brechen und so einen Bezug zum therapierten Kind herzustellen. Die Methode ist sehr umstritten und wird stark kritisiert. Insbesondere wird angezweifelt, dass das Festhalten aggressionsfrei stattfindet und dadurch ein Bezug zum Kind aufgebaut werden kann.

4.2 Richtige Antwort: a

Zu den diagnostischen Kriterien der einfachen Aktivitäts- und Aufmerksamkeitsstörung (F90.0) gehören nach ICD-10 Unaufmerksamkeit, Überaktivität und Impulsivität, der Beginn der Störung vor dem 7. Lebensjahr sowie der Ausschluss einer tief greifenden Entwicklungsstörung, einer affektiven Störung, einer Angststörung oder einer Schizophrenie. Dabei sollten die Symptome seit mindestens 6 Monaten gezeigt werden, in mehr als einer Situation auftreten und zu einer deutlichen Beeinträchtigung der sozialen, schulischen oder beruflichen Funktionsfähigkeit führen.

Dissoziale Tendenzen, emotionale Labilität, Störungen des Selbstwertgefühls und psychosomatische Symptome gehören dagegen nicht zu den diagnostischen Leitlinien nach ICD-10, sondern sind häufige Neben- und Folgesymptome der Störung.

4.3 Richtige Antwort: Sensumotorische Entwicklung oder Stufe der sensumotorischen Intelligenz

Die Stadien der kognitiven Entwicklung nach Piaget (1973) sind:
- Stufe der sensumotorischen Intelligenz (0–2 Jahre)
- Stufe der vorbegrifflichen (präoperationalen) Intelligenz (2–7 Jahre)
- Stufe der konkreten Operationen (7–11 Jahre)
- Stufe der formalen Operationen (ab dem 12. Lebensjahr)

4.4 Richtige Antworten: c, e

Das präoperationale, anschauliche Denken (2–7 Jahre) ist nach Piaget (1973) u. a. gekennzeichnet durch Animismus (unbelebten Gegenständen werden Wille, Motiv und Intention zugeschrieben) und Egozentrismus (die Unfähigkeit, sich in die Rolle, auch den räumlichen Standpunkt, eines anderen hineinzuversetzen).

Reversibilität und Mengen-Zeit-Raum-Invarianz sind dagegen Denk-operationen, die erst im konkret-operatorischen Stadium (7–11 Jahre) erworben werden: Denkoperationen können durch inverse Opera-tionen rückgängig gemacht werden. Die Kinder in diesem Alter rea-lisieren z. B., dass die Flüssigkeitsmenge dieselbe bleibt, wenn sie von einem Gefäß in ein anders geformtes Gefäß umgeschüttet wird.

Übung angeborener Reflexmechanismen (Saug-, Greif-, Schluckre-flex, usw.) kennzeichnet dagegen den Beginn der kognitiven Entwick-lung unmittelbar nach der Geburt (sensumotorische Entwicklung; 0–2 Jahre).

4.5 Richtige Antwort: Auf Achse 2

Das MAS sieht für die umschriebenen Entwicklungsstörungen eine gesonderte Achse vor. Tief greifende Entwicklungsstörungen wer-den dagegen auf Achse 1 verschlüsselt, zusammen mit anderen psy-chischen Störungen aus den Kapiteln F0 bis F6 und Kapitel F9 der ICD-10. Die 6 Achsen des MAS lauten (Remschmidt et al. 2002):

- Achse 1: Klinisch-psychiatrisches Syndrom
- Achse 2: Umschriebene Entwicklungsstörungen
- Achse 3: Intelligenzniveau
- Achse 4: Somatische Störungen
- Achse 5: Abnorme psychosoziale Umstände
- Achse 6: Globalbeurteilung der psychosozialen Anpassung

4.6 Richtige Antwort: e

Zu den Impulskontrollstörungen (F63 ICD-10) gehören pathologi-sches Glücksspiel, Pyromanie, Kleptomanie und Trichotillomanie (»zwanghaftes Haareausreißen«).

4.7 Richtige Antwort: Kanner-Syndrom

Autismus ist eine tief greifende Entwicklungsstörung vor dem 3. Le-bensjahr mit Problemen in der sozialen Interaktion, Kommunikation und repetitivem Verhalten. Der frühkindliche Autismus wird auch als Kanner-Syndrom bezeichnet und tritt mit einer Häufigkeit von 2–14 von 10.000 Kindern auf. Jungen sind 3- bis 4-mal häufiger betroffen als Mädchen. In drei Vierteln der Fälle besteht eine Intelligenzmin-derung.

Beim Asperger-Autismus besteht dagegen i.d.R. eine normale bis überdurchschnittliche Intelligenz. Es treten keine klinisch bedeutsa-men Verzögerungen der kognitiven und sprachlichen Entwicklung auf.

4.8 Richtige Antwort: e

In der ICD-10 wird die Aufmerksamkeitsstörung ohne Hyperaktivität verschlüsselt unter F98.8: Sonstige näher bezeichnete Verhaltens- und emotionale Störungen mit Beginn in der Kindheit und Jugend.

Das DSM-IV unterscheidet dagegen im Kapitel »Störungen der Auf-merksamkeit, der Aktivität und des Sozialverhaltens« zwischen dem

Mischtypus, dem vorwiegend unaufmerksamen Typus (dies entsprä-
che der Aufmerksamkeitsstörung ohne Hyperaktivität) und dem vorwiegend hyperaktiv-impulsiven Typus.

4.9 Richtige Antwort: a

Da in den ersten 6 Monaten noch kein ausgereifter Schlaf-Wach-Zyklus besteht, ist das nächtliche Wachwerden des Säuglings normal und
wird häufig von Unruhe und Schreiattacken begleitet. Eine Schlafstörung liegt erst dann vor, wenn der Säugling auch nach dem ersten
Lebenshalbjahr nicht gelernt hat, ohne längere Hilfe der Eltern wieder
einzuschlafen. Dabei spricht man von einer Einschlafstörung, wenn
er länger als eine Stunde zum Einschlafen benötigt und von einer
Durchschlafstörung, wenn er an fünf Nächten in der Woche mindestens einmal in der Nacht (0–5 Uhr) aufwacht und nicht wieder von
selbst einschläft (vgl. Margraf 2000, S. 363 f.).
Schlaf-, Schrei-, Gedeih- und Fütterstörungen zählen zu den frühkindlichen Regulationsstörungen, die weit verbreitet sind (Prävalen-
zen 15–30 %), die Prävalenz von Schlafstörungen beträgt in einigen
Untersuchungen allein ca. 30 %.
Schlafstörungen im Säuglingsalter können natürlich auch Folge einer
somatischen Erkrankung oder – neben anderen – Symptom einer
frühkindlichen Depression oder einer reaktiven Bindungsstörung
sein.

4.10 Richtige Antworten: b, c, e

Schlafstörungen sind aus psychodynamischer Sicht Ausdruck einer
ungelösten Trennungsproblematik. Frühkindliche Regulationsstörungen werden als Folge unbewusster elterlicher Bedeutungszu-
schreibungen verstanden, die auch im Fokus der Behandlung stehen.
Diese können z. B. darin bestehen, dass das Kind als »Gespenst aus
der Vergangenheit« (Fraiberg et al. 1990) gesehen wird oder dass die
Beziehung eines Elternteiles zum Kind eine Beziehung aus der Vergangenheit wiederholt oder dass das Baby einen Aspekt des Unbewussten eines Elternteils repräsentiert. Diese unbewussten Phantasien schränken die Eltern in ihren dialogischen Fähigkeiten ein, und
der Säugling kann nicht mehr in seinen eigentlichen Bedürfnissen
wahrgenommen werden.
Die psychoanalytische Eltern-, Säuglings-/Kleinkindtherapie kann
sich primär an das Kind oder an die Eltern richten, doch findet auch
die Behandlung des Säuglings immer in Anwesenheit der Eltern
statt. Methodisch kommen entweder direkte Deutungen der unbewussten elterlichen Phantasien zur Anwendung oder korrigierende
Bindungserfahrungen mit dem Psychotherapeuten, der den Fokus
auf das beobachtbare Verhalten des Säuglings lenkt und dessen Erleben verbalisiert, v. a. auch für die Ohren der Eltern (vgl. Hopf et al.
2007, S. 217 ff.).

4.11 Richtige Antwort: Autoritärer Erziehungsstil

Der autoritäre Erziehungsstil ist gekennzeichnet durch unterbrechende Befehle, wenig konstruktive Kritik, Tadel, Erwartung von Gehorsam und Unterordnung. Er ist wenig kind-, sondern sehr elternzentriert.

Diesem entgegengesetzt ist der Laissez-faire-Erziehungsstil, bei dem kaum Kontrolle ausgeübt wird, kaum Strafen erfolgen und das Kind einer ungezügelten Selbstentfaltung überlassen wird.

Im Unterschied zu Letzterem ist der vernachlässigende Erziehungsstil weniger kindzentriert, sondern stärker elternzentriert und durch einen minimalen Zeitaufwand für das Kind gekennzeichnet.

Der autoritativ-demokratische, auch autoritativ-reziproke Erziehungsstil ist dagegen durch phasen- und situationsangemessene elterliche Anforderungen an das Kind gekennzeichnet, die aber zugleich »reaktiv« offen sind, d. h., die Eltern gehen kind- und altersgerecht auf die Wünsche des Kindes ein. Dieser Erziehungsstil ist ebenfalls kindzentriert und gilt als der Entwicklung des Kindes am angemessensten (vgl. a.a.O., S. 9 f.).

4.12 Richtige Antworten: c, d

Bei der Theorie der Entwicklungsaufgaben handelt es sich um ein Konzept der Entwicklungspsychologie (Erikson 1968, Havighurst 1972), das die Ontogenese als Rekonstruktion der verschiedenen, universell angelegten Aufgaben versteht, welche sich im Laufe der Lebensspanne verändern. Entwicklungsaufgaben betreffen die motorische, kognitive und sozioemotionale Entwicklung.

Nach Havighurst gibt es 3 Quellen für Entwicklungsaufgaben: die biologischen Veränderungen des Organismus, die Anforderungen von Kultur und Gesellschaft und die individuellen Erwartungen. Entsprechend gelten als Entwicklungsaufgaben des Schulalters (6–12 Jahre – Havighurst spricht vom »mittleren Schulalter«):

- Soziale Kooperation
- Selbstbewusstsein (fleißig, tüchtig)
- Erwerb der Kulturtechniken (Lesen, Schreiben etc.)
- Spielen und Arbeiten im Team

Antwort a stellt am ehesten eine Entwicklungsaufgabe der Kindheit dar (2–4 Jahre), Antwort b eine Entwicklungsaufgabe der frühen Kindheit (0–2 Jahre) und Antwort e eine Entwicklungsaufgabe der Adoleszenz (13–17 Jahre).

4.13 Richtige Antworten: a, d, e

Die Lese-Rechtschreib-Störung gehört zu den umschriebenen Entwicklungsstörungen schulischer Fertigkeiten (F81). Es handelt sich um Störungen, bei denen der normale Erwerb der Fertigkeiten von frühen Entwicklungsstadien an vermindert ist. Diese Störungen kommen durch eine Beeinträchtigung der kognitiven Informationsverarbeitung zustande, was u. a. auf einer biologischen Fehlfunktion beruht. Wie bei den meisten Entwicklungsstörungen sind diese Krankheitsbilder bei Jungen wesentlich häufiger als bei Mädchen. Hauptmerkmal dieser Störung ist eine umschriebene und eindeutige Beeinträchtigung in der Entwicklung der Lesefertigkeiten, die nicht allein durch das Entwicklungsalter, durch Visus-Probleme oder unangemessene Beschulung erklärbar ist. Das Leseverständnis kann sämtlich betroffen sein. Mit Lesestörungen gehen häufig Rechtschreibstörungen einher, die bis in die Adoleszenz persistieren.

Fehler beim Vorlesen zeigen sich als: Auslassen, Ersetzen, Umdrehen oder Hinzufügen von Worten oder Wortteilen; niedrige Lesegeschwindigkeit; Startschwierigkeiten beim Vorlesen, langes Zögern oder Verlieren der Zeile im Text und ungenaues Phrasieren, Vertauschen von Wörtern im Satz oder von Buchstaben in den Wörtern. Defizite im Leseverständnis zeigen sich in einer Unfähigkeit, Gelesenes wiederzugeben, aus Gelesenem Schlüsse zu ziehen oder Zusammenhänge zu sehen.

In der späteren Kindheit und im Erwachsenenalter sind die Rechtschreibprobleme meist größer als die Defizite in der Lesefähigkeit. Charakteristischerweise zeigen die Rechtschreibprobleme Fehler in der phonetischen Genauigkeit, und es lässt sich z. T. eine Lese-Rechtschreib-Störung von einer Störung in der phonologischen Analyse herleiten.

Zusätzlich zu den beschriebenen Problemen können mangelnde Teilnahme am Unterricht und soziale Anpassungsprobleme auftreten, besonders in den späteren Schuljahren. Emotionale Verhaltensstörungen sind ebenfalls während des Schulalters vorhanden. Emotionale Probleme kommen häufiger während der frühen Schulzeit vor, Störungen des Sozialverhaltens und Hyperaktivitätssyndrome treten eher in der späteren Kindheit und in der Adoleszenz auf. Ein niedriges Selbstwertgefühl ist häufig, ebenso wie Anpassungsprobleme in der Schule und in der Beziehung zu Gleichaltrigen.

Eine allgemeine Intelligenzminderung schließt die Diagnose einer Lese-Rechtschreib-Störung aus. Die nonverbalen Leistungen in einem Intelligenztest dürfen daher nicht unter einem IQ von 70 liegen.

Es müssen bzgl. anderer schulischer Fertigkeiten keine unterdurchschnittlichen Leistungen vorliegen. Außerdem sind unterdurchschnittliche schulische Leistungen nach ICD-10 kein diagnostisches Kriterium einer Lese-Rechtschreib-Störung, vielmehr müssen die Defizite in einem standardisierten Test erfasst werden (z. B. im Zürcher Lesetest ZLT und im Diagnostischen Rechtschreib-Test DRT) und müssen die Schulausbildung oder andere alltägliche Tätigkeiten behindern, die Lesefertigkeiten erfordern.

4.14 Richtige Antwort: b

Umschriebene Entwicklungsstörungen der Sprache und des Sprechens wie die rezeptive Sprachstörung gehen einer Lese-Rechtschreib-Störung häufig voraus, gehören jedoch nicht zu den Folgesymptomen bei unbehandelter Lese-Rechtschreib-Störung. Zu diesen rechnen: geringere Schulabschlüsse, eine um den Faktor 3 erhöhte Jugendarbeitslosigkeit, eine um den Faktor 5 erhöhte Jugenddelinquenz, ein erhöhter Nikotin- und Alkoholabusus sowie hyperkinetische Syndrome. Emotionale Störungen sind eher seltener.

4.15 Richtige Antworten: a, c

Eine eher gute Prognose haben die Artikulationsstörung, die umschriebene Entwicklungsstörung der motorischen Funktionen, Kinderticstörungen sowie emotionale Störungen im Kindesalter.

Eine eher schlechte Prognose haben expansive Verhaltensstörungen sowie emotionale Störungen bei jugendlichen Mädchen. Eine eher schlechte Prognose haben auch tief greifende Entwicklungsstörungen, dies gilt insbesondere für das Heller-Syndrom, also die desintegrative Störung des Kindesalters.

Der Verlauf des Landau-Kleffner-Syndroms, der erworbenen Aphasie mit Epilepsie, die zu den umschriebenen Entwicklungsstörungen des Sprechens und der Sprache gehört, ist abhängig von der schnellen Therapieeinleitung. Doch behalten etwa zwei Drittel der Kinder bleibende Sprachstörungen.

4.16 Richtige Antwort: c

Die zystische Fibrose (Mukoviszidose) gehört zu den häufigsten angeborenen Stoffwechselstörungen und führt zu einer generalisierten Dysfunktion exokriner Drüsen. Betroffen sind v. a. die sog. mukösen Drüsen (Bronchien, Verdauungstrakt), wodurch es zu schweren Atemwegs- und Verdauungsstörungen kommt.

Die Phenylketonurie ist eine erbliche Erkrankung des Phenylalaninstoffwechsels, die unbehandelt zu einer Intelligenzminderung führt. Durch phenylalaninarme Diät zumindest in den ersten zehn Lebensjahren und durch Kontrolle der Phenylalaninkonzentration ist jedoch eine normale Entwicklung möglich.

Das Wilson-Syndrom ist eine erbliche Erkrankung des Kupferstoffwechsels, die unbehandelt zu hyperkinetischen Störungen, Störungen der Affektivität, des Gedächtnisses und in späteren Stadien zur Demenz führt. Durch medikamentöse Behandlung kann das Fortschreiten der Störung verhindert werden.

Die Gaucher-Krankheit ist eine erbliche Stoffwechselerkrankung, die infolge Betaglukosidase-Mangels unbehandelt zu Knochen- und Gelenkbeschwerden, abnehmendem Muskeltonus, Krampfanfällen und Intelligenzminderung führt. Trotz Enzymtherapie ist die Prognose bei zwei Drittel der Verläufe eher schlecht.

Die Galaktosämie ist eine erbliche Erkrankung des Galaktosestoffwechsels, die trotz Früherkennung und -behandlung in späterem Verlauf ungeklärterweise zu einem Intelligenzverlust in der Pubertät führt.

4.17 Richtige Antworten: d, f

Zu den diagnostischen Kriterien des frühkindlichen Autismus gehören qualitative Auffälligkeiten der sozialen Interaktion wie ein Mangel an sozio-emotionaler Gegenseitigkeit, qualitative Auffälligkeiten der Kommunikation wie eine verspätete oder vollständige Störung der Entwicklung der Sprache sowie repetitive stereotype Verhaltensmuster, die sich auch in einer intensiven Beschäftigung mit Teilobjekten oder nichtfunktionalen Elementen des Spielmaterials zeigen können. Dabei gilt als Ausschlusskriterium, dass das klinische Bild nicht einer anderen tief greifenden Entwicklungsstörung oder Schizophrenie zugeordnet werden kann.

Das Störungsbild geht häufig mit unspezifischen Problemen wie Schlaf- und Essstörungen, Phobien, Wutausbrüchen, Selbstverletzungen und Veränderungsangst einher, doch gehören diese nicht zu den diagnostischen Leitlinien nach ICD-10. Auch Intelligenzminderung gehört nicht zu den diagnostischen Leitlinien des Kanner-Syndroms, sondern wird, falls vorhanden, zusätzlich verschlüsselt.

4.18 Richtige Antwort: Elektiver Mutismus

Der elektive Mutismus gehört zu den Störungen sozialer Funktionen mit Beginn in der Kindheit und Jugend. Er ist durch eine deutliche, emotional bedingte Selektivität des Sprechens charakterisiert. Das Kind zeigt seine Sprachkompetenz in einigen Situationen, in anderen definierten Situationen jedoch nicht. Die Diagnose setzt ein normales Niveau bzgl. Sprachausdruck und Sprachverständnis voraus sowie den Nachweis, dass das Kind in einigen Situationen normal spricht. Das Vorliegen einer tief greifenden Entwicklungsstörung schließt die Diagnose des elektiven Mutismus aus. Die Störung geht oft mit Persönlichkeitsmerkmalen wie Sozialangst, Rückzug, Empfindsamkeit und Widerstand einher. Häufig spricht das Kind zu Hause oder mit engen Freunden, ist jedoch in der Schule oder bei Fremden mutistisch.

4.19 Richtige Antwort: Kopropraxie

Die unwillkürliche Wiederholung obszöner Gesten wird auch als Kopropraxie bezeichnet. Unter Echopraxie versteht man dagegen die unwillkürliche Wiederholung der Bewegung anderer.

Palilalie bezeichnet die unwillkürliche Wiederholung von (eigenen) Silben, Wörtern oder Satzteilen. Echolalie bezeichnet dagegen die unwillkürliche Nachahmung der Äußerungen anderer Menschen. Und Koprolalie bezeichnet das unwillkürliche zwanghafte Ausstoßen obszöner Worte.

Alle vier genannten Auffälligkeiten kommen bei Ticstörungen vor. Dabei handelt es sich um komplexe vokale (Palilalie, Echolalie, Koprolalie) bzw. komplexe motorische (Echopraxie, Kopropraxie) Tics.

Das Tourette-Syndrom ist durch kombinierte vokale und motorische Tics gekennzeichnet, die aber nicht notwendigerweise gleichzeitig auftreten müssen. Die Diagnose setzt voraus, dass die Tics mehrmals am Tag auftreten, seit über einem Jahr bestehen und vor dem 18. Lebensjahr begonnen haben.

4.20 Richtige Antworten: b, d

Ein Tic ist nach ICD-10 definiert als unwillkürliche, rasche, wiederholte, nicht rhythmische Bewegung gewöhnlich umschriebener Muskelgruppen oder eine Lautproduktion, die plötzlich einsetzt und keinem erkennbaren Zweck dient. Unterschieden werden vokale und motorische Tics, die jeweils einfach oder komplex sein können. Tics können i.d.R. für eine gewisse Zeit unterdrückt werden. In Stresssituationen nehmen sie zu, jedoch sistieren sie auch bei Entspannung nie vollständig. Allerdings verschwinden sie während des Schlafes. Besteht die Symptomatik 12 Monate oder weniger, so wird eine vorübergehende Ticstörung diagnostiziert. Besteht sie länger als 12 Monate, so wird eine chronische Ticstörung diagnostiziert. Eine chronische Ticstörung mit kombinierten vokalen und motorischen Tics stellt das Tourette-Syndrom dar. Ticstörungen treten 3- bis 4-mal häufiger bei Jungen als bei Mädchen auf. Eine familiäre Häufung von Tics ist üblich. Pathophysiologisch nimmt man eine Störung verschiedener Neurotransmittersysteme an, des noradrenergen, serotonergen und v. a. des dopaminergen Systems. Deshalb kommen, abhängig von dem oft sehr unterschiedlichen Schweregrad, neben dem Einsatz psychotherapeutischer Verfahren auch Neuroleptika zur Anwendung. Besonders bei schweren Ticformen gibt es eine hohe Anzahl begleitender Störungen wie ADHS, Lernstörungen, Impulsivität, emotionale Störungen oder Zwangssymptome.

4.21 Richtige Antwort: c

Die leichte Intelligenzminderung (oder Debilität oder leichte Oligophrenie) umfasst einen IQ-Bereich von 50–69.
Die mittelgradige Intelligenzminderung (oder Imbezillität oder mittelgradige Oligophrenie) umfasst einen IQ-Bereich von 35–49.
Die schwere Intelligenzminderung (oder schwere Oligophrenie) umfasst einen IQ-Bereich von 20–34.
Bei der schwersten Intelligenzminderung (oder Idiotie oder schwersten Oligophrenie) liegt der IQ-Bereich unter 20.
Bei einer dissoziierten Intelligenz besteht eine unterschiedlich ausgeprägte Intelligenzminderung in verschiedenen Bereichen von Intelligenzleistungen, z. B. eine deutliche Diskrepanz von mindestens 15 IQ-Punkten zwischen verbalem und Handlungs-IQ.

4.22 Richtige Antworten: a, b, c, d

Im Vorschulalter (0–6 Jahre) findet sich häufiger eine Reihe von Verhaltensauffälligkeiten. Dazu zählen unter anderem: Enuresis (Einnässen bei Tag und Nacht), Enkopresis (Einkoten), hyperaktives Verhalten, Ängstlichkeit, Schlafstörungen, aggressives Verhalten, Nägel-kauen, Tics und Mutismus (Sprechverweigerung). Die hebephrene Psychose, eine Erkrankung aus dem schizophrenen Formenkreis, tritt frühestens im Jugendalter mit Beginn der Pubertät in Erscheinung.

4.23 Richtige Antworten: b, e, f
Die Pubertät ist eine Zeit des Umbruchs und die wesentliche Entwick-lungsphase an der Schwelle zum Erwachsenenalter. Für die Identitäts-bildung und Autonomieentwicklung ist diese Zeit von besonderer Be-deutung. Deshalb ist das Auftreten problematischer Verhaltens- und Erlebensweisen und krisenhafter Zuspitzungen hier häufig anzutref-fen. Die Grenze zur Psychopathologie wird deutlich überschritten, wenn es zu psychotischen Episoden, Delinquenz oder der Entwick-lung einer Drogenabhängigkeit kommt.

4.24 Richtige Antwort: e
Die Hebephrenie oder hebephrene Schizophrenie ist eine Erkran-kung mit Beginn in der Jugend oder im jungen Erwachsenenalter, die i. Allg. eine eher schlechte Prognose hat.
Halluzinationen und Wahnphänomene dürfen zwar nicht das klini-sche Bild der Hebephrenie bestimmen, doch können sie in leichter Form auftreten und schließen daher die Diagnose nicht grundsätzlich aus.
Das klinische Bild der Hebephrenie ist v. a. durch eine Negativsym-ptomatik gekennzeichnet. Zentrales Kennzeichen ist erstens eine an-haltende Verflachung oder Inadäquatheit des Affekts und zweitens ein zielloses und unzusammenhängendes Verhalten oder das Vor-handensein eindeutiger Denkstörungen.
Abgesehen von diesen Leitsymptomen müssen die allgemeinen Krite-rien der Schizophrenie erfüllt sein, daher kann es bei der Hebephre-nie auch zu Ich-Störungen kommen (Gedankeneingebung, -entzug).

4.25 Richtige Antwort: d
Die expressive Sprachstörung gehört zu den umschriebenen Ent-wicklungsstörungen, bei der die Fähigkeit, die expressive Sprache zu gebrauchen, unterhalb des Niveaus des Intelligenzalters liegt. Nicht sprachliche Intelligenz und Sprachverständnis liegen dagegen im Normbereich. Das Vorhandensein einer Intelligenzminderung (a) und einer rezeptiven Sprachstörung (b) schließen daher die Diag-nose aus. Doch kommen bei der expressiven Sprachstörung oft auch Artikulationsstörungen vor, welche die Diagnose nicht ausschlie-ßen (d). Umgekehrt ist die expressive Sprachstörung aber ein Aus-schlusskriterium für die Diagnose Artikulationsstörung. Artikula-tionsstörung, expressive und rezeptive Sprachstörung folgen einem aufsteigenden Schweregrad. Dabei beinhaltet die schwerere Störung meist auch die darunter liegenden Störungen, also die rezeptive Sprachstörung beinhaltet auch Störungen der expressiven Sprache

und der Artikulation, die expressive Sprachstörung auch Störungen der Artikulation.

Beim elektiven oder selektiven Mutismus handelt es sich um eine Störung sozialer Funktionen mit Beginn in der Kindheit und Jugend (F94). Die Störung ist durch eine Unfähigkeit, in bestimmten Situationen zu sprechen, gekennzeichnet, in anderen, meist vertrauteren, ist dies jedoch nachweisbar möglich. Die Störung geht meist mit sozialer Ängstlichkeit und Rückzug einher und kommt häufiger bei Mädchen vor. Da bei dieser Störung Sprachausdruck und -verständnis im Normbereich liegen, schließt die Diagnose eines elektiven Mutismus die einer expressiven Sprachstörung aus (c).

Das Landau-Kleffner-Syndrom, auch erworbene Aphasie mit Epilepsie genannt, gehört ebenfalls zu den umschriebenen Entwicklungsstörungen und schließt die Diagnose einer expressiven Sprachstörung aus (e). Es ist durch einen plötzliche Verlust expressiver und rezeptiver Sprachfertigkeiten im Alter von 3–7 Jahren gekennzeichnet und geht bis zu 2 Jahren vor oder nach Beginn der Sprachstörung mit EEG-Veränderungen im Temporallappen oder auch epileptischen Anfällen einher. Ursächlich vermutet man deshalb einen entzündlichen enzephalitischen Prozess.

4.26 Richtige Antworten: b, d
Die Enkopresis gilt als die schwerere Störung und geht häufig mit psychischen Störungen wie Störungen des Sozialverhaltens und Zwangsstörungen einher. Leitsymptom ist das wiederholte willkürliche oder unwillkürliche Absetzen von Faeces an dafür nicht vorgesehen Stellen. Die Diagnose kann erst ab einem Alter von 4 Jahren gestellt werden und betrifft Jungen 3- bis 4-mal häufiger als Mädchen.

Leitsymptom der Enuresis ist die unwillkürliche oder beabsichtigte Harnentleerung in das Bett oder die Kleidung. Die Diagnose kann erst ab einem Alter von 5 Jahren gestellt werden. Jungen sind häufiger von Enuresis nocturna, Mädchen häufiger von Enuresis diurna betroffen.

4.27 Richtige Antworten: c, e, f
Die Erscheinungsbilder der Depression sind bei Kindern anders als bei Erwachsenen (▶ Antwort 4.40). Sie klagen weniger über psychische Beschwerden, grübeln nicht, sind nicht niedergedrückt, antriebslos und hoffnungslos. Die zur Depression gehörende Ich-Hemmung oder Ich-Einschränkung kann sich im Leistungsabfall zeigen, in einer Lernstörung, einer totalen Spielhemmung, in der Gleichgültigkeit allem Neuen gegenüber. Das Ich schirmt sich nach außen hin ab. Kinder mit depressiver Erkrankung werden oft auch wegen Trennungs- und Versagensängsten vorgestellt. Weitere Symptome der Depression bei Kindern sind, in Abhängigkeit vom Alter: Schlafstörungen, Appetitlosigkeit, Ängstlichkeit, Aggression, sozialer Rückzug, Weinen.

4.28 Richtige Antworten: a, c, d

Die diagnostischen Kriterien der Anorexia nervosa nach ICD-10 umfassen:

- Körpergewicht mindestens 15 % unter dem für das Alter und die Körpergröße erwarteten Gewicht
- Selbst herbeigeführter Gewichtsverlust
- Körperschemastörung: Selbstwahrnehmung als zu dick, sehr niedrige angestrebte Gewichtsschwelle
- Umfassende endokrine Störung der Hypothalamus-Hypohysen-Gonaden-Achse, die sich bei Frauen als Amenorrhoe und bei Männern als Libido- und Potenzverlust manifestiert

Selbstwertstörung und Ich-Schwäche sind neben Angst, Depression und Zwangssymptomen sicher häufige Begleitsymptome der Störung, die jedoch nicht Eingang in die diagnostischen Kriterien gefunden haben.

Hypokaliämie gehört neben Hypothermie, Bradykardie, Hypotonie, erniedrigtem Nüchternblutzucker, Niereninsuffizienz und erhöhten Amylasewerten zu den somatischen Folgeerscheinungen der Anorexie.

4.29 Richtige Antworten: d, e

Die Prävalenzrate der Bulimie in der Gruppe der jungen Frauen beträgt 1–3 % (d). Die Bulimie ist häufiger als die Anorexie und beginnt etwas später (Erkrankungsgipfel im 18. Lebensjahr). Die Prävalenzrate der Anorexie in der Gruppe der 15- bis 25-Jährigen beträgt unter 1 %. Sie beginnt früher (Erkrankungsgipfel im 14. und im 18. Lebensjahr). Bei beiden Erkrankungen sind bis zu 10-mal häufiger Frauen betroffen (vgl. Möller et al. 2005, S. 269). Bei Anorexie und Bulimie kann es zu Elektrolytstörungen kommen (erniedrigte Chlor- und Kaliumwerte) (e).

Antwort a ist nicht richtig, da es neben der restriktiven oder auch asketischen oder passiven Form der Anorexie (ausschließlich Hungern, ohne aktive Maßnahmen zur Gewichtsabnahme, gekennzeichnet v. a. durch ein Vermeiden hochkalorischer Speisen und gesteigerte körperliche Aktivität) die aktive oder bulimische Form der Anorexie gibt, bei der es zu Erbrechen, Diuretika- und Laxantienmissbrauch kommt, u. U. auch in Verbindung mit Heißhungerattacken. Allerdings schließen häufige Episoden von Fressattacken (2-mal pro Woche seit 3 Monaten) und eine unwiderstehliche Gier zu essen (»craving«) die Diagnose Anorexie aus.

Antwort f trifft nicht zu, da bulimische Patienten einer Gewichtszunahme auch durch Hungerperioden, Gebrauch von Laxantien, Appetitzüglern, Schilddrüsenpräparaten oder Diuretika entgegensteuern können (▶ Antwort 3.17).

Antwort b ist nicht richtig, da es sich bei der Binge-Eating-Störung um eine eigenständige Essstörung handelt, für die im Anhang des DSM-IV gesondert Forschungskriterien aufgeführt sind und die im

DSM-IV und in der ICD-10 unter »nicht näher bezeichnete Essstörung« verschlüsselt wird. Allerdings gibt es eine starke Überlappung zum Non-Purging-Typus der Bulimie, nach DSM-IV der Unterform der Bulimie, bei der es zwar Essattacken gibt, aber kein Erbrechen. Doch versuchen Patienten mit Binge-Eating-Disorder nicht, der Gewichtszunahme entgegenzuwirken, sodass diese Störung oft mit Übergewicht einhergeht. Auch fehlt das diagnostische Kriterium der übertriebenen Sorge um Körperform und Gewicht. Die Forschungskriterien der Binge-Eating-Störung nach DSM-IV lauten:

- Unwiderstehliche Gier oder Zwang, übermäßig viel zu essen
- Essanfälle sind durch schnelles Essen großer Nahrungsmengen bis zu unangenehmem Völlegefühl charakterisiert, durch Essen ohne Hunger, Alleinessen aus Scham sowie Ekelgefühle nach dem Essen
- Leiden unter den Essanfällen
- Keine regelmäßigen Maßnahmen zur Gewichtskontrolle

4.30 Richtige Antworten: c, f

Nach der Fallbeschreibung sind die Kontakt-Desensibilisierung und das Chaining am wenigsten indiziert. Bei der Kontakt-Desensibilisierung bzw. Modell-Desensibilisierung handelt es sich um eine Variante der systematischen Desensibilisierung, bei der mittels Modell das gewünschte Verhalten demonstriert wird und zunächst vom Therapeuten Hilfestellungen bei der Nachahmung geleistet werden (▶ Antwort 4.44).

Chaining ist ein operantes Verfahren, mit dem durch Verkettung einzelner Verhaltensteile ein komplexes Verhalten (z. B. sich anziehen) aufgebaut werden soll. Diese Methode wird insbesondere bei retardierten oder autistischen Kindern angewandt (▶ Antwort 9.28).

Nachdem in der Erstkontaktphase (ca. 3 Sitzungen) eine Vertrauensbasis mit dem Jungen aufgebaut wurde, sollte ein »Aggressionstraining« mit Einzel- und Gruppentraining beginnen. Parallel dazu sollte im Rahmen einer Familienberatung auf das Erziehungsverhalten der Eltern eingegangen werden.

Im Einzeltraining lernt der Patient (mit Hilfe von Videofilmen und Bildmaterial) soziale Situationen richtig zu deuten und verschiedene Alternativen zu aggressivem Verhalten in Konfliktsituationen zu entwickeln:

- Entspannungsverfahren zum Abbau motorischer Unruhe und Verspannung (z. B. werden Kinder in der Phantasie in eine Unterwasserwelt versetzt, sodass sie Ruhe und körperliche Entspannung empfinden können).
- »Realitätsgerechte Wahrnehmung« lernen, z. B. Blicke oder die gesamte Mimik eines anderen einschätzen und so eine Reaktionskette richtig bewerten können.
- »Angemessene Selbstbehauptung« als positive Form von Aggression trainieren (z. B. durch Äußerung des eigenen Standpunktes, von Kritik, von Ärger in Konfliktsituationen).

- Vermittlung von mit Aggressionen unvereinbaren Handlungsweisen, indem z. B. Hilfs-, Kooperations- und Kompromissbereitschaft bekräftigt werden (z. B. durch kognitive Umstrukturierung und positive Umformulierung: »Es ist nicht Schwäche, sondern Stärke, wenn man nachgeben kann«).
- Durch gezielte Selbstinstruktionen zur effektiveren Verhaltenskontrolle (z. B. mit Hilfe illustrierter Instruktionskärtchen, die Stopp-Signale geben).
- Durch Selbstverbalisation kann das Kind Wut kontrollieren und impulsives Handeln verzögern.
- Intensive Selbstbeobachtung (z. B. mit Arbeitsblatt »Detektivbogen«) und Verhaltensübungen für zu Hause.

Im Gruppentraining mit anderen aggressiven Kindern lernt der Patient anhand von Rollenspielen z. B:
- Diskussionsregeln zu erstellen.
- Ursachen von Wut zu erkennen.
- Lob und Tadel zu erleben.
- Einfühlungsvermögen, d. h. die Gefühle eines Opfers nachzuempfinden.
- Ärger adäquat auszudrücken.

4.31 Richtige Antworten: a, c, d

Beim Erziehungsverhalten der Eltern sollte auf folgende Kriterien eingegangen und stützend geholfen werden:
1. Klarer Umgang mit Regeln
2. Angebrachte elterliche Kontrolle
3. Verstärkungsverhalten
4. Modellverhalten

»Regeln setzen und abverlangen«: Dabei ist zu beachten, dass sowohl zu viele Ge- und Verbote (Einigung) als auch zu wenige (Orientierungslosigkeit) ungünstig sind. (Eltern: »Wir wollen uns auf gewisse Regeln einigen, die unser Zusammenleben erleichtern.«)
»Ausgewogene elterliche Kontrolle«: Bestehen Eltern nicht auf Abmachungen, geben sie bei Anforderungen an ihre Kinder nach, verstärken sie das Kind damit negativ. (Eltern: »Du weißt, dass wir eine Abmachung getroffen haben, also halte dich daran!«)
»Verstärkungsverhalten der Eltern«: Eltern verstärken das aggressive Verhalten ihres Kindes immer dann, wenn sie dessen Wunsch letztendlich doch nachgeben. (Eltern: »Auch wenn du noch so tobst und schreist, bleiben wir bei unserer Abmachung!«) Zeigt das Kind erwünschte Verhaltensweisen, kann die Wahrscheinlichkeit der Wiederholung durch Lob positiv beeinflusst werden. Eltern, die erwünschtes Verhalten ihres Kindes nicht beachten geschweige denn loben, riskieren ein hohes Risiko des Wiederauflebens unerwünschten Verhaltens.
»Modellverhalten in der Familie«: Eltern sollten sich bewusst sein, dass die Art des Umgangs der Ehepartner untereinander (Konflikte

durch Schreien zu lösen) darüber entscheidet, wie Kinder miteinander umgehen. Wird aggressives Verhalten gegenüber anderen Kindern oder in Medien wie TV, Videos, Zeitung, Comics gebilligt bzw. sogar für gut befunden, kann dies zur Nachahmung führen.

4.32 Richtige Antwort: a

Bowlby (1969) versteht Bindung als enge emotionale Beziehung zwischen zwei spezifischen Menschen, die diese über Raum und Zeit hinweg miteinander verbindet. Bindungsverhalten dient der Herstellung von Nähe und Kontakt zur Bindungsperson. Aufgrund des Bindungsverhaltens lassen sich in der frühen Kindheit die verschiedenen Bindungsqualitäten feststellen (sicher, unsicher-vermeidend und unsicher-ambivalent, desorganisiert als Zusatzklassifikation).

Ein unsicher-vermeidendes Bindungsmuster zeichnet sich durch eine Betonung des Explorationsverhaltens sowie durch eine Minimierung von Bindungsverhalten aus. Die Stressreaktion in einer Fremdensituation zeigt sich nur auf physiologischer Ebene in einer Erhöhung des Kortisolspiegels, aber nicht auf der Verhaltensebene. Das Kind ignoriert die Trennung vom Elternteil und vermeidet den Blick und die Kontaktaufnahme bei der Wiedervereinigung.

Antwort e trifft nicht zu, da Bindungsverhalten von Geburt an gezeigt wird und dabei ab dem 3. Monat eine Personen-unterscheidende Ansprechbarkeit und ab dem 7. Monat Objektpermanenz besteht.

4.33 Richtige Antworten: d, e

Ein desorientiert-desorganisiertes Bindungsmuster zeigt sich durch ein widersprüchliches, konflikthaftes Bindungsverhalten, das als Stressreaktion in Gegenwart der Bindungsperson kurzzeitig auftritt. Es zeigt an, dass die sonst vorherrschende Bindungsstrategie (sicher, unsicher-vermeidend, unsicher-ambivalent) vorübergehend nicht aufrechterhalten werden kann. Auf der Verhaltensebene finden sich verschiedene Merkmale wie Stereotypien, Einfrieren der Bewegungen, Annäherung mit abgewandtem Kopf u. ä.

Intensives Schreien wird dagegen als Bindungsverhalten gewertet, das im Dienste der Kontaktaufnahme steht und nicht desorientiert-desorganisiert ist.

E ist ein Kennzeichen sicher gebundener Kinder: Bei Abwesenheit der Mutter sind die Kinder beunruhigt. Sie reagieren erleichtert, wenn die Mutter zurückkehrt, und suchen ihre Nähe. Im Unterschied dazu ignorieren unsicher-vermeidend gebundene Kinder die Trennung von der Mutter (▶ Antwort 4.32). Unsicher-ambivalent gebundene Kinder wiederum reagieren mit wütendem Protest auf die Trennung von der Mutter und zeigen bei der Wiedervereinigung mit der Mutter ein sehr ambivalentes Verhalten.

4.34 Richtige Antworten: a, c, d

Die Mentalisierungs- und Symbolisierungsfähigkeit entsteht nach Ansicht neuerer psychoanalytischer Ansätze durch adäquate Spiegelung der Affektäußerungen des Kindes durch seine Bezugspersonen. Diese muss zum einen die mentale Befindlichkeit des Kindes reflektieren, die seinen Affektäußerungen zugrunde liegt, z. B. Angst. Zum anderen muss sie einen gegenteiligen Affekt enthalten, um dem Kind die Botschaft zu vermitteln, dass kein Anlass zur Besorgnis besteht und muss den Affekt des Kindes symbolisch repräsentieren.

Antwort b ist falsch, denn die Affektspiegelung des Erwachsenen muss markiert sein, damit das kleine Kind die affektive Reaktion des Elternteils als Antwort auf seinen affektiven Zustand und nicht als Ausdruck der Gefühle des Elternteils erlebt. Eine solche Markierung wird z. B. durch eine Übertreibung erreicht. Durch die Markierung bekommt die affektive Reaktion eine »Als-ob-Qualität«, die den affektiven Ausdruck des Kindes aufnimmt und gleichzeitig variiert und so zu einer Symbolisierung beiträgt. Gerade die Markierung der Affektspiegelung hilft dem Säugling, den gespiegelten Gefühlszustand von der Mutter zu entkoppeln und als eigenen wahrnehmen zu lernen (die Mutter spiegelt die Angst des Kindes, verhält sich aber selbst nicht ängstlich). Würde die Affektspiegelung den Affekt des Säuglings »unverändert im Modus psychischer Äquivalenz in überdeutlicher Form oder in Panik über dessen Verzweiflung wiedergeben« (Fonagy 2003, S. 180), so könnten die Affekte des Kindes nicht psychisch gehalten werden.

Falsch wäre es umgekehrt auch, die Spiegelung negativer kindlicher Affekte zu vermeiden und die Verzweiflung des Säuglings zu ignorieren (e).

4.35 Richtige Antworten: a, b, c

Als besonders geeignet zur Reduzierung von Ängsten bei Kindern im Vorschulalter hat sich nach Laucht (2006) das teilnehmende Modelllernen gezeigt. Dabei wird vom Therapeuten demonstriertes Verhalten, das sich schrittweise dem angstauslösenden Stimulus annähert, durch das Kind imitiert (b ist somit richtig).

Positive Verstärkung kann eingesetzt werden, um das Kind zu motivieren, bestimmte Verhaltensweisen (z. B. Vermeidungsverhalten abbauen) zu zeigen (c ist somit richtig).

Von großer Bedeutung ist die Beratung der Eltern und anderer Bezugspersonen bei der Behandlung von Ängsten im Vorschulalter, um z. B. das Verstärken von Vermeidungsstrategien oder eine Überforderung bei Konfrontationsverfahren, indem Zwang auf das Kind ausgeübt wird, zu vermeiden bzw. abzubauen (a ist somit richtig).

Konfrontationsverfahren sind nicht grundsätzlich ausgeschlossen bei der Behandlung von Ängsten im Vorschulalter, müssen aber auf die altersbedingten Grenzen und Möglichkeiten des Kindes angepasst werden. Nichtgraduierte Konfrontationsverfahren stellen für Kinder im Vorschulalter eine Überforderung dar. Nach Schneider und Blatter (2006) ist ein nichtgraduiertes Vorgehen eher bei älteren Kindern etwa ab dem 12. Lebensjahr möglich (d ist somit falsch).

Beim Time-out sollen potenzielle Verstärker für ein unerwünschtes Verhalten (meist aggressives Verhalten) unerreichbar werden, indem Kinder unmittelbar nach Auftreten des Problemverhaltens in eine neutrale Umgebung gebracht werden (▶ Antwort 4.45) (e ist somit falsch).

4.36 Richtige Antwort: b
Der autoritative (auch autoritativ-demokratische, autoritativ-reziproke) Erziehungsstil ist gekennzeichnet durch Warmherzigkeit und Aufmerksamkeit, das Gespür für den jeweiligen Entwicklungsstand des Kindes, aber auch durch »monitoring«. Die Mischung aus Anspruch und Anteilnahme verhilft Kindern zu einem größeren Selbstbewusstsein, sie sind weniger depressiv, ängstlich oder aggressiv (▶ Antwort 4.11).

4.37 Richtige Antworten: b, e
In der Adoleszenz haben Mädchen durchschnittlich größere Schwierigkeiten im Umgang mit körperlichen Veränderungen. Der Anteil psychischer Auffälligkeiten liegt in diesem Altersabschnitt – im Gegensatz zur Kindheit – bei Mädchen höher als bei Jungen.
Die Ablösung von der Mutter als gleichgeschlechtlichem Objekt fällt Mädchen schwerer als Jungen, da sie sich einerseits mit der Mutter identifizieren und einen regressiven Sog zur Mutter hin verspüren, andererseits sich aus dem Erleben der Gleichheit heraus differenzieren und abgrenzen müssen, um sich individuieren zu können.

4.38 Richtige Antwort: c
Anders als bei einem Erwachsenen ist die Persönlichkeitsbildung bei einem Jugendlichen noch im Fluss. Deshalb wird in diesem Alter nicht die Diagnose einer Persönlichkeitsstörung gegeben, sondern eine deskriptive Diagnose bevorzugt. Das beschriebene Störungsbild bezeichnet Impulsdurchbrüche bei Affektlabilität und einer geringen Frustrationstoleranz.

4.39 Richtige Antworten: a, b, c, d
In der Pubertät nähert sich die Psychopathologie depressiver Störungen der des Erwachsenenalters an (▶ Antwort 4.40).
Bei einer Schulphobie steht der Angstaffekt (Trennungsangst) im Vordergrund.
Die Ablösungsproblematik kann sich in unterschiedlichen Symptomen, so auch in einer depressiven Symptomatik zeigen. Sie ist jedoch weniger kennzeichnend als die anderen Symptome.

4.40 Richtige Antwort: Dysthymia F34.1 (ICD-10)
Die Dysthymia gehört nach ICD-10 zu den anhaltenden affektiven Störungen. Diese Diagnose ist für chronische depressive Zustände vorgesehen, die seit mindestens zwei Jahren bestehen und nicht den Schweregrad einer depressiven Episode erreichen.

15

Bei Kindern und Jugendlichen sind entwicklungs- und altersabhängige Symptome der Depression zu beachten, die z. T. von der an Erwachsenen erhobenen Leitsymptomatik der ICD-10 abweichen (vgl. Hopf u. Windaus 2007, S. 314):

So wirken Kleinkinder passiv und desinteressiert, unterbrochen von heftigen Wein- und Schreikrämpfen. Es kann zu Ess- und Schlafstörungen kommen mit Gewichtsverlust und einer erhöhten Infektanfälligkeit.

Vorschulkinder zeigen einen traurigen Gesichtsausdruck mit verminderter Gestik und Mimik, sind sehr ängstlich, leicht störbar, sehr stimmungslabil, mitunter auch aggressiv, ziehen sich zurück, zeigen wenig Freude und Interesse an Spiel und Bewegung. Es kann auch zu regressiven Symptomen wie Einnässen, Einkoten, Sprach- und Entwicklungsverzögerungen kommen, ebenso zu Ess- und Schlafstörungen.

Schulkinder können Traurigkeit und suizidale Gedanken berichten, dass sie sich von den Eltern zu wenig beachtet und geliebt fühlen. Weitere alterstypische Symptome sind Zukunfts- und Versagensängste, Schulleistungsstörungen, Angst, Unsicherheit, sozialer Rückzug, Schlafstörungen und Appetitlosigkeit.

Im Jugendalter lassen sich die ICD-10-Leitsymptome Antriebsminderung, Schlafstörung, vermindertes Selbstvertrauen, Konzentrationsstörungen, Hoffnungslosigkeit, Verzweiflung, Pessimismus und sozialer Rückzug beobachten, daneben Angst, Gereiztheit, Leistungsstörungen, psychosomatische Beschwerden.

4.41 Richtige Antworten: a, b, d

Zunächst muss eine exakte und umfassende Problem- und Verhaltensanalyse durchgeführt werden, auf deren Grundlage entsprechende Therapieziele und Methoden geplant werden können. Ebenfalls sollte über eine ergänzende Medikation nachgedacht werden.

Der Aufbau verstärkender Aktivitäten ist ein zentraler Bestandteil der Behandlung depressiver Störungen.

Ein Konzentrationstraining zur Verbesserung der schulischen Leistung und die Methode des Time-out sind im geschilderten Zusammenhang am wenigsten indiziert (▶ Antwort 4.45).

Zuerst erfolgt eine sorgfältige Bedingungs- und Verhaltensanalyse des Symptoms unter Einbeziehung der Reaktionen des psychosozialen Umfeldes (Eltern, Geschwister, Freunde, Schule, etc.). Je nach Schweregrad des Krankheitsbildes kommt eine kombinierte Behandlung in Frage. Die pharmakologische Behandlung wird durch verhaltenstherapeutische Einzel- oder Gruppenbehandlung ergänzt oder abgelöst. Die zentralen Therapiebausteine bei der Behandlung depressiver Störungen sind:

— Verhaltensorientierte Techniken: Aktivitätsaufbau, Selbst- und Fremdverstärkung, soziales Kompetenz- und Problemlösetraining

— Kognitive Techniken: kindgemäße kognitive Umstrukturierung, Selbstinstruktions- und Problemlösetraining, Selbstmanagement, Selbstbeobachtung, Selbstbewertung, Selbstverstärkung
— Familienbezogene Techniken: Kommunikationstraining, Elterntraining
— Emotionsbezogene Techniken: Training zur Emotionserkennung, Ärgerkontrolltraining, Entspannungstraining

4.42 Richtige Antwort: b

Projektive Verfahren gehen davon aus, dass ein vieldeutiges Testmaterial entsprechend der Theorie der sozialen Wahrnehmung dazu führt, dass die Persönlichkeit des Probanden zum wichtigsten Faktor seines Testverhaltens wird (vgl. Esser 2003, S. 52–59).

Der Familien-Beziehungstest (FBT) wird den projektiven Verfahren zugeordnet. Anhand von Bildern, die Situationen aus dem Familienalltag abbilden, sollen Gefühle und Einstellungen gegenüber Familienmitgliedern und deren Beziehungen untereinander erfasst werden.

Der Matching Familiar Figures Test 20 und der Möhringtest sind Verfahren zur Leistungsdiagnostik. Der Matching Familiar Figures Test 20 erfasst die kognitive Impulsivität im Grundschulalter. Der Möhringtest erfasst Artikulationsstörungen bei Kindern im Vorschulalter und ist Teil der Testbatterie zur Basisdiagnostik von umschriebenen Entwicklungsstörungen und Aufmerksamkeitsdefiziten von Esser (2002).

Die Conners-Skala dient der Einschätzung einer hyperkinetischen Störung durch Befragung von Eltern, Lehrern oder Erziehern.

Der Erfassungsbogen für aggressives Verhalten in konkreten Situationen (EAS) von Petermann und Petermann erfasst in Form eines Fragebogens die Aggressivität bei Kindern zwischen 9 und 12 Jahren.

4.43 Richtige Antwort: c

Antwort c ist falsch, weil dieses Verhalten nicht in dem Klassifikationssystem von Ainsworth (1978) vorgesehen ist. Alle vier anderen Klassifikationstypen sind beobachtet worden.

4.44 Richtige Antwort: d

Bei der Kontakt- oder Modelldesensibilisierung wird das erwünschte Verhalten dem Patienten durch ein Modell demonstriert. Das Zielverhalten wird dann zunächst gemeinsam (Therapeut und Patient) ausgeführt. Dabei leistet der Therapeut ggf. Hilfestellungen, die im weiteren Verlauf allmählich zurückgenommen werden.

Graduierte Konfrontation bedeutet die stufenweise Darbietung Angst auslösender Stimuli und beinhaltet in der Regel keine Demonstration des erwünschten Verhaltens durch ein Modell.

Flooding wäre eine Konfrontation mit der am stärksten Angst auslösenden Situation.

15

Chaining ist eine operante Methode zum Verhaltensaufbau (▶ Antwort 9.28).

Bei der Selbstkonfrontation führt der Patient die Konfrontation selbstständig, ohne Begleitung des Therapeuten, durch.

4.45 Richtige Antwort: b

Die Methode des Checking wurde von Richman et al. (1985) entwickelt. Nach einem gemeinsamen Einschlafritual wird das Kind zu Bett gebracht. Die Eltern helfen dem Kind bei Einschlafproblemen oder nächtlichem Aufwachen, indem sie sich in vereinbarten, regelmäßigen kurzen Abständen zeigen und das Kind verbal beruhigen. Auf Verstärkungen wie z. B. in den Arm nehmen oder längere Zeit bei dem Kind verbringen, wird jedoch verzichtet. Checking entspricht einer graduierten Löschung. Bei der graduierten Löschung wird die Anzahl der Verstärker, die das Verhalten aufrechterhalten, schrittweise (graduiert) verringert.

Nicht indiziert sind Time-out, Löschung, Bestrafung und Response-Cost. Beim Time-out sollen potenzielle Verstärker für das unerwünschte Verhalten unerreichbar werden, indem Kinder oder Jugendliche unmittelbar nach Auftreten des Problemverhaltens in eine neutrale Umgebung gebracht werden. Löschung (Extinktion) und Time-out entsprechen einem vollständigen Verstärkerentzug, was dem gänzlichen Ignorieren des Schreiens entsprechen würde. Bei der Bestrafung folgt einem unerwünschten Verhalten eine negative Konsequenz. Beim Response-Cost werden zuvor gegebene Verstärker wieder entzogen, wenn das unerwünschte Verhalten gezeigt wird.

4.46 Richtige Antworten: c, d

Entspannungsverfahren sind ein wichtiger Bestandteil der Kinder- und Jugendlichenpsychotherapie und werden bei Kindern auch in Form von Entspannungsgeschichten durchgeführt (Petermann 2006). Es ist darauf zu achten, dass die Übungsanforderungen den kognitiven Voraussetzungen der Kinder und Jugendlichen entsprechen. Rein kognitive Entspannungsverfahren (z. B. Autogenes Training) sind i.d.R. für Kinder unter 12 Jahren nicht geeignet. Bei Jugendlichen ist in diesem Zusammenhang die Indikation genau zu prüfen. Für Kinder und Jugendliche gut geeignete Verfahren sind z. B. die Progressive Muskelentspannung (Jugendliche und z. T. ältere Kinder ab 11 Jahren), Entspannungsgeschichten und das bewegungsorientierte Schildkröten-Phantasie-Verfahren. Ursprünglich wurde das Schildkröten-Phantasie-Verfahren von Schneider und Robin (1976) für impulsive Kinder entwickelt. Die Kinder werden zunächst mit den Verhaltensmerkmalen einer Schildkröte vertraut gemacht (z. B. ruhiges und langsames Fortbewegen). Darauf aufbauend wird versucht, durch imaginative oder bewegungsorientierte Instruktionen (z. B. durch die Aufforderung, sich wie eine Schildkröte zu bewegen) Entspannung und Beruhigung herzustellen.

4.47 Richtige Antwort: a

Die Bayley Scales dienen im Anwendungsbereich von 0–42 Monaten der Erfassung des kognitiven und motorischen Entwicklungsstandes, ebenso können Temperamentsauffälligkeiten und Verhaltensprobleme (Infant Behavior Record) erfasst werden.

Die K-ABC Kaufmann Assessment Battery for Children dient der Leistungsdiagnostik im Altersbereich von 2,5–12,5 Jahren.

Der Grundintelligenztest CFT 20 wird für den Altersbereich von 9–18 Jahren angewandt.

Die Columbia Mental Maturity Scale misst die nonverbale Intelligenz im Vorschulalter.

Der Göttinger Formreproduktionstest erfasst Störungen der Sensumotorik und wird im Grundschalter angewandt.

4.48 Richtige Antworten: a, b, c

In der psychoanalytischen Kindertherapie wird die Regel der freien Assoziation ersetzt durch die Regel des freien Spiels. Dieses gilt als Königsweg zu unbewussten Konflikten des Kindes bei neurotischen Störungen. Strukturelle Defizite wiederum zeigen sich in eingeschränkten Fähigkeiten, spielen zu können. Hier ist über die Spieltherapie auch eine Nachreifung der defizitären Ich-Funktionen möglich. Da Kinder »geschickt« werden und oft über keine Krankheitseinsicht und keinen Leidensdruck verfügen, muss der Therapeut aktiver und weniger abstinent sein als in der analytischen Behandlung Erwachsener. Dies ist auch erforderlich, da Kinder stärker als Erwachsene dazu tendieren, unbewusste Konflikte zu agieren, was Grenzsetzungen bei überbordendem und aggressiv-durchbruchartigem Spiel nötig macht. Da sich das Kind noch in Abhängigkeit von den Eltern befindet, muss der Analytiker ein doppeltes Arbeitsbündnis eingehen: zum Kind und zu den Eltern. Dadurch kann es zu Loyalitätskonflikten kommen.

Antwort d ist nicht richtig. In der analytischen Kindertherapie wird auch mit Abwehr- und Übertragungsdeutungen gearbeitet, mit Übertragungs-, Gegenübertragungs- und Widerstandsanalyse unter Nutzung regressiver Prozesse. Die tiefenpsychologisch fundierte Therapie von Kindern und Jugendlichen fokussiert dagegen stärker auf Teilziele. Hier dominieren stützende Maßnahmen zur Entwicklung und Stärkung des Ichs. Allerdings ist die Differenzierung zwischen analytischer und tiefenpsychologisch fundierte Psychotherapie bei Kindern und Jugendlichen nicht so ausgeprägt. Der Stundenumfang ist in beiden Verfahren identisch.

Antwort e ist nicht richtig. Da sich Kinder noch in Abhängigkeit von den primären Bezugspersonen befinden, haben sie eine geringere Übertragungsneigung. Man spricht eher von Übertragungsreaktionen als von einer voll ausgebildeten Übertragungsneurose. Hinzu kommt, dass sich Kinder noch nicht im Rahmen einer therapeutischen Ich-Spaltung von negativen Übertragungen distanzieren können, was ebenfalls eine aktivere und weniger abstinente Beziehungsaufnahme vonseiten des Therapeuten erforderlich macht.

Auch f ist nicht richtig: Die Behandlungsmotivation von Jugendlichen ist eher niedrig, gerade weil sie sich in der Ablösung befinden und eine Wiederbelebung der Objekte der Vergangenheit eher vermeiden. Charakteristisch sind heftige Übertragungswiderstände (sexualisierte oder stark negative Übertragungen), die häufig zum Abbruch der Behandlung führen. Wichtig ist es daher, dass der Psychotherapeut sich gerade auch als eine Person zu erkennen gibt, die nicht der Elternübertragung entspricht, und dass er mit dem Jugendlichen Aktivitäten unternimmt, bei denen ihn dieser als hilfreiches, wohlwollendes Objekt erlebt. Typische Abwehrmechanismen von Jugendlichen sind narzisstischer Rückzug, Agieren, Wendung gegen das Selbst. Dies erfordert auch in der Behandlung Jugendlicher die Notwendigkeit von Paktabsprachen (vgl. Senf u. Broda 2004, S. 614–619).

4.49 Richtige Antwort: e

Der Begriff des Übergangsobjektes stammt von Winnicott (1953), den man zur Objektbeziehungspsychologie zurechnen könnte. Übergangsobjekte symbolisieren die primäre Bezugsperson, sie gehören einerseits dem Bereich des Nicht-Ich an und können sich andererseits den Bedürfnissen des Säuglings ausreichend anpassen. Ein Übergangsobjekt ermöglicht es dem Kind, sich vorübergehend getrennt von der primären Bezugsperson zu erleben, ohne dass damit die Erfahrung des Verlustes des primären Objekts verbunden ist. Dem Übergangsobjekt kommt daher eine wichtige Funktion in der frühen Individuationsentwicklung zu. Es fördert die Selbst-Objekt-Differenzierung und die Entwicklung der Objektkonstanz. Gegenstände und andere Phänomene, aber auch Personen können als Übergangsobjekte im oberen Sinne fungieren. Der Erwerb eines Übergangsraumes während der Säuglingszeit gilt als Ursprung für die Fähigkeit zum Spielen, zu kreativen Prozessen, zum Genießen und Erschaffen von Kunst, Musik und Kultur. In diesem Sinne kommt Übergangsobjekten auch im Erwachsenenleben eine andauernde wichtige Funktion zu. Der Übergangsraum hat auch für den psychoanalytischen Prozess eine große Bedeutung.

4.50 Richtige Antwort: b

Das Verhalten der Eltern kommt entsprechend operanter Lernprinzipien einer partiellen Verstärkung des Schreiens gleich. Nicht jedes Schreien wird verstärkt, nur wenn das Kind lange genug schreit, reagieren die Eltern damit, das Kind auf dem Arm einschlafen zu lassen. Nach Papoušek (2006) liegt die häufigste Ursache von frühkindlichen Schlafstörungen bei gesunden Säuglingen und Kleinkindern in der Beibehaltung aufwändiger elterlicher Einschlafhilfen. Temperamentseigenschaften des Kindes spielen eine Rolle, sind jedoch nicht allein entscheidend. Stellvertretendes Lernen entspricht dem Modelllernen.

4.51 Richtige Antwort: d

Beim Wilson-Syndrom handelt es sich um eine Stoffwechselstörung infolge eines Gendefektes, also um eine monogene Erbkrankheit. Sie ist durch eine Störung des Kupferstoffwechsels gekennzeichnet und führt unbehandelt zu Intelligenzminderung.

Im Gegensatz dazu ist bei einer Chromosomenaberration oder -mutation das Erbgut prinzipiell intakt. Doch ist es während der Zellteilung im Mutterleib zu einer Veränderung der Zahl oder Struktur von Chromosomen gekommen. Die häufigste Chromosomenaberration stellt das Down-Syndrom oder die Trisomie 21 dar. Sie ist durch ein dreifaches Vorhandensein des Chromosom 21 gekennzeichnet und tritt vor allem bei älteren Müttern auf. Typische Merkmale sind Kleinwüchsigkeit, Vierfingerfurche an den Händen, ein kleiner runder Kopf mit flachem Profil, schräg nach oben verlaufenden (mongoloiden) Lidachsen und einer zusätzlichen Falte an den inneren Augenwinkeln (Mongolenfalte oder Epikanthus). Meist besteht eine unterschiedlich ausgeprägte Intelligenzminderung und geringere Lebenserwartung.

Das Klinfelter-Syndrom tritt nur bei männlichen Individuen auf und ist durch das Vorhandensein mehrerer X-Chromosome gekennzeichnet. Typische Merkmale sind Hochwuchs, Busenbildung, Hodenatrophie und Antriebsarmut. Durchschnittlich ist der Intelligenzquotient leicht vermindert, doch gibt es eine große Variationsbreite.

Beim Ullrich-Turner-Syndrom liegt nur ein X-Chromosom vor. Kennzeichnend sind Minderwuchs, eine charakteristische Hautfalte am Hals und Besonderheiten der Genitalien. Es entsteht ein äußeres weibliches Genitale, doch sind die Ovarien verkümmert, so dass die Östrogenproduktion und die nachfolgende Ausbildung der sekundären Geschlechtsmerkmale ausbleiben. Es besteht meist normale Intelligenz.

Das Martin-Bell-Syndrom oder fragile X-Syndrom kommt nur bei Jungen vor und ist durch eine erhöhte Brüchigkeit des X-Chromosoms gekennzeichnet. Die Störung geht mit Hochwuchs, Hyperaktivität und meist einer Intelligenzminderung einher. (vgl. Köhler 2003, S. 265 ff.)

4.52 Richtige Antwort: a

Auf Achse 5 des MAS, des multiaxialen Klassifikationsschemas für psychische Störungen im Kindes- und Jugendalter, werden abnorme psychosoziale Umstände im letzten halben Jahr erfasst und 9 Kategorien zugeordnet (Remschmidt et al. 2002):

- Kategorie 0: Keine unzureichenden psychosozialen Umstände
- Kategorie 1: Abnorme intrafamiliäre Beziehungen wie Mangel an Wärme in der Eltern-Kind-Beziehung (d), Disharmonie zwischen Erwachsenen, feindliche Ablehnung des Kindes, Sündenbockzuweisung, Kindesmisshandlung (c)

- Kategorie 2: Psychische Störung oder abweichendes Verhalten eines Elternteils (e) oder Behinderung eines Elternteils oder Geschwisterkindes
- Kategorie 3: Inadäquate oder verzerrte intrafamiliäre Kommunikation
- Kategorie 4: Abnorme Erziehungsbedingungen: Überfürsorge (a), unzureichende Aufsicht, unzureichend Erfahrungen vermittelnd, unangemessene Anforderungen
- Kategorie 5: Abnorme unmittelbare Umgebung wie Erziehung in Institutionen, abweichende Elternsituation, isolierte Familie (b), psychosoziale Gefährdung
- Kategorie 6: Akute belastende Lebensereignisse: Verlust einer nahen Beziehung, Fremdunterbringung, negative Veränderung durch neue Familienmitglieder, sexueller Missbrauch, beängstigende oder Selbstachtung herabsetzende Ereignisse
- Kategorie 7: Gesellschaftliche Belastungsfaktoren wie Verfolgung, Migration
- Kategorie 8: Chronische zwischenmenschliche Belastung im Zusammenhang mit der Schule oder Arbeit: Streitbeziehungen, Sündenbockzuweisung, allg. Unruhe
- Kategorie 9: Belastende Ereignisse oder Situationen infolge Verhaltensstörungen oder Behinderungen des Kindes: institutionelle Erziehung, Fremdunterbringung

4.53 Richtige Antwort: d

Bei der generalisierten Angststörung des Kindesalters müssen die vielfältigen Ängste und Befürchtungen in mindestens zwei Situationen, Zusammenhängen oder Umständen auftreten. Die Hauptsorgen dürfen sich nicht auf ein einzelnes Hauptthema beziehen. Im vorliegenden Fall stellt die Furcht vor Trennung von der Mutter jedoch den Kern der Angst dar, die in vielfältigen Beschwerden zum Ausdruck kommt. Die emotionale Störung mit Trennungsangst des Kindesalters liegt auch der Schulphobie zugrunde.

Bei der Störung mit sozialer Ängstlichkeit des Kindesalters liegt der Fokus auf der Angst vor Fremden.

Die phobische Störung des Kindesalters bezieht sich auf Befürchtungen vor bestimmten Objekten.

Eine tief greifende Entwicklungsstörung wird früher manifest und äußert sich nicht in Verlustängsten, sondern in qualitativen Beeinträchtigungen der sozialen Interaktion und in stereotypen Aktivitäten.

4.54 Richtige Antworten: b, e

Ausgehend von der OPD für Erwachsene und den damit gemachten Erfahrungen wurde die OPD-KJ entwickelt. Die OPD-KJ liegt heute in überarbeiteter Auflage vor (Arbeitskreis OPD-KJ 2007) und besteht aus 4 Achsen: Beziehung (Achse 1), Konflikt (Achse 2), Struktur (Achse 3) und Behandlungsvoraussetzungen (Achse 4). Die

Syndromachse fällt weg, da mit dem MAS (Remschmidt et al. 2002) bereits ein erfolgreich angewandtes Manual für die Klassifikation psychischer Störungen im Kindes- und Jugendalter vorliegt. Auf jeder Achse gibt es Ankerbeispiele auf vier Altersstufen, deren Einteilung Piagets Modell der kognitiven Entwicklung folgt (e):

- Altersstufe 0 (0–1,6 Jahre) entspricht etwa der sensomotorischen Stufe.
- Altersstufe 1 (1,6–6 Jahre) entspricht etwa der präoperationalen Stufe.
- Altersstufe 2 (6–12 Jahre) entspricht etwa der konkret operatorischen Stufe.
- Altersstufe 3 (ab dem 12. Lj) entspricht etwa der formal operatorischen Stufe.

Die Beziehungsachse kann auf allen Altersstufen eingeschätzt werden (b). Informationsquellen sind erzählte Beziehungsepisoden, die Interaktion des Kindes und der Eltern mit dem Therapeuten und die Interaktion zwischen Kind und Eltern. Wichtig ist dabei, dass Kinder und Jugendliche anders als Erwachsene weniger über ihre Beziehungsprobleme sprechen, sondern diese handelnd zum Ausdruck bringen. Die Achsen Konflikt, Struktur und Behandlungsvoraussetzungen lassen sich ab Altersstufe 1 erfassen, wenn die kommunikativen Fähigkeiten des Kindes einen Zugang zu seiner Innenwelt ermöglichen. Man geht davon aus, dass sich eine psychische Struktur, welche Voraussetzung für zeitlich überdauernde intrapsychische Konflikte ist, bereits mit 18 Monaten ausbildet (a und d treffen nicht zu).

Die Konfliktachse umfasst acht Konflikte: Abhängigkeit vs. Autonomie, Unterwerfung vs. Kontrolle, Versorgung vs. Autarkie, Selbstwertkonflikte (Selbst- vs. Objektwert), Loyalitätskonflikte (Schuld- und Über-Ich-Konflikte), ödipale Konflikte, Identitätskonflikte (Identität vs. Dissonanz) und schwere Lebensbelastungen.

Auf der Strukturachse erfolgt die Einschätzung des Integrationsniveaus (gut, mäßig, gering, schlecht) der seelischen Struktur auf den Dimensionen Steuerung, Selbst- und Objektwahrnehmung, kommunikative Fähigkeiten und als Gesamtwert.

Die Achse Behandlungsvoraussetzungen enthält eine subjektive Dimension (subjektiver Schweregrad der somatischen und der psychischen Beeinträchtigung, subjektive Krankheitshypothesen, Leidensdruck, Veränderungsmotivation) und die beiden fremd einzuschätzenden Dimensionen Ressourcen (Beziehungen zu Gleichaltrigen, außerfamiliale Unterstützung, familiale und intrapsychische Ressourcen) und spezifische Therapievoraussetzungen (Einsicht in bio-psycho-soziale Zusammenhänge, spezifische Behandlungsmotivation, Krankheitsgewinn, Therapie- und Arbeitsbündnisfähigkeit). Dabei wird die subjektive Dimension wie Schweregrad der Beeinträchtigung und Leidensdruck unmittelbar vom Kind erfragt. Größeren Kindern legt man zur Einschätzung eine Skala von »gar nicht« bis »schwer« vor, Kindern unter 6 Jahren dagegen unterschiedlich große

Klötze (c trifft nicht zu). Ressourcen und spezifische Therapievoraussetzungen schätzt der Untersucher ein. Grundsätzlich können Behandlungsvoraussetzungen ab Altersstufe 1 erfasst werden, doch gibt es Items, die sich erst ab Altersstufe 2 (z. B. Arbeitsbündnisfähigkeit) oder Altersstufe 3 (Einsicht in bio-psycho-soziale Zusammenhänge) einschätzen lassen.

4.55 Richtige Antwort: d

Die Beschreibung des Verhaltens von Max gibt weder Hinweise auf eine Hyperaktivität noch auf eine depressive Symptomatik. Die Diagnose Störung des Sozialverhaltens mit oppositionellem, aufsässigem Verhalten ist richtig, weil es keine Hinweise auf schwere aggressive oder dissoziale Handlungen gibt.

4.56 Richtige Antworten: b, d, e

Indem Max beobachtet, dass sich der Vater durch aggressives Auftreten in sozialen Situationen gut durchsetzen kann, wird die Wahrscheinlichkeit, dass Max ähnliche Verhaltensweisen im Umgang mit der Mutter, den Lehrern und Mitschülern zeigt, erhöht (b ist somit richtig).

Auf trotziges Verhalten von Max reagiert die Mutter mit Einlenken und Nachgeben, was einer negativen Verstärkung des problematischen Verhaltens entspricht, indem ein aversiver Reiz (z. B. Mutter beharrt auf Einhaltung einer Vereinbarung) wegfällt (d ist somit richtig).

Der Vater reagiert auf das problematische Verhalten von Max mit aversiven Verhaltensweisen wie laut werden und mit Schlägen drohen, was am ehesten einer direkten Bestrafung gleichkommt und zum Abbau entsprechender Verhaltensweisen zumindest im Umgang mit dem Vater führt (e ist somit richtig).

Das Verhalten von Max kann weder durch indirekte Bestrafung noch durch positive Verstärkung erklärt werden. Indirekte Bestrafung bedeutet, auf ein Verhalten folgt der Entzug eines positiven Reizes. Bei der positiven Verstärkung folgt auf das Verhalten eine positive Konsequenz (z. B. Lob).

4.57 Richtige Antwort: b

Die Beratung der Eltern, das Einüben von Strategien zur Ärgerkontrolle, Rollenspiele zum Aufbau sozialer Kompetenzen sowie ein Problemlösetraining, um Konfliktsituationen besser bewältigen zu können, sind zentrale Interventionen bei der Behandlung von Störungen des Sozialverhaltens.

Aktivitätsaufbau ist eine verhaltenstherapeutische Methode, die insbesondere bei depressiven Störungen Anwendung findet. Es sollen Verhaltensweisen im Alltag aufgebaut und fest integriert werden, durch welche die Wahrscheinlichkeit, eine positive Verstärkung zu erfahren, erhöht wird.

Antworten zu Kapitel 5

Intra- und interpersonelle Aspekte psychischer und psychisch mitbedingter Störungen in Paarbeziehungen, Familien und Gruppen

Annette Fink, Claudia Tritschler

5.1 Richtige Antworten: a, b, d, e

Im Paargespräch könnten folgende Methoden/Techniken der kognitiven Verhaltenstherapie angewendet werden:

- Die jeweiligen Attributionsmuster der Partner herausarbeiten, welche die Eskalation forcieren (z. B. Er: »Sie verzettelt sich, kann nie bei einer Sache bleiben.« Sie: »Er hört nie richtig zu!«).
- Die jeweiligen Zukunftsvorstellungen der Partner sowohl mit negativen als auch positiven Prognosen erfragen.
- Dysfunktionale Kognitionen (ungünstige Grundannahmen, Einstellungen, Erwartungen bzgl. der Partnerschaft) bewusst machen: An eigenen Beispielen des Paares werden offen geäußerte Kognitionen zum Thema gemacht und mit Hilfe des »geleiteten Entdeckens« oder des »Sokratischen Dialogs« bis zu den sog. automatischen Gedanken verfolgt und dann erklärt.
- Kommunikationstraining (den Partner ausreden lassen, zusammenfassen, widerspiegeln).

5.2 Richtige Antworten: c, e

Ehe und traditionelle Kleinfamilie stellen immer noch die häufigste Lebensform dar. 65 % der 18- bis 55-Jährigen in den westlichen und 70 % dieser Altersgruppe in den östlichen Bundesländern sind verheiratet. Doch nehmen Ehepaare ohne Kinder, nichteheliche Lebensgemeinschaften, Scheidungen sowie 1-Personen-Haushalte zu. Bei Letzteren besteht der größte Teil allerdings aus verwitweten Frauen. Scheidungen haben sich gegenüber früher vorverlagert und erfolgen heute häufig in den ersten vier Lebensjahren eines Kindes und dann wieder gehäuft nach dem Auszug der Kinder. Scheidungen werden meist von Frauen eingereicht. Auch der größte Teil der Alleinerziehenden besteht aus Frauen.

Zwar leben die wenigsten Menschen heute noch in einem Drei-Generationen-Haushalt, dennoch sind mehrgenerationale Zusammenhänge auch heute weiterhin von großer Bedeutung. So stellen Großeltern zum einen weiterhin meist wichtige Bezugspersonen für ihre Enkelkinder und ihre erwachsenen Kinder dar und können aufgrund der gestiegenen Lebenserwartung mehr Lebenszeit mit diesen verbringen. Zum anderen wirken mehrgenerationale Zusammenhänge aus psychoanalytischer Sicht auch über die internalisierten Objektbeziehungen (vgl. Reich 2004, S. 199 f.).

5.3 Richtige Antwort: Double-bind

In dem Fallbeispiel zeigt sich ein eklatanter Widerspruch zwischen Körpersprache und verbalem Ausdruck der Mutter. Diese doppelte Botschaft (Double-bind) verwirrt den ohnehin psychotischen Sohn noch mehr und verstärkt so seine Symptomatik.

Bateson, einer der Vordenker der heutigen Familientherapie, wies bereits eindrucksvoll auf die psychopathologischen Effekte des sog. Double-binds hin. Dies gilt in erster Linie für Kinder in der Prägungszeit oder Menschen jeder Altersstufe, die aus verschiedensten Gründen besonders verletzbar sind (Bateson et al. 1956).

Die Genese psychotischer Erkrankungen ist meistens als multifaktorielles Geschehen aufzufassen, sodass Double-bind allein als Erklärungsmodell nicht ausreichen kann.

5.4 Richtige Antwort: d

Die systemische Familientherapie basiert auf den Erkenntnissen der Theorie sozialer und biologischer Systeme. Eine der Grundannahmen besagt, dass Patienten Teil eines offenen Beziehungssystems sind, z. B. ihrer Familie, was sie in ihrem Denken, Erleben und Handeln beeinflusst. Dementsprechend sind Symptome eines Familienmitgliedes/Partners nicht losgelöst von seinem Bezugssystem zu betrachten (a). Mit Hilfe der Methode des »zirkulären Fragens« wird allen Mitgliedern des Bezugssystems dieser Zusammenhang deutlich gemacht (b). Das Reframing ist eine Methode, in der sich die positive Grundhaltung des systemischen Therapeuten widerspiegelt (c). Gemäß den Erkenntnissen der Kommunikationstheorie (Habermas, Watzlawik) ist es unmöglich, nicht zu kommunizieren und also auch unmöglich, nicht zu intervenieren. Folgerichtig kann es in der systemischen Therapie keine Trennung von Explorations- und Interventionsphase geben (e).

Die Übertragungsanalyse als Technik ist dagegen ein originärer Bestandteil der Psychoanalyse und nicht der systemischen Therapie (d trifft daher nicht zu).

5.5 Richtige Antwort: e

Trennung und Scheidung gehören zu den am meisten belastenden Lebensereignissen und haben negative Kurz- und Langzeitfolgen für die betroffenen Kinder. Diese gehen sehr unterschiedlich damit um, können die Trennung u. U. auch verleugnen und die damit verbundenen Gefühle abwehren. Doch kann es auch zu unmittelbaren Auswirkungen wie Ängsten, regressiven Tendenzen, depressiven Reaktionen, Schulproblemen und einer forcierten Autonomie i. S. einer Pseudoautonomie kommen. Vor allem bei Trennungen in den ersten acht Lebensjahren eines Kindes entwickelt dieses häufig Schuldgefühle, die Trennung der Eltern durch sein Verhalten verursacht zu haben. Bei älteren Kindern trifft dies weniger zu. Auch bei erwachsenen Kindern aus Trennungsfamilien ist mit Langzeitfolgen zu rechnen wie etwa einer beeinträchtigten schulischen und beruflichen Entwicklung und einer eher verminderten psychosozialen Anpassung. Auch Partnerschaftsprobleme sind häufig, Kinder aus Trennungs- und Scheidungsfamilien weisen selbst eine hohe Trennungs- und Scheidungsrate auf. Dies führt vermutlich auch dazu, dass sich erwachsene Kinder aus Scheidungsfamilien häufiger einer Psychotherapie unterziehen als andere (vgl. Reich 2004, S. 202).

5.6 Richtige Antworten: c, d, e, g

»Stieffamilien, auch ‚Fortsetzungsfamilien‘ oder ‚Patchworkfamilien‘ genannt, stellen aufgrund der ansteigenden Scheidungszahlen eine zunehmende Familienform dar. In der Entwicklung dieser Familien können 3 Phasen unterschieden werden, die Phase des Abschieds von der alten Familie, die Phase der Ein-Eltern-Familie und die Phase der Stieffamilien-Bildung.« (vgl. a.a.O., S. 200)

Hierbei stattfindende Prozesse können unterschiedlich lange Zeit beanspruchen. Die Bedürfnisse der einzelnen Familienmitglieder können hier sehr unterschiedlich sein. »Zudem unterscheiden sich die Prozesse dadurch, ob die Veränderung der alten Familieneinheit durch Tod eines Elternteils bzw. Ehepartners oder durch Scheidung und Trennung erfolgt« (a.a.O.). Es können 4 Typen von Stieffamilien unterschieden werden: die Stiefmutter-Familie, die Stiefvater-Familie, die zusammengesetzte Familie und die Familie mit einem gemeinsamen Kind bzw. gemeinsamen Kindern. Unterschiede der Fortsetzungsfamilie zur »Normalfamilie« in struktureller Hinsicht bestehen in folgenden Aspekten:

- »Ein leiblicher Elternteil lebt nicht mehr in der Familiengemeinschaft.
- Alle bzw. fast alle Mitglieder haben den Verlust einer wichtigen Bezugsperson oder aber einer bisher vertrauten Beziehungsform erlitten.
- Der Stiefelternteil sowie dessen leibliche Kinder müssen in einer bereits bestehenden Gruppe, in der sich relativ feste Beziehungsmuster und Regeln etabliert haben, ihren Platz finden, bzw. zwei Teilfamilien müssen zusammenwachsen.
- Bei vorausgegangenen Scheidungen gehören die Kinder zu mehr als einer Familiengemeinschaft. Für sie besteht die »alte« Familie oft in veränderter Form weiter. Zudem begreifen sie sich evtl. auch als Mitglied der neuen Familie, des nicht mehr in der Haushaltsgemeinschaft lebenden Elternteils.
- Ein Erwachsener hat gegenüber einem Teil der Kinder keine elterlichen Rechte. Paar-Subsystem und Eltern-Subsystem sind nicht identisch.

Durch diese Merkmale können die Beziehungen in Fortsetzungsfamilien oft komplizierter sein als in Normalfamilien. Die Beziehungsmöglichkeiten wachsen. Es bestehen aber auch zunehmende kognitive und emotionale Anforderungen an die Beziehungsregulierung. Dieser Regulierungsbedarf wird häufig unterschätzt. Zudem erfordert das Zusammenwachsen von mehreren familiären Subkulturen mit ihren eigenen Geschichten, Rhythmen und Ritualen oft eine besondere Sensibilität.« (a.a.O.)

5.7 Richtige Antworten: d, e, f

Das Konzept der »Expressed Emotions« (EE) wurde in der Untersuchung der Beziehungen zwischen schizophrenen Patienten und ihren Angehörigen entwickelt. Hierbei sollte geprüft werden, welche Elemente familiärer Kommunikation zu Rückfällen bei seelischen Erkrankungen, insbesondere bei der Schizophrenie, beitragen. Dabei zeigten sich folgende Aspekte als wesentlich zur Vorhersage von Rückfällen:

- Die Häufigkeit der kritischen Äußerungen (»critical comments«) über ein Familienmitglied bzw. den Patienten
- Feindseligkeit diesem gegenüber, d. h., die geäußerte Ablehnung eines Familienmitgliedes als Person
- Das emotionale Überinvolviertsein (»emotional overinvolvement«, EOI).

Es konnte gezeigt werden, dass hohe Raten von Expressed Emotions (High-EE) die Rückfallwahrscheinlichkeit bei schweren seelischen Erkrankungen deutlich erhöhten. Erfasst werden die Kategorien der EE durch das Camberwell Family Interview (CFI). Für dieses Interview gibt es inzwischen auch eine Kurzversion bzw. die Möglichkeit, eine 5-Minuten-Stichprobe (FMSS) auszuwerten.

Von seinem ursprünglichen Ansatz ausgehend wird das Konzept der EE mittlerweile auf sehr viele Krankheitsbilder wie posttraumatische Belastungsstörungen, Essstörungen, Asthma, Epilepsie, Diabetes oder Depressionen angewendet. In der Depressionsforschung deuten neuere Untersuchungen z. B. auf eine differenzielle Wechselwirkung zwischen dem EE-Stil der Angehörigen und dem Verlauf der Depression hin. Dabei scheint nicht so sehr der anfänglich erhobene Status der EE prognostisch relevant zu sein, sondern die Veränderung im Hinblick auf weniger Kritik, Überinvolviertsein und Feindseligkeit. Auch bei der Betrachtung des Verlaufs schizophrener Erkrankungen müssen neben dem Konzept der EE weitere Variablen berücksichtigt werden. Ca. 50 % der schizophrenen Patienten in Familien mit hohem Grade von EE erleiden keinen Rückfall. Hier sind Patienten-Variablen sowie weitere familiäre Variablen wie Wärme der Beziehungen zu untersuchen. Zudem scheint ein geringes Ausmaß an EE noch nicht für positive Familienbeziehungen zu sprechen. Familien mit niedrigem EE können auch distanziert-gleichgültig sein. Auch dies ist keine hilfreiche Atmosphäre für die Überwindung seelischer Erkrankungen.

5.8 Richtige Antwort: d

Als interpersonelle Abwehr bezeichnet man nach Mentzos (1990) »solche interaktional organisierte Formen der Abwehr, bei denen reale Verhaltensweisen, Eigenschaften, Handlungen und Reaktionen des einen Partners die neurotische Konfliktabwehr oder die neurotische kompromisshafte Befriedigung von Bedürfnissen des anderen Partners ermöglichen, fördern oder stabilisieren. Oft ist der Vorgang reziprok, sodass nun auch die Abwehr des ersten Partners durch den zweiten gefestigt wird. Dies setzt freilich eine Komplementarität neurotischer Verhaltensweisen voraus, die schon spontan keineswegs selten ist, die aber häufiger noch durch Rollenzuweisung, Delegation, unbewusste Verführungen und Provokationen sekundär (unbewusst-manipulativ) hergestellt werden kann. Solche komplementären inter-personellen Abwehrkonstellationen besitzen natürlich eine beson-dere Stabilität« (a.a.O., S. 26). Die Beziehungspersonen werden hier »entweder so gewählt, dass sie die entsprechende Funktion in der Abwehrformation tatsächlich übernehmen, oder sie werden dazu ge-bracht, dies zu tun, also in diese Richtung, etwa durch Rollenzuwei-sung, manipuliert« (a.a.O., S. 27).

Interpersonelle Abwehr ist und bewirkt also im Wesentlichen eine Externalisierung, eine interaktionelle Aktualisierung von inneren Beziehungsmustern, wobei im anderen Objektrepräsentanzen oder Selbstrepräsentanzen gesucht oder erzeugt werden.

Die interpersonelle Abwehr spielt in der Strukturierung von Paar-beziehungen und der Eltern-Kind-Beziehungen eine zentrale Rolle. In jüngster Zeit werden die verschiedenen Prozesse der interperso-nellen Abwehr und der hiermit verbundenen Aktualisierungen von Beziehungswünschen und Beziehungserfahrungen unter dem Begriff der projektiven Identifizierung zusammengefasst. Diese Vorgänge ge-hen über den intrapsychischen Vorgang der Projektion abgewehrter Selbst- und Objektrepräsentanzen hinaus, da durch Handlungen im Gegenüber die entsprechenden Erlebens- und Verhaltensweisen in-duziert werden. Das Gegenüber identifiziert sich zeitweilig mit diesen induzierten Erlebens- und Verhaltensweisen, mit denen der »Erzeu-ger« ebenfalls »empathisch verbunden«, »identifiziert«, bleibt, d. h., die er unbewusst weiterhin als Teil der eigenen Person wahrnimmt. Der »Erzeuger« hat nun das Gefühl, das Gegenüber kontrollieren zu können. Bei all diesen Prozessen findet neben der Projektion i.d.R. eine Identifikation mit dem Aggressor und eine Wendung vom Ak-tiven ins Passive statt, die dann in entsprechende Handlungen um-gesetzt wird (Grefe u. Reich 1996). Ein Elternteil z. B. identifiziert sich mit seinen eigenen verbietenden, mächtigen Eltern und behandelt das Kind so, wie er selbst früher von den Eltern behandelt wurde, z. B. indem es dem Kind »Bösartigkeit« unterstellt und es hierfür dann bestraft oder beklagt, wie sehr es doch unter ihm leide.

5.9 Richtige Antworten: b, c

Das Konzept der Kollusion leitet sich aus dem lateinischen col-ludere (Zusammenspiel) ab. Im deutschsprachigen Raum wurde das Kon-zept durch Jürg Willi populär, der es in Anlehnung an die Studien von Dicks (»Marital Tensions«, 1967) verwendete. Das hier gemeinte »Zusammenspiel« von Ehe- bzw. Liebespartnern wird vor dem Hin-tergrund des Dicks'schen Befundes verständlich, dass schon bei der Partnerwahl die Suche nach Hilfe bei ungelösten eigenen Entwick-lungsproblemen angestrebt wird. Ein Partner möchte »nie mehr im Leben« verlassen werden, der andere möchte jemanden haben, der seine sexuellen Ängste toleriert. Dann kann es zur Ausbildung eines sog. »unbewussten Ehevertrages« kommen: Der eine bietet an, die sexuellen Schwierigkeiten des anderen zu ignorieren, wenn er selbst nicht verlassen wird; der andere Partner bietet an, nicht zu verlassen, wenn der andere die eigenen sexuellen Schwierigkeiten übersieht. Es kommt manifest zu Polarisierungen; der eine erscheint in der häufigsten Typisierung als »der Starke«, der andere als »der Schwache«. Selbst in Geschwisterbeziehungen können solche Polarisierungen beobachtet werden, dann ist der eine immer »der Kluge«, der andere der »nur handwerklich Begabte«. Das Kollusionskonzept verweist darauf, dass die manifeste Polarisierung eine unbewusste gemeinsame Abwehr darstellt. Das Konzept unterstreicht den Aspekt der unbewussten Kooperation bei manifestem Gegensatz oder gar Streit (▶ Antwort 5.34). Mentzos hatte vor Willi solche Phänomene als »interpersonelle Abwehr« bezeichnet und damit etwas Ähnliches angesprochen: dass der andere dringend bei der Bewältigung eigener Schwierigkeiten gebraucht wird. Während Willi dabei stehen blieb, verschiedene Formen der Kollusion zu beschreiben, erweiterte Mentzos das Konzept auf Institutionen. Auch hier lassen sich nämlich vergleichbare Phänomene beobachten. Als »doctor-nurse-games« sind beispielsweise jene Interaktionen beschrieben worden, wo die erfahrene Schwester den jungen Arzt um Anweisung für die Medikation bei einem Patienten bittet, während sie ihm zugleich subtil Hinweise dafür gibt, was er anordnen solle; die »unterwürfige« Haltung der Schwester ist ebenso wie der »anweisende« Stil des Arztes konform mit der institutionellen Hierarchie, die auf diese Weise bestätigt und zugleich verdeckt wird. Krisenhafte Konflikte entstehen hier dann, wie in Partnerbeziehungen auch, wenn das Zusammenspiel von einer Seite aufgekündigt wird; die Schwester könnte sich über den Arzt geärgert haben und gibt ihm keine subtilen Hinweise mehr, woraufhin er sich hilflos fühlt. Krisen in Beziehungen offenbaren deshalb immer eine andere, bislang gemeinsam abgewehrte Realität. Meist ist es dann derjenige Teil, der am meisten zu verlieren hat, der sich um eine professionelle Hilfe bemüht.

5.10 Richtige Antworten: b, c

In den 70er-Jahren kam die Familienpflege in den alten Bundesländern zunehmend als Alternative zur Heimerziehung auf. Die Pflegeeltern übernehmen im Auftrag des Jugendamtes die Hauptverantwortung für die Erziehung. Sie sollen die fehlende Funktionalität der Herkunftsfamilie ausgleichen und dem Kind weitere Entwicklungen ermöglichen und ggf. an der Rückkehr zu seinen Eltern mitwirken. Dabei liegen die elterlichen Rechte entweder beim Jugendamt oder bei den leiblichen Eltern. Eltern und Pflegeeltern sollen ein erweitertes Elternsystem bilden und miteinander kooperieren. Durch rivalisierende Haltungen der Eltern und Pflegeeltern geraten die Pflegekinder häufig in Loyalitätskonflikte. Eine Besonderheit der Pflegefamilie besteht in der nicht in jedem Falle langen und feststehenden Dauer der Pflegschaft. Ein Problem in Pflegefamilien kann außerdem oft ein verdeckter Adoptionswunsch der Pflegeeltern sein.

Adoptiveltern haben dagegen die alleinigen elterlichen Rechte gegenüber dem Adoptivkind. Ein häufiges Problem in Adoptivfamilien ist, dass Adoptiveltern nicht genügend Zeit haben, sich auf die Elternschaft vorzubereiten, da die Zeit der Schwangerschaft entfällt. Oft erleben Adoptiveltern die normalen Konflikte mit dem Kind gravierender oder ängstigender als leibliche Eltern, da der Gedanke mitschwingt, dass das Kind nicht das eigene und ihnen daher fremd ist. Die Lebensgeschichte des Adoptivkindes wird häufig als Fremdkörper empfunden. Als belastend kann auch die Frage nach dem richtigen Zeitpunkt erlebt werden, wann sie »es« dem Kind mitteilen sollen. In dem Zusammenhang kann auch die Furcht bestehen, das Kind wieder zu verlieren. Ein Problem in Adoptivfamilien kann ein verzerrtes Bild des Adoptivkindes von den leiblichen Eltern sein, die v. a. in der Pubertät von diesem oft idealisiert oder entwertet werden (vgl. Reich 2004, S. 200).

5.11 Richtige Antworten: a, d

Offene, halboffene und geschlossene Gruppen unterscheiden sich hinsichtlich der Zusammensetzung der Gruppen über die Behandlungszeit. Geschlossene Gruppen nehmen nach Beginn der Behandlung keine weiteren Gruppenmitglieder auf. Sie bilden oft eine besonders ausgeprägte Gruppenkohäsion und eignen sich daher besonders für kurze Psychotherapien, in denen eine schnelle Entwicklung angestrebt wird. Bei halb-offenen Gruppen, die in der ambulanten Praxis leichter zu realisieren sind, werden ausscheidende Mitglieder durch neu hinzukommende ersetzt. In offenen Gruppen wiederum, die z. B. eher in Kliniken vorkommen, fluktuieren die Teilnehmer ständig.

Homogene und nicht-homogene Gruppen unterscheiden sich hinsichtlich der Homogenität der Mitglieder. In homogen zusammengestellten Gruppen haben die Mitglieder von Anfang ein gemeinsames Anliegen. Dies kann eine gemeinsame Symptomatik (Gruppen für Essgestörte), eine gemeinsame Lebenssituation (Trauergruppen) oder ein wichtiges gemeinsames Persönlichkeitsmerkmal (Frauengruppen) darstellen. Aufgrund der gemeinsamen Erfahrung bilden homogene Gruppen schneller eine gute Gruppenkohäsion und eignen sich daher besonders für kurze Psychotherapien. In nicht-homogen zusammengestellten Gruppen ist dagegen ein breites Spektrum relevanter Merkmale repräsentiert, die Gruppen sind nach Alter, Geschlecht, Art der Symptomatik und Persönlichkeiten gemischt. Sie eignen sich daher für längere Psychotherapien mit weiter gestreckten Behandlungszielen, in denen maladaptive interpersonale Muster, Übertragungsbereitschaften und Auswirkungen von Persönlichkeitseigenschaften bearbeitet werden (vgl. Ermann 1999, S. 344 ff.).

5.12 Richtige Antwort: d

In seinem Vergleich unterschiedlicher Formen von Gruppenpsychotherapie erfasste Yalom (1989) 11 spezifische Wirkfaktoren von Gruppenpsychotherapie, die er später auch empirisch überprüfte. Diese lauten: Das Einflößen von Hoffnung, das Erleben der Universalität des Leidens, das Mitteilen von Informationen, das Erleben von Altruismus, die korrigierende Rekapitulation der primären Familiengruppe, die Entwicklung von Techniken des mitmenschlichen Umgangs, nachahmendes Verhalten, interpersonales Lernen, das Erleben von Kohäsion, Katharsis, die Auseinandersetzung mit existenziellen Faktoren.

Regression gilt in analytischen und tiefenpsychologisch fundierten Einzel- wie Gruppenpsychotherapien als wichtiges therapeutisches Mittel, ist jedoch kein spezifischer Wirkfaktor von Gruppenpsychotherapien.

5.13 Richtige Antwort: c

Tiefenpsychologisch fundierte und insbesondere analytische Gruppenpsychotherapien folgen dem Prinzip der Minimalstrukturierung (a), d. h. die Struktur, die vorgegeben wird, ist minimal. Es gilt – analog zur Regel der freien Assoziation in der analytischen und tiefenpsychologisch fundierten Einzeltherapie – die Regel der freien Interaktion (b): Die Patienten werden aufgefordert, die Eindrücke aus ihrem Inneren und aus der Gruppensituation so frei wie möglich zu äußern. Dadurch werden Regression und Übertragung gefördert.

Unter Gruppenkohäsion versteht man den Zusammenhalt in der Gruppe, die Teilhabe an einer größeren Gemeinschaft, die dazu führt, dass Binnenkontakte bedeutsamer erlebt werden als Außenkontakte. Diese Kohäsion ist in geschlossenen Gruppen besonders hoch, aber auch in höherfrequenten analytischen Gruppen. Eine ausgeprägte Gruppenkohäsion fördert Regression und Übertragung (c trifft nicht zu).

Analytische und tiefenpsychologisch fundierte Gruppenpsychotherapie unterscheiden sich v. a. in der Regressionstiefe (d). Diese wird – abgesehen von den unterschiedlichen Sitzungsfrequenzen – durch die Interventionen des Therapeuten gesteuert. In analytischen Gruppenpsychotherapien nimmt dieser eine abstinentere Haltung ein, tritt weniger als Person zutage und reagiert weniger auf Zuschreibungen von Seiten der Gruppe, wodurch in der Gruppe ein Freiraum für gemeinsame Phantasien und Interaktionen entstehen kann, die vom Therapeuten auf unbewusste Zusammenhänge hin gedeutet werden. Es handelt sich v. a. um eine Behandlung der Gruppe als Ganzheit, die Gegenstand und Ziel der Interventionen ist. In tiefenpsychologisch fundierten Gruppen wird die Regression eher begrenzt, der Therapeut ist aktiver, verknüpft das Gruppengeschehen stärker mit den Alltagsbeziehungen der Gruppenmitglieder. Deutungen in tiefenpsychologisch fundierten Gruppen zielen auf eine Behandlung des Einzelnen in der Gruppe ab.

In der psychoanalytisch-interaktionellen Gruppenpsychotherapie (Heigl-Evers u. Heigl 1973), die speziell für ich-strukurell gestörte Patienten entwickelt wurde (e), wird nicht mit Deutungen, sondern mit dem Prinzip Antwort gearbeitet. Patienten mit einer defizitären

Ich-Struktur, die selbst keinen Zugang zu ihrem seelischen Binnenraum haben, können Deutungen u. U. so erleben, als ob sie von einem allmächtigen Objekt kontrolliert werden. Durch selektive emotionale Antworten wird der Therapeut dagegen für den Patienten als anderes Subjekt kenntlich. Dies kann die Selbst-Objekt-Differenzierung und die Objektkonstanz des Patienten fördern. Auch die Übernahme von Hilfs-Ich-Funktionen gehört zu den spezifischen Techniken der interaktionellen Therapie (vgl. Ermann 1999, S. 347 ff.).

5.14 Richtige Antworten: a, b, c, e

Die paradoxe Interventionsform ist eine zwar heute eher seltener angewandte Therapietechnik, aber immer noch nützlich, v. a. in Fällen sehr verstrickter, eskalierender, destruktiver und starrer Kommunikationsmuster. Therapeuten, die in solchen dringlichen Situationen zu sehr zu Agenten der Veränderung geworden sind, unterstützen damit indirekt das Paar/die Familie, die eingefahrenen Kommunikationsmuster beizubehalten. Paradoxe Interventionen, Aufforderungen zur Nichtveränderung (durch Symptomverschreibung, Rückfallvorhersagen, positive Konnotationen von Beschwerden, Utilisationen von Symptomen) können dann helfen, dass das Paar/die Familie die ihm zustehende Veränderungsverantwortung übernehmen kann. Die Anwendung dieser Technik bedarf eines tragfähigen verlässlichen therapeutischen Arbeitsbündnisses.

Hypothetisches Fragen ist eine Methode der systemischen Familientherapie. Durch Was-wäre-wenn-Fragen soll der Patient dazu motiviert werden, Lösungsmöglichkeiten für ein Problem zu entwickeln.

5.15 Richtige Antworten: a, c, e

Die Paar- und Familientherapie richtet ihr Augenmerk weniger auf ein pathogenetisches Verständnis, um Krankheitsprozessen damit entgegenzuwirken, sondern verstärkt bereits vorhandene gesundheitsfördernde Prozesse.

Während die systemische Therapie ein eigenständiges Verfahren ist, das sich derzeit um die Anerkennung seiner wissenschaftlich nachgewiesenen Wirksamkeit bemüht, wird die Paar- und Familientherapie gegenwärtig eher als Behandlungssetting angesehen. Die systemische Therapie wird nicht nur in der Arbeit von Paaren und Familien, sondern auch bei Einzelnen und Gruppen angewandt.

Allgemein ist die Paar- und Familientherapie indiziert, wenn psychische Erkrankungen durch zwischenmenschliche Beziehungen begründet sind oder aufrechterhalten werden oder diese die Behandlung oder Bewältigung von seelischen und körperlichen Erkrankungen behindern oder erschweren.

Gemäß der Leitlinien zur Paar- und Familientherapie ist diese u. a. dann kontraindiziert, wenn Paar- und Familiengespräche ohne entsprechende Ausbildung oder Kompetenzen durchgeführt werden.

Die Paar- und Familientherapie ist heute im stationären psychotherapeutischen Behandlungskontext weit verbreitet und in vielen Behandlungskonzepten fest verankert.

5.16 Richtige Antworten: a, c

Der Begriff »Oral History Interview« wurde von Hahlweg und Schröder (Oral History Interview, Buehlman et al. 1992) zum Einstieg und Beziehungsaufbau bei einer Paartherapie vorgeschlagen. Durch halbstrukturierte Fragen wird das Paar angeregt, über Aspekte der Beziehungsgeschichte zu sprechen (Wie haben wir uns kennengelernt? Was war die erste Attraktivität? Wann tauchte der Gedanke auf: mit dieser Frau/mit diesem Mann möchte ich zusammenleben? Wie wurde die Hochzeit gestaltet und erlebt?). Darüber hinaus kann das Paar sowohl über schöne und gelungene als auch über beginnende schwierige Phasen der Beziehung sprechen.

Das halbstrukturierte Interview führt weg von der aktuellen Negativität und fixierten Projektionen und gibt die Möglichkeit, zu den früheren Beziehungsressourcen Verbindung aufzunehmen, indem die gesamte Bandbreite der Beziehungserfahrungen wieder geöffnet wird.

5.17 Richtige Antworten: a, b, e

Eine hinreichende Motivation für eine Paartherapie ist bei beiden Partnern notwendig (a), wobei häufig einer der Partner die stärker treibende Kraft zum Aufsuchen eines Paartherapeuten ist. Wenn das psychische, psychosomatische oder somatische Problem eines Partners in psychodynamischem Zusammenhang mit dem Partner steht (b, e), besteht eine Indikation für eine Paartherapie, die bei genügender Introspektionsfähigkeit eine günstige Prognose haben kann, sofern projektive Mechanismen (»nur du alleine hast unsere Ehe zerstört«) nicht zu stark wirksam sind (c). Paartherapie ist kein Zweit oder Ersatzverfahren für steckengebliebene therapeutische Prozesse. Sie sollte nicht dazu dienen, Widerstände, die innerhalb anderer therapeutischer Verfahren entstehen, zu umschiffen (d).

5.18 Richtige Antworten: b, c, e

Indiziert kann eine Paar- oder Familientherapie v. a. dann sein, wenn das präsentierte Problem bzw. Symptom eines Patienten als interpersonales Problem definiert werden kann bzw. wenn Bezugspersonen und/oder die familiäre Dynamik an der Entstehung und/oder Aufrechterhaltung der Problematik ursächlich oder beteiligt sind (b und c). Familiengespräche können auch indiziert sein, wenn z. B. in der gesamten Familie Trauerarbeit behindert ist oder/und wenn die Familie mit der Belastung einer chronischen Erkrankung überfordert ist (e). Daneben sollte die Indikation zur Familientherapie erwogen werden, wenn z. B. im Rahmen der Behandlung eines Jugendlichen die Unterstützung der Familie wichtig sein kann, wenn mehrere Familienmitglieder behandlungsbedürftig sind. Aber auch wenn Angehörige offen oder subtil die Einzelbehandlung sabotieren: Dann können mit ihnen in wenigen Familiengesprächen die dahinter liegenden Ängste bearbeitet werden.

Die Indikation hängt auch davon ab, ob die Familienmitglieder motiviert werden können, dieses Problem auch als gemeinsames zu sehen.

Nicht indiziert kann eine Paar- oder Familientherapie u. a. sein, wenn Familienmitglieder nicht davon ablassen, sich gegenseitig die Schuld zuzuschieben, oder wenn Patienten darauf drängen, Familienmitglieder mit einzubeziehen, weil sie sich davon eine Entlastung von anstehenden (intrapsychischen oder interpersonalen) Auseinandersetzungen versprechen (a). Ebenso ist Familientherapie nicht indiziert, wenn z. B. eine Jugendliche für sich eine Begleitung sucht bei Fragen von weiblicher Identitätsentwicklung und Fragen zur Sexualität (d) (vgl. Cierpka 2003, S. 75 ff.).

5.19 Richtige Antworten: b, d, f

Boszormenyi-Nagy und Spark (1981) haben in ihrem generationsübergreifenden Ansatz über psychoanalytische Grundlagen hinausgehend das Augenmerk auf ethisch-existenzielle Dimensionen familiärer Beziehungen gelegt (b). Die Autoren gehen davon aus, dass es in Familien starke Loyalitätsbindungen gibt (f) (»invisible loyalities«, dt.: unsichtbare Bindungen), die einerseits sinnstiftend und bedeutsam für das Zusammengehörigkeitsgefühl einer Familie sind; sie können aber auch zu erheblichen Konflikten führen, z. B. wenn konflikthafte oder mit ausgeprägtem Über-Ich-Druck behaftete Loyalitätsanforderungen Individuationsbedürfnissen z. B. von heranwachsenden Kindern entgegenstehen. Loyalität als grundlegendes menschliches Motivationssystem beinhaltet auch das Bedürfnis nach Gerechtigkeit in Beziehungen.

Nach Boszormenyi-Nagy und Spark gibt es in Familien eine Art Buchführung über die gegenseitigen »Verdienste« und »Schulden« sowie über die »Verpflichtungen« der Familienmitglieder untereinander. Zu Konflikten kommt es, wenn die Balance von Geben und Nehmen gestört ist (d). Verletztes Gerechtigkeitsgefühl kann zu destruktivem oder selbstdestruktivem Verhalten führen bis hin zum Ausstieg aus sozialer Verantwortung.

Nach Boszormenyi-Nagy haben Eltern Verpflichtungen gegenüber ihren Kindern, aber auch Kinder haben das Bedürfnis, etwas für ihre Eltern zu tun, sich ggf. um sie zu sorgen. In seiner pathologischen Ausformung kommt es zur Rollenumkehr, zur Parentifizierung, in der Kinder Eltern- oder Partnerrollen übernehmen müssen.

Das familiendynamische Verständnis von Boszormenyi-Nagy wurde in andere familientherapeutische Ansätze wie in das Delegationskonzept nach Stierlin und in die Mehrgenerationen-Familientherapie nach Massing et al. integriert (vgl. Wirsching u. Scheib 2002, S. 247 ff.).

Das »Rollenkonzept« ist eine Entwicklung von Richter (a); in der Bindungstheorie geht es um frühkindliche Entwicklung (c). Diese Konzepte sind ebenso wie das klassische analytische Triebkonzept (e) nicht explizit Gegenstand der Theorie von Boszormenyi-Nagy und Spark.

5.20 Richtige Antwort: b

Nach Boszormenyi-Nagy und Spark (1981) gibt es in Familien starke Loyalitätsbindungen und eine Art Buchführung über die gegenseitigen »Verdienste«, »Schulden« und »Verpflichtungen« der Familienmitglieder (▶ Antwort 5.19). Zu Konflikten kommt es, wenn die Balance von Geben und Nehmen – wie offensichtlich im Erleben der erwachsenen Tochter in diesem Beispiel – gestört ist (b).

Die »Modi von Bindung und Ausstoßung«, Aspekte aus dem Stierlinschen Konzept, und die Mehrgenerationenperspektive sind hier nicht beschrieben (a und c treffen also nicht zu).

Die Wiederkehr des Verdrängten, ein Begriff aus der Psychoanalyse, und die Objektbeziehungstheorie, ebenfalls ein Modell aus der Psychoanalyse, sind in diesem Beispiel ebenfalls nicht beschrieben (d, e).

5.21 Richtige Antworten: a, e

Verletztes Gerechtigkeitsgefühl in Loyalitätsbindungen kann nach Boszormenyi-Nagy zu destruktivem oder selbstdestruktivem Verhalten führen bis hin zum Ausstieg aus sozialer Verantwortung (a).

Nach Boszormenyi-Nagy haben Eltern Verpflichtungen gegenüber ihren Kindern; aber auch Kinder haben das Bedürfnis, etwas für ihre Eltern zu tun, sich ggf. um sie zu sorgen. Dies kann sinnstiftend wirken und das Zusammengehörigkeitsgefühl der Familie fördern (e). Es kann aber auch in seiner pathologischen Ausformung eine Überforderung der Kinder darstellen und sich auf die kindliche Entwicklung destruktiv auswirken; es kommt zur Rollenumkehr, zur Parentifizierung, in der Kinder Partner- oder Elternrollen übernehmen müssen (▶ Antwort 5.19).

Loyalitätsbindungen bzw. -konflikte haben weder mit den Grundlagen der Bindungsforschung zu tun, in der es um frühkindliche Entwicklungsdeterminanten geht, noch mit Abhängigkeits-Autonomie-Konflikten, die ein intrapsychisches Modell der Psychoanalyse beschreiben (d, c).

Ebenfalls gehört es nicht zum Verständnis von Boszormenyi-Nagy, dass Kinder den Auftrag haben, widersprüchliche Vermächtnisse seitens der Eltern zu integrieren, denn dies wäre für Kinder sehr schädigend (b).

5.22 Richtige Antwort: d

Bei zieloffenen verhaltenstherapeutischen Gruppen leiden Teilnehmer unter unterschiedlichen Störungen. Die Gruppen sind somit diagnostisch heterogen. Die Gruppenarbeit ist am Einzelfall orientiert,

d. h. die Problematik jeweils eines Gruppenmitglieds steht im Mittelpunkt. Der Einsatz verhaltenstherapeutischer Methoden ist ziel- und problemorientiert. Die Gruppen sind offen, somit können neue Gruppenmitglieder aufgenommen werden. Die Sitzungen werden nach dem Ein-Sitzungs-Konzept durchgeführt, d. h., das Sitzungsthema wird mit dem Ende der Sitzung abgeschlossen (vgl. Sipos u. Schweiger 2003).

5.23 Richtige Antworten: a, e

Bei der Delegation (i. S. von Stierlin) wird ein Kind mit elterlichen Aufträgen betraut, die es überfordern, wenn sie nicht seinen Fähigkeiten, Bedürfnissen oder seinem Entwicklungsstand angemessen sind oder wenn sie gegensätzliche, unvereinbare Tendenzen enthalten oder beim Kind zu Loyalitätskonflikten führen.

Erste Weichen für Delegationen und Parentifizierungen können – wie es in diesem Beispiel zu sein scheint – schon durch pränatale Phantasien der Eltern oder auch der Großeltern gegenüber dem zu erwartenden (»Wunsch«-) Kind gestellt werden; häufig werden Delegationen über mehrere Generationen weitergegeben (a).

Eine weitere Perspektive familiärer Beziehungen sind nach Stierlin die »Interaktionsmodi von Bindung und Ausstoßung«, bei denen z. B. Eltern ihre heranwachsenden Kinder übermäßig stark zu halten versuchen, etwa, wenn sie selbst durch mangelnde Abgrenzungs- und Trauerarbeit noch nicht von ihren Herkunftsfamilien gelöst sind oder die Familie versucht, sich familiärer Beziehungskonflikte zu entledigen, indem sie ein – vielleicht drogenabhängiges oder psychotisches – Familienmitglied ausstößt.

Bei den »Modi von Bindung und Ausstoßung« unterscheidet Stierlin Bindungen auf der Es-, Ich- und Über-Ich-Ebene: Bindung auf der Es-Ebene geht mit regressionsfördernder Verwöhnung einher (ist hier nicht erkenntlich, f trifft also nicht zu). Bei der Bindung auf der Ich-Ebene werden z. B. Kinder durch Zuschreibungen der Eltern von ihrer eigenen Selbstentwicklung entfremdet, z. B. als angebliches »Wunschkind« das Lebenswerk der Großeltern fortzusetzen; und bei der Bindung auf der Über-Ich-Ebene können Kinder durch starke Verpflichtungsgefühle gefangen gehalten werden (»Ausbruchsschuld«), hier z. B. die Verpflichtung zur Betriebsübernahme (e).

»Verwischung der Generationsgrenzen« (▶ Antwort 5.36), »familiäre Charakterneurosen« (▶ Antwort 5.26) und »Rollenumkehr« (▶ Antwort 5.19) sind möglicherweise in dieser Familie nicht auszuschließen, sind aber in diesem Beispiel nicht explizit beschrieben (b, c und d sind also nicht richtig) (Bauriedl et al. 2002).

5.24 Richtige Antworten: b, c

»Bezogene Individuation« bedeutet nach Stierlin, sich im Familienverband zugleich getrennt und bezogen erleben zu können und ist Voraussetzung für eine gelungene Entwicklung (a ist also nicht richtig). Störungen schlagen sich in mehr oder weniger ausgeprägter

Isolierung (»Überindividuation«) oder in der mangelnden Fähigkeit nieder, eigene Gefühle und Erwartungen von denen anderer abzugrenzen (»Unterindividuation«). Häufig kann »bezogene Individuation« nicht gelingen, wenn etwa Ehepartner sich von ihren eigenen Eltern (noch) nicht gelöst haben.

Bei der Delegation können Kinder überfordert und auch parentifiziert (b) werden, wenn der elterliche Auftrag die Fähigkeiten oder den Entwicklungsstand des Kindes übersteigt, nicht miteinander zu vereinbarende Tendenzen enthält oder das Kind Loyalitätskonflikten zwischen beiden Eltern aussetzt. Je bewusstseinsferner solche Aufträge sind, umso weniger kann man sich mit ihnen auseinandersetzen (c).

Bei den »Interaktionsmodi von Bindung und Ausstoßung« geht es darum, dass Eltern ihre heranwachsenden Kinder entweder übermäßig stark zu halten versuchen oder die Familie versucht, sich familiärer Beziehungskonflikte zu entledigen, indem sie ein Familienmitglied ausstößt. Das Stierlinsche Konzept kann also nicht mit dem intrapsychisch angesiedelten Abhängigkeits-Autonomie-Konflikt der Psychoanalyse verwechselt werden (d ist also nicht richtig).

»Bindung auf der Es-Ebene« geht mit regressionsfördernder Verwöhnung einher, ist also gerade keine Voraussetzung für eine Autonomie-Entwicklung (e stimmt also nicht) (a.a.O.).

5.25 Richtige Antworten: a, f

Richter (1963) hat aufgezeigt, wie unaufgelöste Konflikte und Spannungen in der Partnerbeziehung dazu führen, dass die Kinder in neurotisierende Positionen als Objekt- oder Selbstrepräsentanzen der Eltern hineinmanipuliert werden. In seinem Rollenkonzept hat er folgende Möglichkeiten aufgezeigt:

- Das Kind als Ersatz für eine andere Person, etwa für eine Elternfigur, einen Ehepartner (f), eine Geschwisterfigur oder ein verstorbenes Kind (a)
- Das Kind als Stellvertreter der eigenen Person bzw. für einen Aspekt des eigenen Selbst, etwa als narzisstisches Abbild der eigenen Person schlechthin oder als Projektionsträger des idealen oder des negativen Selbst (dies träfe z. B. für c und d zu).
- Schließlich können ungelöste Konflikte zwischen den Eltern auf das Kind verschoben werden, das dann in die Rolle des umstrittenen Bundesgenossen gedrängt wird.

Eine starke Elternallianz (b) hingegen ist die beste Basis für eine gesunde kindliche Entwicklung.

Ein Familienmitglied wird zum Sündenbock gewählt, wenn sich die anderen Familienmitglieder entlasten wollen (e) (Richter 1970).

5.26 Richtige Antworten: a, c

Richter (1970) differenziert neurotische familiäre Prozesse in »symptomneurotische« und »charakterneurotische« Familiensysteme. Bei familiären Symptomneurosen findet eine Spaltung innerhalb der

Familie in »gesund« bzw. »normal« und »krank« statt (a), mit der Tendenz, das »kranke« Mitglied emotional oder auch real auszustoßen. Die Psychose eines Familienmitglieds kann die Restfamilie stabilisieren (c): Indem das psychotische Mitglied Träger der Spannungen und Projektionen der anderen ist, können diese sich als »normal« bzw. »gesund« definieren.

Bei familiären Charakterneurosen schließt sich die ganze Familie eng zusammen, verbunden mit einer gemeinsamen Abwehr gegenüber der Außenwelt, etwa durch Organisierung eines Außenfeindes (b) und Ideologiebildung nach innen (f) mit aufgeweichten intrafamiliären Grenzen. Richter unterscheidet dabei die »paranoide Festungsfamilie« (Außenwelt wird als feindselig-bedrohlich erlebt), die »angstneurotische Sanatoriumsfamilie« (d) (Konfliktvermeidung durch innerfamiliäres Schonklima) und die »hysterische«, »Theater« organisierende Familie (e) (Abwehr von Depression durch übertriebenes zur Schau stellen von Affekten).

5.27 Richtige Antworten: b, c, e

Die Funktionale Familientherapie basiert auf behavioralen, kognitiven und systemischen Konzepten (Heekerens 2006) (a ist somit falsch und e richtig).

Vor einer Änderung des problematischen Verhaltens des Index-Patienten muss dessen Funktion in der Familie bzw. im sozialen Kontext analysiert werden. Funktion des problematischen Verhaltens meint in diesem Zusammenhang, in welcher Weise Nähe und Distanz durch problematische Verhaltensweisen in der Familie geregelt werden (b ist somit richtig).

Kognitiv-behaviorale Interventionen werden unter der Beachtung der Funktion der einzelnen Verhaltensweisen in der Familie geplant und durchgeführt. Es finden somit nicht ausschließlich operante Methoden Anwendung (d ist somit falsch).

Vor Veränderung des Problemverhaltens sollen darüber hinaus individuenzentrierte und vorwurfsvolle Erklärungen und Interpretationen für das problematische Verhalten im Sinne einer Umdeutung durch nicht vorwurfsvolle und beziehungsorientierte Erklärungen ersetzt werden (c ist somit richtig).

5.28 Richtige Antworten: a, c, d

In der Mehrgenerationen-Familientherapie nach Massing et al. (1999) werden 3 Perspektiven miteinander verbunden:

- die psychoanalytische
- die systemtheoretische
- eine zeitgeschichtlich-soziologische (a)

Es wird dabei davon ausgegangen, dass das Frühere, insbesondere das Unbewusste, Konfliktbesetzte in die Gegenwart hineinwirkt und die Erlebens- und Verhaltensmuster entscheidend mitbestimmt. Dabei wird – mehr als in anderen therapeutischen Konzepten – den psychischen Auswirkungen soziohistorischer Einflüsse wie herrschender Zeitgeist, Kriegserfahrungen, Heimatverlust besondere Bedeutung zugemessen. Vielschichtige intrafamiliäre Übertragungsprozesse führen dazu, dass sich Störungen in der jeweiligen Kindergeneration aus Konflikten zwischen Eltern und Großeltern bzw. den Partnern und ihren Eltern ergeben (d); in einem »intrafamiliären Wiederholungszwang« werden über die Generationen die selben Konfliktmuster weitergegeben. (Ohne weitere Aussage über das mehrgenerationale Familiengefüge kann man bei b aber nicht von einem intrafamiliären Wiederholungszwang sprechen.)

Aber auch schwere Verluste und traumatische seelische Verletzungen, etwa durch Kriegs- und Fluchterfahrungen, die nicht verarbeitet wurden, werden an die nächsten Generationen weitergegeben und können erst da in manifesten Symptomen zum Ausdruck kommen. Insofern kann es indiziert sein, den Familienmitgliedern der Eltern- oder Großelterngeneration zu helfen, ihre Geschichte aufzuarbeiten und Trauerarbeit anzustoßen, damit sich alle Beteiligten aus ihren erstarrten Verklammerungen lösen können (c). Dafür muss allerdings nicht zu jeder Sitzung während der gesamten Therapie die Großfamilie zusammenkommen (e); häufig wird – auch zur Reduzierung von Komplexität – mit »Problemsystemen« gearbeitet, etwa bei der Fokussierung auf einen Mutter-Tochter-Konflikt: mit Tochter, Mutter und evtl. Großmutter.

5.29 Richtige Antwort: b

In der klinischen Praxis der Familientherapie wird ein besonderes Augenmerk auf abgewehrte Trauerreaktionen gelegt, welche die Entwicklungs- und Beziehungsfähigkeit über mehrere Generationen blockieren können. Unverarbeitete Trauer und familiäre Sprachlosigkeit über erfahrene Verluste und Verletzungen lassen die Familienmitglieder innerlich vereinsamen und können zu sog. »symbiotischen«, »undifferenzierten« oder erstarrten Familienbeziehungen (c) führen, die Parentifizierungen oder »Ausbruchsschuldgefühle« bei Kindern und Jugendlichen (a, e) zur Folge haben können.

Abgewehrte Trauerprozesse können auch an der Entstehung von Familienmythen oder von Familiengeheimnissen beteiligt sein. Die Abwehr von Trauer bzw. die unzureichende Verarbeitung von belastenden Lebensereignissen, Verlusten und Verletzungen und der damit verbundenen Affekte und Konflikte schützt nicht vor der Wiederkehr des Verdrängten (b); dies kommt aber häufig erst in den nachfolgenden Generationen in Form von Symptomen, von Entwicklungsarretierungen und/oder wiederholten Beziehungsabbrüchen (d) zum Ausdruck.

Es gibt aber auch in jedem Menschen ein Bedürfnis zu trauern. Der Familientherapeut als »Dialog-Ermöglicher« (Stierlin) hat die Aufgabe, den Familienmitgliedern zu helfen, sich aus der erstarrten

Sprachlosigkeit zu lösen und im gemeinsamen therapeutischen Prozess heilsame Begegnungsräume zu eröffnen (vgl. Wirsching u. Scheib 2002, S. 247 ff.).

5.30 Richtige Antwort: e

Abgewehrte Trauerprozesse können mit vielen Lebensbereichen in Zusammenhang stehen: mit frühen oder plötzlichen Personenverlusten durch Krieg, Unfall oder tödliche Krankheit, mit Heimat-, Besitz-, Arbeitsplatz- und/oder Identitätsverlust und mit schweren traumatischen Erfahrungen, aber auch mit lebensgeschichtlichen Schwellensituationen. Im Prinzip sind jegliche Entwicklungsprozesse mit einem trauernden sich Lösen verbunden (c).

Trauerarbeit wird abgewehrt, wenn Verluste und Verletzungen das seelische Gleichgewicht in der akuten traumatischen Situation übersteigen (a).

Unverarbeitete Trauer und familiäre Sprachlosigkeit über erfahrene Verluste und Verletzungen fördern keineswegs ein gesundes familiäres Zusammengehörigkeitsgefühl (e), sondern lassen die Familienmitglieder innerlich vereinsamen und können zu symbiotischen oder erstarrten Familienbeziehungen führen und damit auch die Liebesfähigkeit beeinträchtigen (b).

Die Auswirkungen abgewehrter Trauer bzw. die unzureichende Verarbeitung von belastenden Lebensereignissen kommen aber häufig erst in den nachfolgenden Generationen in Form von Symptomen, Entwicklungsarretierungen und/oder wiederholten Beziehungsabbrüchen manifest zum Ausdruck (d).

5.31 Richtige Antwort: Familienmythen

Familienmythen sind Geschichten, z. B. mit heroischem Charakter, welche die Familie über sich selbst konstruiert und welche häufig die Wirklichkeit erheblich verzerren oder verleugnen. Ihr Abwehrcharakter nach innen und Schutzcharakter nach außen hat die Funktion, erfahrene Demütigungen zu nivellieren sowie familiäre (Ideal-) Selbstbilder und ein Wir-Gefühl zu erhalten. Sie dienen der Erhaltung des Selbstwertgefühls und der Familienloyalität. In »gutartiger« Form können sie sinn- und identitätsstiftend sein und dem Bedürfnis, besonders von Kindern, nach Eingebundenheit in einen größeren familiengeschichtlichen Zusammenhang entgegenkommen. Haben Mythen aber einen erheblichen Abwehrcharakter, so führt das zu Erstarrungen und Entwicklungsblockierungen. Richter unterscheidet Harmoniemythen, Entschuldigungs- und Wiedergutmachungsmythen und Rettungsmythen (a.a.O.).

5.32 Richtige Antworten: c, e

Familienmythen sind häufig über Generationen tradierte Familiengeschichten, welche die Realität oft verzerren oder verleugnen, aber eine wichtige Trost- und Retterfunktion für das familiäre Selbstwertgefühl haben (c). In »gutartiger« Form können sie eine sinn- und identitäts-stiftende Funktion für die Familie haben (e).

Familienmythen schieben nicht grundsätzlich anderen, einem Außenfeind, die Schuld zu (insofern ist d falsch); doch ist dies auch nicht ausgeschlossen.

Ebenso müssen Familienmythen nicht mit generationsübergreifenden Koalitionen einher gehen (b).

Verschwiegen werden nicht Familienmythen, sondern Familiengeheimnisse (a).

5.33 Richtige Antworten: c, d

Familiengeheimnisse sind mit Schuld, Scham, Angst und/oder Entwürdigung verbundene Ereignisse in der Familiengeschichte wie Gefängnisaufenthalte, Aborte, uneheliche Kinder, Inzest, SS-Zugehörigkeit usw.

Es gibt Geheimnisse, die gegenüber der Außenwelt von der ganzen Familie geteilt werden und es gibt Geheimnisse, die zwei oder mehr Familienmitglieder miteinander teilen, wobei die anderen ausgeschlossen werden. Familiengeheimnisse können z. B. bei Kindern, die zusammen mit einem Eltern- oder Großelternteil Geheimnisträger sind, zu gespaltenen Loyalitäten führen (d). Durch Geheimnisse in der Familie kommt es zu ungleichen Machtverteilungen, zu Ausgrenzungen, Vertrauensbrüchen (c), zu offenen oder subtilen »Erpressungen«, zu geheimen Verbündungen, zur Aufhebung von Generationsgrenzen (also zum Gegenteil von dem unter a und b Behaupteten), zu Angst- und Schuldgefühlen. Familiengeheimnisse haben Abwehrcharakter, der zunächst verstanden werden will. So gesehen ist die Arbeit an der Aufdeckung von Familiengeheimnissen ein Prozess, dem die Bildung einer guten Vertrauensbasis vorausgehen muss. Antwort e wäre also ein therapeutischer Kunstfehler.

Abgewehrte Trauerprozesse können u. a. an der Entstehung von Familiengeheimnissen beteiligt sein, z. B. wenn bestimmte Todesfälle oder Suizide in der Familie nicht bearbeitet und verschwiegen werden, kann dies zu Gefühlen des Unheimlichen, zu schweren Symptomen und/oder zu wiederholten, kaum nachvollziehbaren Beziehungsabbrüchen in den nachfolgenden Generationen führen (a.a.O.).

5.34 Richtige Antworten: a, c

Kollusion bezeichnet nach Dicks ein unbewusstes Zusammenspiel beider Partner auf der Basis eines gemeinsamen Grundkonflikts in polarisierten Positionen. Indem abgespaltene Persönlichkeitsanteile im Partner gesucht werden, dient die Kollusion den Partnern als Selbstheilungsversuch i. S. der »Wiederherstellung der ganzen Persönlichkeit«. Kollusion ist eine Form der interpersonalen Abwehr, denn die konfliktbesetzten, nicht zur Verfügung stehenden Persönlichkeitsanteile oder Potenziale werden jeweils im anderen Partner gesucht (a, c). Je starrer die Aufteilung in scheinbar progressive und

regressive »Gegenpole« ist bzw. je weniger die abgewehrten und in
den Partner verlagerten Anteile reintegriert werden können, um so
ausgeprägter kommt es zu Enttäuschungen und Konflikten zwischen
den Partnern; dies wiederum fördert regressive Tendenzen und kann
mit einer Eskalation der Konflikte einhergehen (▶ Antwort 5.9).

»Kollusion« hat nichts mit generationsübergreifenden »Koalitionen«
zu tun, die eine meist verborgene, Generationsgrenzen verwischende
Verbindung zwischen einem Elternteil und einem Kind bezeichnen (b).
Zu unterscheiden von der Kollusion eines Paares ist der sog. »maligne
clinch« (Stierlin), ein Streit, in dem die ganze Familie verklammert
ist (d).

Bei der Dynamik von Bindung und Ausstoßung (Stierlin) geht es nicht
um eine Paardynamik, sondern um Eltern-Kind-Beziehungen (e).

Im Unterschied zum objektbeziehungstheoretischen Konzept von
Dicks hebt Willi den triebdynamischen Aspekt hervor. Die Objekt-
wahl ist durch ähnliche Triebfixierungen der Partner bestimmt. Dabei
nimmt ein Partner die progressive, der andere die regressive Position
ein. Willi unterscheidet idealtypisch:

- Die narzisstische Kollusion mit der Ambitendenz zwischen Ver-
  schmelzungswunsch und -angst. Die unerfüllbare Sehnsucht
  nach Nähe führt zur gegenseitigen Enttäuschung bei den Partnern.
- In der oralen Kollusion geht es um Versorgen und Versorgtwer-
  den.
- In der anal-sadistischen Kollusion geht es um Kontrolle und
  Machtkämpfe, denen die Angst vor Autonomieschritten des
  Partners zugrunde liegt.
- Die phallisch-ödipale bzw. hysterische Kollusion ist um »männliche Stärke« und »weibliche Schwäche« zentriert.

5.35 Richtige Antwort: Reziprozität oder Reziprozitätsannahme

Reziprozität meint den Austausch gleichwertiger Reaktionen. In sozialen Systemen wird auf Belohnung mit Belohnung und auf Bestrafung mit Bestrafung reagiert.

5.36 Richtige Antwort: d

Die strukturelle Familientherapie wurde von Minuchin entwickelt
und orientiert sich an einem normativen Modell der gesunden Familie, die nach innen hin klar abgegrenzte, aber durchlässige Grenzen zwischen den ehelichen, elterlichen und geschwisterlichen Subsystemen hat und auch nach außen durchlässig ist. Demgegenüber
zeichnen sich neurotische Familien durch Verstrickung im Inneren
und Abschottung nach Außen aus. So sind in Missbrauchsfamilien
die elterlichen, ehelichen und geschwisterlichen Subsysteme nicht
klar voneinander abgegrenzt, beispielsweise wenn die Tochter quasi
zur Partnerin des Vaters wird. Die therapeutische Methode orientiert sich an der Lerntheorie und der Kommunikationsforschung.

Nachdem die pathologische Familienstruktur mit ihren falschen Kommunikations- und Verhaltensweisen aufgedeckt wird, sollen diese mittels Aufklärung und Verstärkung durch den Therapeuten verändert werden.

Die Verstörung des Familiensystems durch paradoxe Interventionen ist dagegen eine zentrale Technik der systemischen oder auch strategischen Familientherapie um Watzlawick und Selvini-Palazzoli. Die Therapie folgt hier keinem normativen Modell, sondern eher »der Strategie, denjenigen Systempunkt herauszuarbeiten, bei dessen Veränderung die größtmögliche Wirkung im Familiensystem eintritt« (nach Ermann 1999, S. 342).

5.37 Richtige Antworten: b, d

Entsprechend den 3 Richtungen in der psychoanalytischen Familientherapie: Beziehungsanalyse (Bauriedl), Mehrgenerationen-Familientherapie (Massing et al.) und psychoanalytisch orientierte Familien- und Sozialtherapie (Richter) gibt es auch Variationen in der Behandlungstechnik. Übergreifend kann man aber sagen, dass die konzeptuelle Basis der Psychoanalyse einerseits und die größere Komplexität in der Paar- und Familientherapie andererseits sowohl gemeinsame als auch unterschiedliche Techniken gegenüber der Einzeltherapie erfordern (e ist danach also nicht zutreffend). Unterschiedlich ist, dass der Familientherapeut stärker strukturieren und aktiver intervenieren muss (b), u. a. um jedes Mitglied zu Wort kommen zu lassen und um zu vermitteln, dass die Ansicht jedes Familienmitglieds wichtig und achtenswert ist. Erfahrungsgemäß vermindert die kompetente Führung und Strukturierung des Therapeuten die Anspannung in der Familie und vermindert die Wahrscheinlichkeit der Reinszenierung der konflikthaften und destruktiven Dynamik, unter der die Familie bisher gelitten hat (a ist also nicht richtig).

Dabei nimmt der Therapeut eine Haltung ein, die den Grundsätzen der »Allparteilichkeit« bzw. »vielgerichteten Parteilichkeit« nach Boszormenyi-Nagy bzw. der »multiplen Identifikation« nach Bauriedl folgt (d), in der er sich um eine empathische Haltung jedem einzelnen Mitglied gegenüber bemüht und ihm das Gefühl vermittelt, geschätzt und geachtet zu sein. Dazu gehört auch, dass die Ressourcen der ganzen Familie, d. h. das, was sie schon – u. U. angesichts sehr belastender Verhältnisse – geleistet hat, anerkannt wird (Der Therapeut befindet sich also keineswegs auf einer neutralen Meta-Ebene, c trifft nicht zu). Aufgrund der Komplexität von Paar- und Familiengesprächen und zur Aufrechterhaltung der »Allparteilichkeit« wird i.d.R. im Therapeutenteam gearbeitet (Co-Therapeuten-Paar) (Bauriedl et al. 2002).

5.38 Richtige Antworten: a, b, d

Zentrale Merkmale des Zwangsprozesses sind nach Schindler et al. (1998):

- Der positive Austausch in der Partnerschaft ist reduziert, d. h., es werden weniger Zeichen der Wertschätzung, der Aufmerksamkeit und des Entgegenkommens gezeigt.
- Der negative Austausch des Paares ist erhöht, d. h., es wird vermehrt auf störende Verhaltensweisen des anderen reagiert.
- Die Kommunikation ist destruktiv. Es wird weniger kommuniziert und Gefühle und Bedürfnisse werden nicht offen und direkt, sondern indirekt in Form von Vorwürfen kommuniziert. Die Konflikte können aufgrund der destruktiven Kommunikation nicht mehr gelöst werden.
- Die gegenseitige Attraktivität nimmt ab. Durch die vorherrschende negative Interaktion wird der Partner immer aversiver erlebt. Gemeinsamkeiten werden vermieden. Die sexuelle Anziehung reduziert sich. Die Beziehungszufriedenheit sinkt. Gedanken an Trennung nehmen zu, und andere Partner werden attraktiver.

5.39 Richtige Antworten: b, e

Bezüglich der Behandlungstechniken gibt es deutliche Unterschiede zur analytischen Einzeltherapie, aber auch gemeinsame Prinzipien. Während der Familientherapeut die Gespräche wesentlich mehr strukturiert, finden die Prinzipien des Klärens, Konfrontierens und Deutens in der Familientherapie ebenso Anwendung wie in der Einzeltherapie (a stimmt also nicht). Dabei kann das Setting an sich schon klärende und/oder konfrontierende Funktion haben, z. B. dadurch, dass durch das Zusammenkommen der Familie deutlich wird, dass nicht der Indexpatient allein für die Problematik verantwortlich gemacht werden kann (b).

Psychoanalytische Familientherapie arbeitet an den Schnittstellen zwischen intrapsychischen und interpersonellen Konflikten. Um destruktive Strukturen auflösen zu können, muss deren Pathogenese zunächst in ihrem Sinnzusammenhang verstanden worden sein. Dazu sind aufdeckende Deutungen erforderlich (c trifft also nicht zu). Dies beinhaltet die Arbeit am Unbewussten, am Verdrängten und Verschwiegenen nach der Grundregel: »Versuchen Sie, soweit es Ihnen möglich ist, über die Dinge zu reden, über die Sie bisher nur schwer oder gar nicht miteinander reden konnten.« (e)

Der Therapeut sollte der Familie die beziehungsdynamischen Zusammenhänge in einer möglichst klaren, konstruktiven, d. h. entwicklungsorientierten, wenig pathologisierenden Weise darstellen. Den Ressourcen der Familie kommt dabei besonderes Augenmerk zu. Der Therapeut würdigt damit, was die Familie schon – meist unter besonderen Belastungen – geleistet hat; dies gehört zur Etablierung eines vertrauensvollen Arbeitsbündnisses und zur wertschätzenden Haltung der »Allparteilichkeit«, es vermittelt der Familie aber auch Hoffnung, dass sie fähig ist, sich aus ihrer verzweifelten Lage herauszuentwickeln (d ist also nicht richtig).

16

Die Technik des »Reframing«, der »Umformulierung«, stammt aus der systemischen Familientherapie und wurde von Virginia Satir eingeführt, wird aber auch in der analytischen Familientherapie angewandt (f trifft also nicht zu). Bei dieser Technik geht es darum, Zusammenhänge zwischen dem Symptom des Indexpatienten und der Familie in einer möglichst klaren, konstruktiven, entwicklungsorientierten, wenig pathologisierenden Weise darzustellen, was die Betonung von Ressourcen mit einschließt (Bauriedl et al. 2002).

5.40 Richtige Antworten: b, d

Die Übertragungsmuster sind in der Familientherapie aufgrund der realen Anwesenheit der primären Bezugspersonen zwar verändert, die Übertragungs-Gegenübertragungsdynamik ist aber keineswegs weniger ausgeprägt und weniger beachtenswert als z. B. in der Einzeltherapie.

Was die Übertragungsdynamik betrifft, so kann man davon ausgehen, dass sie auch schon in den ersten Sitzungen sehr zum Tragen kommt, da die Unsicherheit der Familie zu Beginn besonders ausgeprägt ist, was sie ihre vertrauten Abwehrmuster mobilisieren lässt (b trifft also nicht zu). Unter anderem können Therapeuten vonseiten der Familie oder einzelner Familienmitglieder z. B. als Retter phantasiert und entsprechend idealisiert werden, oder die Behandler werden in die Rolle des (Schieds-)Richters gedrängt, und die Therapiesitzung wird als Tribunal erlebt (a), in dem abgerechnet und angeklagt wird. Abgewehrte Trennungskonflikte, die durch die Familientherapie mobilisiert werden, können dazu führen, dass sich die Familie besonders eng gegenüber dem Therapeuten zusammenschließt. Neben Schuld- können auch Schamkonflikte in der Familientherapie virulent werden, und die Therapie wird als Bloßstellung erlebt. Ebenso gelingt es der Familie nicht selten, den Therapeuten geschickt in ein neurotisches Abwehrmuster zu verwickeln (c). Dabei entstehende Übertragungs-Gegenübertragungs-Kollusionen sind nicht als Fehler des Therapeuten anzusehen, sondern geben bei sorgfältiger Analyse wichtige diagnostische Hinweise.

Die Gefahr, dass der Therapeut in den »interaktionellen Sog« (Zander u. Cierpka 2003) der Familie gerät, ist auch für erfahrene Therapeuten nicht gering. Dies wird auch als Gegenübertragungsneurose bezeichnet, die in Familientherapien ausgelöst werden kann (e). Die Bearbeitung dieser Thematik ist also keinesfalls zu vernachlässigen (d trifft also nicht zu).

Verinnerlichte Familienszenen, die der Therapeut aus seiner eigenen Herkunftsfamilie in sich trägt, werden in Familiensitzungen stärker wiederbelebt als in Einzeltherapien (f) (Bauriedl et al. 2002).

5.41 Richtige Antworten: a, c, d, e

Die therapeutischen Maßnahmen zur Steigerung der positiven Reziprozität dienen dazu, positive Aspekte und Eigenschaften im Hinblick auf den Partner und die Beziehung wieder stärker in den Vordergrund zu rücken. Zum Aufbau positiver Reziprozität sollen die Partner in Form von unterschiedlichen Übungen für das Positive in der Beziehung sensibilisiert werden. Interventionen zielen darauf ab, die Wirkung von belohnenden und bestrafenden Verhaltensweisen zu verdeutlichen, eigene positive Eigenschaften wie die des Partners zu erkennen und wertzuschätzen sowie die Wahrnehmung für positive Interaktionen zu schärfen. Durch sog. Verwöhnungstage soll der positive Austausch gefördert werden (vgl. Schindler et al. 1998).

5.42 Richtige Antwort: d

Zur Übertragungs-Gegenübertragungsdynamik in der Paar- und Familientherapie ▶ Antwort 5.40.

Im vorliegenden Beispiel ist die Schonhaltung des Therapeuten der dominanten Mutter gegenüber schon ein Hinweis auf eine (zunächst noch kaum bewusste) Gegenübertragungsreaktion. Andere Hinweise könnten u. a. sein: Nichtbeachten eines Familienmitglieds, Themenwechsel bei bedeutsamen Gesprächsinhalten oder Übergehen eines Affekts, den ein Familienmitglied benennt oder nonverbal signalisiert. Richtig deutlich wird die Kollusion der Übertragungs-Gegenübertragungsdynamik dem Therapeuten in diesem Fall erst in der Supervision, als ihm seine besonders heftigen Gefühle der Mutter gegenüber bewusst werden (d).

5.43 Richtige Antwort: Zirkuläres Fragen

Die Technik des »zirkulären Fragens« wurde Ende der 70er-Jahre von der Mailänder Schule um Selvini-Palazzoli entwickelt. In der systemisch orientierten Familientherapie nimmt sie mit verschiedenen Differenzierungen und Weiterentwicklungen einen zentralen Stellenwert ein, wird aber auch in analytisch begründeten Paar- und Familientherapien eingesetzt, weil sie ein gutes Instrument ist, zu erfassen, wie Personen, Verhaltensweisen, Gefühle und Ideen rund um ein Problem miteinander verknüpft sind. Das gelingt dadurch, dass die einzelnen Familienmitglieder gebeten werden, zu beschreiben, wie sie die Beziehung zwischen zwei anderen Familienangehörigen sehen. Es geht darum, Reaktionen in der Familie hervorzurufen, die triadische Beziehungen sichtbar machen (vgl. Cierpka 2003, S. 327).

5.44 Richtige Antworten: a, c

Die Technik des »zirkulären Fragens« stammt aus der systemisch orientierten Familientherapie, wird aber auch in analytisch begründeter Paar- und Familientherapie eingesetzt (b trifft also nicht zu). Sie richtet sich darauf zu erfahren, wie Personen, Verhaltensweisen, Gefühle und Ideen rund um ein Problem miteinander verknüpft sind (a). Der Kunstgriff beim zirkulären Fragen besteht darin, die einzelnen Familienmitglieder um eine Beschreibung der Beziehung zwischen zwei anderen Familienangehörigen zu bitten. Es ist keine

Technik des Reihum-Abfragens (d trifft also nicht zu). Vielmehr geht es darum, Reaktionen in der Familie hervorzurufen, die triadische Beziehungen sichtbar machen (c), und zwar in ihrer Konflikthaftigkeit, d. h. die häufig bestehende harmonisierende Abwehr der Familie zu entschleiern (e soll also gerade vermieden werden).

5.45 Richtige Antwort: Genogramm

Das Genogramm ist ein Instrument zur Erfassung der generationsübergreifenden Strukturen und familiären Verstrickungen in ihren vielschichtigen Sinnzusammenhängen.

Dabei werden durch die graphische Darstellung des Familienstammbaums über mindestens drei Generationen neben Personendaten auch wesentliche Beziehungsaspekte und sozio-historische Hintergründe sowie deren Einflüsse auf die familiäre und persönliche Entwicklung erfasst. Zu diagnostischen Zwecken und/oder zur Hypothesengenerierung zu Beginn einer Therapie kann der Therapeut für sich ein Genogramm der Familie herstellen.

Die Genogrammarbeit hat einen hohen narrativen Wert, wenn Therapeut und Familie bzw. Paar gemeinsam das Genogramm erarbeiten. Genogrammarbeit strukturiert den gemeinsamen Aufarbeitungsprozess der Familiengeschichte und eröffnet ein erweitertes Verständnis für aktuelle Probleme und Beziehungskonflikte. Genogrammarbeit hat damit einen hohen therapeutischen Wert und ist ein dynamischer Prozess, der im Laufe einer Therapie immer wieder aufgegriffen werden kann (vgl. Cierpka 2003, S. 289 ff.).

5.46 Richtige Antwort: c

Wenn Therapeut und Familie bzw. Paar gemeinsam das Genogramm erarbeiten, so hat dies einen hohen narrativen Wert. Genogrammarbeit wird deshalb i.d.R. nicht von der Familie allein als Hausarbeit geleistet (e stimmt nicht). Genogrammarbeit dient sowohl der Aufarbeitung der Familiengeschichte als auch der Erfassung der aktuellen Familienbeziehungen und ihrer Probleme und Konflikte (d stimmt nicht). Genogrammarbeit hat neben dem diagnostischen einen hohen therapeutischen Wert (b stimmt nicht) und ist ein dynamischer Prozess, der im Laufe einer Therapie immer wieder aufgegriffen werden kann (c stimmt, a stimmt nicht).

5.47 Richtige Antwort: Skulptur oder Familienskulptur

Die Familienskulptur ist eine nonverbale Methode sowohl zur diagnostischen Erfassung der familiären Strukturen zu bestimmten Zeitpunkten als auch zur Verdeutlichung von Zusammenhängen zwischen Beziehungsstrukturen und Symptomatik; Skulpturarbeit hat aber mehr noch einen hohen therapeutischen Wert. Bei der »lebenden« Skulptur stellt ein Familienmitglied die Familienbeziehungen dar, indem es die Familienmitglieder im Raum in spezifischer Körperhaltung positioniert, sodass die Beziehungen und auch hierarchische Ebenen aus seiner Sicht deutlich gemacht werden können. Dabei kommt sowohl eine vertikale als auch eine horizontale Beziehungsebene zum Ausdruck. Die Beziehungen können zu verschiedenen Zeitpunkten einer laufenden Therapie durch die Skulpturarbeit verdeutlicht werden; es besteht aber auch die Möglichkeit, in der Vergangenheit liegende Beziehungserfahrungen oder prospektive Beziehungsentwürfe darzustellen. Der therapeutische Wert liegt u. a. in der sorgsamen Bearbeitung der emotionalen Erfahrungen, welche die Familienmitglieder bzw. ihre Rollenträger bei der Skulpturarbeit miteinander machen. Skulpturarbeit ist ein dynamischer Prozess, der im Rahmen einer Therapie immer wieder aufgegriffen werden kann. Sie wird in praktisch allen familientherapeutischen Richtungen, auch in psychoanalytisch begründeter Familientherapie, eingesetzt (vgl. Cierpka 2003, S. 339 ff.).

5.48 Richtige Antworten: a, b, e

Zentrale Annahme der Theorie der ehelichen Stabilität ist die wechselseitige Abhängigkeit zwischen der Kommunikation in der Partnerschaft, der Wahrnehmung der Partnerschaft und der psychophysiologischen Reaktion der Partner. Werden beispielsweise die Interaktionen häufiger als negativ bewertet, ändert sich die Wahrnehmung der Beziehung und die Partner reagieren mit psychophysiologischer Aktivierung. Dabei geht Gottmann davon aus, dass die Balance bzw. eheliche Stabilität bestehen bleibt, solange positive und negative Interaktionen zumindest in einem Verhältnis von 5:1 stehen. Ist dies nicht der Fall, gerät die Beziehung aus dem Gleichgewicht, die Wahrnehmung der Beziehung wird negativ, die Partner reagieren mit körperlicher Abneigung. Es wird mit Kampf oder Rückzug reagiert. Die Geschichte der Beziehung wird umgestaltet, indem vormals positiv erlebte Beziehungsaspekte nun eher als negativ erinnert werden. Entscheidend für die Wahrnehmung einer hohen Beziehungsqualität durch die Partner ist somit nicht die absolute Häufigkeit von negativen Interaktionen in Form von Streit oder Auseinandersetzungen, sondern in welchem Verhältnis dazu positive Interaktionen stattfinden.

5.49 Richtige Antworten: a, d

Die beschriebene verhaltenstherapeutische Gruppentherapie ist
- störungsspezifisch, d. h., sie ist ausschließlich auf die Schmerzbewältigung ausgerichtet.
- geschlossen, d. h., es werden im Verlauf keine weiteren Gruppenmitglieder aufgenommen.
- nicht am Einzelfall orientiert (▶ Antwort 5.22).

5.50 Richtige Antwort: Exkommunikation

Viele psychotische Patienten zeigen sich im doppelten Sinne als Exkommunizierte: Ausgeschlossen aus der Kommunikation, – sie verhalten sich, ohne zu kommunizieren –, und ausgegrenzt aus einem sozialen System der vernünftig Kommunizierenden. Exkommunikation lässt kein soziales System entstehen. Formale Exkommunikations-strategien sind: Schweigen, Verschweigen, Ignorieren, stellvertretendes Handeln (Stierlin 2003).

5.51 Richtige Antworten: a, b, d, f, g, h

Die Familien werden über den heutigen Kenntnisstand zur Schizophrenie und über die Behandlungsmöglichkeiten einschließlich der Medikation ausführlich aufgeklärt, deshalb der Begriff psychoedukativ, ohne allerdings das Expertenwissen zu betonen und die Angehörigen als Unwissende zu behandeln. Das therapeutische Vorgehen zielt darauf ab, Kritik und emotionales Überengagement der Angehörigen, aber auch das »Fehlverhalten« der Patienten abzubauen. Die Therapie orientiert sich an aktuellen Familienproblemen und versucht, konkrete Lösungen zu finden, z. B. mit Hilfe des Problemlösetrainings.

Die Maßnahmen richten sich nicht nur auf die Probleme der Patienten, sondern es wird versucht, die Lebensqualität der gesamten Familie zu verbessern, denn gerade die Belastung der Angehörigen ist in der Vergangenheit oft vernachlässigt worden. Neben der niedrigen Rückfallrate konnten auch bedeutsame Verbesserungen hinsichtlich der Symptomatik und der sozialen Anpassung erzielt werden. Die Angehörigen waren wesentlich weniger belastet durch die Erkrankung. Insgesamt verbesserte sich die familiäre Kommunikation in positiver Richtung. Nach den aktuellen Daten zögert Familienbetreuung die Rückfälle hinaus, und bei 20 % der Patienten werden langfristig die Rückfälle sogar verhindert.

5.52 Richtige Antworten: a, d, e

Die Patienten erleben einerseits die Gruppe als Ganzes wie ein mütterliches oder familiäres Objekt, von dem sie sich gehalten und gemocht fühlen. Die Gruppe als Ganzes ist ein Ort, an welchem die Probleme, Gefühle und Gedanken des Einzelnen Platz haben und aufgefangen werden. Dem Gruppenteilnehmer wird zurückgespiegelt, wie er in der Gruppe ankommt, dass und wie er verstanden wird. In dieser Form ist die Gruppe auch ein »Behälter«, in dem alle Seiten der Persönlichkeit des Gruppenteilnehmers Platz haben sollten (a). Durch die vielen unterschiedlichen Personen mit unterschiedlichen Alters- und Problemstellungen werden im einzelnen Gruppenteilnehmer verschiedene Übertragungsmöglichkeiten angeregt, die aus früheren Erfahrungen mit wichtigen Bezugspersonen stammen. Dadurch sind gerade in der Gruppe die Deutung und Bearbeitung dieser Übertragungsmuster im Hier und Jetzt möglich (d).

Lernen und Veränderung durch Identifikation mit anderen ist ein lebenslanger Prozess und kann durch die vielfältigen Interaktionsmöglichkeiten in der Gruppe gefördert werden. So entspricht die Gruppe auch einer Peergroup, die neue und andere Identifikationen zulässt und zur Ablösung von der Primärfamilie und früheren verinnerlichten Über-Ich- und Ich-Idealforderungen führen kann (e).

5.53 Richtige Antworten: b, d

Psychoedukation, Problemlösetraining, Kommunikationstraining, kognitive Umstrukturierung und Förderung positiver Reziprozität sind zentrale Bestandteile der kognitiv-behavioralen Paartherapie.

Die systematische Desensibilisierung wird zur Behandlung von Ängsten und das Verfahren der Reaktionsumkehr wird insbesondere zur Behandlung von Tics angewandt (▶ Antwort 9.46).

Antworten zu Kapitel 6

Prävention und Rehabilitation

Annette Fink, Claudia Tritschler

6.1 Richtige Antwort: f

Spezifische Ziele der psychologischen Betreuung von Tumorpatienten sind:

- Diagnostik und Behandlung in Lebensfragen, die durch Krebs hervorgerufen bzw. verstärkt wurden
- Emotionale Entlastung zur Erzielung besserer Handlungsfähigkeit
- Unterstützung, Stabilisierung des Patienten und Arbeit an der Lebensqualität
- Unterstützung bei belastenden medizinischen Behandlungen
- Begleitung sterbender Krebspatienten

Der Patient soll lernen, mit dem Krebs zu leben. Neue Lebensperspektiven sowie individuelle, hilfreiche Copingstrategien in verschiedenen Krankheits- und Therapiephasen müssen erarbeitet werden. So haben Patienten kurz vor und nach einer OP andere Bedürfnisse und Erlebensweisen als während einer monatelangen Chemotherapie. Auch das Miterleben anderer Tumorpatienten und das Erkennen der bisherigen Krisenverarbeitung sind wichtig und das Erkennen, was dem Patienten während einer Chemotherapie hilft.

Bedeutsam sind das Miterleben vs. Abgrenzen von Gleichbetroffenen während der Therapie, die Akzeptanz von alltäglichen Gesprächsthemen, Verdrängungs- vs. Auseinandersetzungsstrategien respektieren (das Thema bestimmt der Patient), Gespräche über Tod, Sterben und Weiterleben. Die »Schuldfrage« bei Krebs bearbeiten ist ggf. nötig.

Die emotionale Entlastung soll größere Handlungsfreiheit gewähren zum Erarbeiten von Zukunftsperspektiven, Lebenszielen und -inhalten nach krankheitsbedingter Verunsicherung und Kontrollverlust.

Weitere Interventionen sind Ressourcenvermittlung und -stärkung, Entspannungsübungen, Selbsthilfegruppengespräche über Ratschläge und Laientheorien, Gespräche über Alternativmedizin. Der Patient soll – nach seiner Individualität – seine Form der Auseinandersetzung mit der Erkrankung finden. Diese Individualität soll man stärken und fördern. Dies mobilisiert Kräfte und hilft, die Selbstständigkeit im Alltag wiederzuerlangen. Auch Außenkontakte zu Selbsthilfegruppen, Beratungsstellen, psychosozialen Diensten und Psychologen anderer Einrichtungen sind wichtig.

Weitere Aufgaben sind die Vermittlung von Informationen (bzgl. Punktionen, Bestrahlung, Chemotherapie etc.) und »praktische Angebote« (Begleitung in den OP, Bestrahlungsraum zeigen, Prothesenberatung nach Ablatio).

Auch die Betreuung sterbender Patienten, bei denen u. U. schon ein längerer Kontakt vorausgegangen ist, kann ein Ziel sein. Hier kann die Begleitung bis zum Tod die entscheidende Funktion erhalten, die Patienten nicht in der schwersten Phase allein zu lassen und die bestmögliche menschliche Nähe und Unterstützung zu geben. Gemeinsame Partner- und Familiengespräche unterstützen die Familie.

Auch wenn Verdrängungsstrategien des Patienten respektiert werden sollten (s. o.), kann die Ablenkung von schmerzhaften Themen wie Sterben und Tod jedoch kein spezifisches Ziel der Psychotherapie von Tumorpatienten sein.

6.2 Richtige Antwort: d

Motivationsaufbau (kurzfristige Ziele: z. B. das Vermeidungsverhalten aufgeben; langfristige Ziele: z. B. Vergrößerung der Selbstständigkeit, soziale Reintegration, Steigerung des Selbstbewusstseins).

Einüben einer Entspannungstechnik (der Patient erlernt z. B. die Progressive Muskelentspannung nach Jacobsen und übt mit einer Instruktionskassette; den Grad der erreichten Entspannung dokumentiert er in einem Verlaufsbogen).

Verhaltenssequenz, z. B. »Telefonieren«, aufbauen (beim Klingeln Ruhe bewahren; sich vornehmen, frühestens nach dem 6. Läuten den Hörer abzunehmen; beim ersten Läuten auf »Fünf« zählen, um ein überhastetes Gehen und die Gefahr des Fallens zu vermeiden; zusätzlich sich die Selbstinstruktion »Ganz langsam« geben und vor dem Abnehmen des Hörers eine aufrechte Haltung einnehmen).

Aktivitätsaufbau und Stressmanagement (gemeinsam eine Tagesstruktur erstellen mit Aufgaben, Entspannungstraining und Belohnungen; auf Verlaufsbogen Durchführungsdauer und Gefühlslage eintragen).

Berücksichtigt werden muss, dass bei einem progredienten Verlauf des Morbus Parkinson der psychologische Behandlungsplan nur z. T. eine Verbesserung der Symptome bewirkt. Das Hauptziel besteht darin, die Progredienz zu verringern und solange und soviel Alltag als möglich zu erhalten. Hausaufgaben sollten intensiv besprochen und den individuellen Gegebenheiten angepasst werden, um frustrierende Misserfolge möglichst zu vermeiden.

Ein Kommunikationstraining hat nach Kaiser und Hahlweg (2000) das Ziel, Sozialpartner durch Einübung bestimmter Sprecher- und Zuhörerfertigkeiten in die Lage zu versetzen, sich offen, aufnehmend, konstruktiv und in Kongruenz mit ihren Gefühlen und ihrem nonverbalen Verhalten austauschen zu können. Hier geht es nicht um die Kompensation oder Bewältigung von neurologisch bedingten Sprachproblemen. Somit wäre diese Intervention bei der geschilderten Problematik am wenigsten indiziert. Dennoch können Kommunikationstrainings bei der Rehabilitation neurologischer Patienten eine wichtige Rolle spielen, wenn die Interaktion und Kommunikation mit Angehörigen oder anderen Sozialpartnern krankheitsbedingt erschwert sind. Eine Kommunikationsproblematik könnte beispielsweise darin bestehen, dass sich ein Patient durch die starke Fürsorge seiner Lebensgefährtin gekränkt fühlt und darauf mit Vorwürfen, statt mit offener Kommunikation seiner Gefühle reagiert. In diesem Zusammenhang könnte ein Kommunikationstraining sinnvoll sein.

6.3 Richtige Antwort: Verhältnisprävention

Man unterscheidet zwischen Verhaltens- und Verhältnisprävention. Während Verhaltensprävention versucht, das gesundheitsrelevante Verhalten von Individuen und Gruppen positiv zu beeinflussen, setzt Verhältnisprävention an den politischen, ökonomischen, sozialen und ökologischen Verhältnissen an.

Das am 01.09.2007 bundesweit in Kraft getretene Nichtraucherschutzgesetz ist ein Beispiel für eine Verhältnisprävention.

6.4 Richtige Antwort: Tertiäre Prävention

Primäre Prävention soll das Ausbrechen von Krankheiten verhindern, also deren Inzidenzraten senken. Sekundäre Prävention soll durch möglichst frühzeitige Diagnose und Therapie das Fortschreiten einer Krankheit und deren Chronifizierung verhindern, also die Prävalenzraten von Krankheiten senken. Tertiäre Prävention soll die Folgen auch einer bereits chronifizierten Krankheit mildern, also verhindern, dass es zu Rückfällen, anhaltenden Beeinträchtigungen und sekundären Störungen kommt. Sekundäre und tertiäre Prävention lassen sich oft nur schwer gegeneinander abgrenzen. Da Herr K. jedoch bereits unter einer chronischen Psychose leidet, würde man hier am ehesten von tertiärer Prävention sprechen (vgl. Mattejat 2006, S. 692).

6.5 Richtige Antworten: a, c, d

Stationäre Psychotherapie kann erforderlich werden, wenn Patienten aufgrund der Schwere ihrer Symptomatik rasch geholfen werden muss. Manche Krankheitsbilder (z. B. schwere Essstörungen, einige Formen von Persönlichkeitsstörungen, psychosomatische Erkrankungen) können mit größerer Aussicht auf Erfolg in einem stationären Setting behandelt werden, das unterschiedliche Zugangswege innerhalb eines Gesamtbehandlungsplans integriert. Die Herausnahme aus einem zum Aufrechterhalten der Störung beitragenden familiären oder sozialen Umfeld kann eine Indikation zu stationärer Psychotherapie sein. Stationäre Psychotherapie ermöglicht es auch, Patienten, die einer ambulanten Psychotherapie zunächst ablehnend gegenüberstehen, mit der Arbeit in einer solchen ambulanten Behandlung vertraut zu machen und sie dafür zu motivieren. Stationäre Psychotherapie kann daher auch dann indiziert sein, wenn eine ambulante Psychotherapie keinen ausreichenden Behandlungserfolg erwarten lässt.

6.6 Richtige Antwort: c

Die Antworten b und d würde man am ehesten zu den Maßnahmen der Sekundärprävention, die Antworten a und e am ehesten zu den Maßnahmen der Tertiärprävention bei Abhängigkeitserkrankungen zählen (▶ Antwort 6.4).

6.7 Richtige Antworten: c, d, e

Rehabilitation ist die körperliche und psychische Wiederherstellung eines kranken oder invaliden Menschen durch therapeutische

Maßnahmen und Schulungen mit dem Ziel, den Betroffenen an den Aktivitäten des normalen Lebens wieder teilnehmen zu lassen, soweit seine körperlichen oder psychischen Defizite dies erlauben.

Bei der Rehabilitation geht es für den Patienten nicht vorrangig um die Beseitigung somatischer oder psychischer Beschwerden, sondern darum, die entstandene Beeinträchtigung zu akzeptieren und damit zu leben. Ziele sind die Wiederherstellung der Leistungs- und Beziehungsfähigkeit, die Verbesserung von Alltags- und Lebensbewältigung und die Förderung der sozialen Integration trotz fortbestehender Einschränkungen.

6.8 Richtige Antwort: a

In der ICIDH, dem Klassifikationssystem der WHO von 1980, welches die Basisdefinition der Rehabilitationsmedizin bildet, wird zwischen »Impairment«, »Disability« und »Handicap« unterschieden:

- Impairment: somatische oder nichtsomatische Schädigung oder Störung als Normabweichung bzgl. psychischer, physiologischer oder anatomischer Funktionen (b)
- Disability: körperliche, seelische oder geistige Funktionseinschränkung als Folge eines Impairments (a)
- Handicap: Benachteiligung in der Alltags- und Lebensbewältigung als Folge von Impairment, Disability (d)

2001 wurde mit der ICF, der Internationalen Klassifikation von Funktionsfähigkeit, Behinderung und Gesundheit, die Nachfolgerin der ICIDH verabschiedet, welche jedoch noch nicht Eingang in das Rehabilitationsrecht gefunden hat. Die ICF umfasst folgende Dimensionen:

- Körperstrukturen und deren Schädigung (c)
- Körperfunktionen und deren Störungen
- Aktivitäten der Person und deren Störungen (e)
- Partizipation in der Gesellschaft und deren Beeinträchtigungen
- Kontextfaktoren

(vgl. Hiller et al. 2004, S. 232 ff.)

6.9 Richtige Antwort: Tiefenpsychologisch fundierte niederfrequente Psychotherapie

Die tiefenpsychologisch fundierte niederfrequente Psychotherapie in einer längerfristigen haltgebenden therapeutischen Beziehung ist v. a. bei Patienten mit chronischen somatopsychischen Störungen oder chronischen seelisch bedingten Störungen wie Suchterkrankungen und Psychosen indiziert. Die Frequenz ist sehr niedrig und kann variabel gehandhabt werden. Supportive Interventionen stehen im Vordergrund (Hohage 2000, S. 121f).

Weitere Rehabilitationsmaßnahmen bei psychischen Störungen sind andere ambulante Behandlungsverfahren wie z. B. verhaltensmedizinische Konzepte, aber auch stationäre Psychotherapie und die stufenweise Wiedereingliederung in das Arbeitsleben und in das soziale Umfeld.

6.10 Richtige Antwort: Verhaltensmedizin (vgl. Ehlert 2004)

6.11 Richtige Antwort: e

»Harm reduction« ist ein Begriff aus der Suchttherapie. Bei diesem Konzept geht es nicht mehr um das Erreichen der Abstinenz, sondern um die Reduktion körperlicher und psychischer Schäden, die durch das Suchtmittel oder das Suchtverhalten verursacht wurden.

6.12 Richtige Antwort: c

Antwort a bezieht sich auf die Aufgabe der gesetzlichen Rentenversicherung, Antwort b auf die Aufgabe der gesetzlichen Krankenversicherung, Antwort d auf die Aufgabe der Arbeitsverwaltung und Antwort e auf die Aufgabe der gesetzlichen Unfallversicherung, jeweils in Bezug auf Rehabilitation.

Antwort c ist falsch, da Rehabilitation gerade zum Ziel hat, das vorzeitige Ausscheiden behinderter oder von Erwerbsminderung bedrohter Menschen aus dem Erwerbsleben abzuwenden (»Reha vor Rente«).

6.13 Richtige Antwort: b

Je nach angesprochenem Personenkreis wird zwischen universeller, selektiver und indizierter Prävention unterschieden. Universelle oder populationsorientierte Programme sind an die Allgemeinbevölkerung gerichtet (a, c, d), zielgruppenorientierte Programme richten sich an bestimmte Personengruppen: So wenden sich selektive Programme an Personen mit einem erhöhten Risiko für das Ausbrechen einer Krankheit (b) und indizierte Programme an Personen, die bereits erste Störungssymptome haben (e).

6.14 Richtige Antwort: Wenn der Grad der Behinderung mindestens 50 % beträgt.

6.15 Richtige Antworten: a, b, d

Zentrale Inhalte der Verhaltensmedizin sind, inwieweit Krankheit und Gesundheit durch Stress, Copingverhalten, Risiko- und Schutzfaktoren beeinflusst werden (Ehlert 2004).

Der primäre Krankheitsgewinn ist ein psychoanalytisches Konzept und beschreibt die unbewusste Entlastung des Patienten, die er aus dem Krankheitssymptom gewinnt. Dies erklärt, warum der Patient trotz aller Nachteile, die mit der Erkrankung verbunden sind, das Symptom überhaupt entwickelt.

Das Prinzip der Konversion ist ebenfalls ein analytischer Begriff und beschreibt die Umwandlung seelischer Konflikte in körperliche Phänomene.

6.16 Richtige Antwort: Das bio-psycho-soziale Modell

Es spielt v. a. in der Rehabilitation eine Rolle und erfordert dort ganzheitliche Diagnostik und interdisziplinäre Behandlungskonzepte.

6.17 Richtige Antwort: e

Die Arbeitsverwaltung erbringt ausschließlich Leistungen zur beruflichen Rehabilitation, und dies unter der Bedingung, dass dadurch die Vermittlungschancen auf dem Arbeitsmarkt erhöht werden können.

Die gesetzliche Rentenversicherung erbringt bei erwerbsfähigen Versicherten Leistungen zur medizinischen und beruflichen Rehabilitation, um eine Frühberentung zu vermeiden.

Die gesetzliche Krankenversicherung erbringt nur Leistungen zur medizinischen Rehabilitation.

Die gesetzliche Unfallversicherung erbringt Leistungen zur medizinischen, beruflichen und sozialen Rehabilitation, wenn Einschränkungen Folge eines Arbeitsunfalls oder einer Berufskrankheit sind.

Der Sozialhilfeträger erbringt Leistungen zur Rehabilitation (auch medizinische), wenn kein anderer Leistungsträger zuständig ist und der Betroffene selbst nicht in der Lage ist, die Kosten zu übernehmen (vgl. Hiller et al. 2004, S. 235).

6.18 Richtige Antwort: d

Der Sozialhilfeträger ist nur nach dem Subsidiaritätsprinzip oder Prinzip der Nachrangigkeit für Leistungen der Rehabilitation zuständig, d. h. erst dann, wenn kein anderer Rehabilitationsträger zuständig ist und der Behinderte sich nicht selbst helfen kann (▶ Antwort 6.17). Antwort a umschreibt die sog. Mitwirkungspflicht von Menschen, die Sozialleistungen beantragen. Antwort b umschreibt die sog. Sozialstaatsklausel im Grundgesetz. Antwort c umschreibt das sog. Solidaritätsprinzip, welches in der gesetzlichen Kranken-, Pflege- und Arbeitslosenversicherung wirksam ist. Es besagt, dass die Versicherten eine Solidargemeinschaft bilden und sich gegenseitig unterstützen. Der jeweilige Leistungsanspruch hängt allein von der Bedürftigkeit ab. Die private Krankenversicherung arbeitet dagegen nach dem sog. Äquivalenzprinzip: Die Beitragshöhe hängt vom individuellen Risiko und den gewünschten Leistungen ab, jeder versichert sein eigenes Risiko. Antwort e umschreibt das Prinzip der sog. risikobezogenen Leistungszuständigkeit in der Rehabilitation (vgl. a.a.O., S. 432 ff.).

6.19 Richtige Antwort: e

Im SGB IX, das die Rehabilitation und Teilhabe behinderter Menschen regelt, wurde 2001 das Rehabilitationsrecht zusammengefasst. Teile des Rehabilitationsrechtes wurden zuvor in anderen Gesetzbüchern geregelt: So gründet das Rehabilitationsrecht auf der Sozialstaatsklausel des Grundgesetzes (▶ Frage u. Antwort 6.18). Im SGB I von 1975 wurden bereits Grundvorschriften für das Rehabilitationsrecht formuliert. Das Rehabilitationsangleichungsgesetz von 1974 sollte Rehabilitationsleistungen vereinheitlichen. Das Schwerbehindertengesetz von 1986 formuliert die Pflicht des Arbeitgebers zur Beschäftigung Behinderter oder zur Zahlung von Ausgleichsabgaben (vgl. a.a.O., S. 234 ff.).

6.20 Richtige Antworten: a, b, d

»§ 63 SGB I sieht grundsätzlich vor, dass jeder, der ‚wegen Krankheit oder Behinderung Sozialleistungen beantragt oder erhält, sich auf Verlangen des zuständigen Leistungsträgers einer Heilbehandlung unterziehen soll […]', womit natürlich auch eine Psychotherapie gemeint sein kann.« (vgl. Frederichs 2011, S. 76) (a, d). Wird dieser Mitwirkungspflicht nicht Folge geleistet, droht ggf. der Verlust der entsprechenden Sozialleistung (b). Die Mitwirkungspflicht gilt auch hinsichtlich der Angabe von Tatsachen (§ 60, SGB I), der Teilnahme an ärztlichen und psychologischen Untersuchungsmaßnahmen (§ 62 SGB I), soweit sie für die Leistungsermittlung notwendig sind, und der Teilnahme an berufsfördernden Maßnahmen (§ 64 SGB I), welche die Erwerbsfähigkeit fördern sollen (f trifft nicht zu).

Für Empfänger von ALG II »hat § 63 SGB I keine Bedeutung, weil man das ALG II wegen der Erwerbslosigkeit und nicht ggf. wegen einer psychischen Erkrankung erhält« und die Psychotherapie »nicht der Eingliederung in den Arbeitsmarkt diene, sondern der Wiederherstellung der Erwerbsfähigkeit.« (vgl. Frederichs 2011, S. 77) (c trifft nicht zu).

Die gesetzliche Unfallversicherung gewährt Leistungen nach dem Schadensersatzprinzip, wenn die Behinderung Folge eines Arbeitsunfalles oder einer Berufskrankheit ist. Auch für Empfänger von Leistungen der Unfallversicherung wie Verletztengeld und Unfallrenten besteht o. g. Mitwirkungspflicht (e trifft nicht zu).

6.21 Richtige Antwort: c

Dem Äquivalenzprinzip der PKV steht das Solidarprinzip oder Solidaritätsprinzip der Gesetzlichen Krankenversicherung (GKV) gegenüber, nach dem die Beitragshöhe vom Einkommen des Versicherten abhängt – unabhängig von dessen Risiko.

Das Sachleistungsprinzip besagt, dass Leistungen in der GKV ohne finanzielle Transaktion gewährt werden, im Gegensatz zur Kostenerstattung bei der PKV.

Nach dem Umlageprinzip arbeitet die Gesetzliche Rentenversicherung: Auf der Basis des Generationenvertrages zahlt die Generation der heutigen Arbeitnehmer durch ihre Beiträge die Leistungen der heutigen Rentner, ohne dass Kapital gebildet wird. Im Gegensatz dazu finanzieren bei kapitalbildenden Lebensversicherungen die heute Berufstätigen durch ihre Beiträge mittels Verzinsung ihre spätere Rente selbst (vgl. Hiller et al. 2004, S. 424 ff.).

Als Risikostrukturausgleich bezeichnet man den Ausgleichsmechanismus in der GKV, wonach »reiche« Krankenversicherungen mit »guter« Risikostruktur »arme« Krankenversicherungen mit »schlechter« Risikostruktur finanziell unterstützen.

6.22 Richtige Antworten: a, c

Antwort b und Antwort d wären eher der sekundären, e eher der primären Prävention zuzuordnen (▶ Antwort 6.4).

Antworten zu Kapitel 7

Medizinische Grundkenntnisse

Annette Fink

7.1 Richtige Antwort: Abklärung einer Herzerkrankung beim Kardiologen

Sie müssen vor Beginn der Therapie beim Kardiologen abklären lassen, ob eine Herzerkrankung vorliegt.

Panikattacken lösen Herzklopfen aus. Umgekehrt können aber auch Herzrhythmusstörungen Angst und Panik hervorrufen, und zwar besonders nachts. Sie sollten daher abklären, ob der Patient über einen zu raschen oder zu langsamen Herzschlag (Herzfrequenzstörung: »Herz läuft davon«) bzw. Schläge außerhalb der Ordnung (Extrasystolen: »Herz flattert, trommelt«) mit nachfolgenden Pausen (»Herz stolpert«) berichten kann. Dann muss er zu einem Kardiologen, der ein Elektrokardiogramm (»EKG«) macht und nötigenfalls ein Medikament zum Ausgleich verschreibt. Körperlich kann der Patient zusätzlich über Schwindelgefühl und Müdigkeit sowie gelegentliche Ohnmachtsanfälle berichten.

Zusatzinformation: Herzrhythmusstörungen treten in jedem Alter auf. Der Herzschlag wird durch elektrische Impulse gesteuert. Eine Anomalie kann vorliegen bei der Erzeugung der elektrischen Impulse oder deren Weiterleitung. Liegt ein Pulsschlag über 100/min, sprechen wir von Tachykardie. Diese kann auch außerhalb einer Herzproblematik, z. B. bei Fieber, Anämie und Hyperthyreose vorkommen. Bei einem Puls von unter 60/min sprechen wir von Bradykardie. Ohne Störungswert kann man diese bei durchtrainierten Sportlern oder älteren Menschen finden. Manche Menschen haben andauernd Extrasystolen, ohne diese überhaupt wahrzunehmen. Männer bilden den Großteil an Patienten mit schweren Herzerkrankungen.

7.2 Richtige Antwort: Trisomie 21

Unter einer Chromosomenaberration versteht man eine Veränderung der Zahl oder Struktur von Chromosomen. Dabei unterscheidet man gonosomale von autosomalen Chromosomenaberrationen. Erstere betreffen das Geschlechtschromosomenpaar, letztere eines der anderen 22 Chromosomenpaare des Menschen. Es gibt numerische Chromosomenaberrationen, v. a. infolge Nondisjunktion (Nichttrennung) während der Meiose (Zellkernteilung). Nondisjunktion nimmt mit zunehmendem Alter der Mutter, evtl. auch des Vaters, zu. Die häufigsten Chromosomenaberrationen sind die Trisomien (Verdreifachung von Chromosomen). Die dadurch bedingten Krankheitsbilder zeigen eine verschieden ausgeprägte und außer bei Trisomie 21 (Down-Syndrom, »Mongolismus«) und XXY (Klinefelter-Reifenstein-Albright-Syndrom) keine völlig spezifische Grundsymptomatik. Die in Anbetracht der Chromosomenzahl relativ kleine Zahl der bekannten Trisomie-Syndrome ist wahrscheinlich auf die Letalwirkung der übrigen Trisomien zurückzuführen.

Bei der Trisomie 21 tritt ein 3-faches Chromosom 21 infolge Nondisjunktion auf. Gewebe und Organe wachsen langsam, haben Fehlbildungen und altern schneller. Die Inzidenz korreliert mit dem Alter der Mutter. Typische Merkmale sind Minderwuchs, kurzer Hals, runder Schädel, Epikanthus (»Mongolenfalte« an den inneren Augen-winkeln), Vierfingerfurche und meist eine erhebliche Intelligenzmin-derung (▶ Antwort 4.51) (vgl. Köhler 2003, S. 265–270).

7.3 Richtige Antwort: d

Neurobiologische Grundlage von Sucht ist eine Aktivierung dopami-nerger Bahnen im mesotelenzephalen Belohnungssystem, das vom Tegmentum im Mittelhirn bis zum Nucleus accumbens im Endhirn reicht (f). Zentraler Transmitterstoff im mesotelenzephalen Beloh-nungssystem ist das Dopamin (e).

Alle psychotropen Substanzen führen – auf unterschiedlichem Wege – zu einer Erhöhung der Dopaminausschüttung im mesotelen-zephalen Belohnungssystem, am häufigsten im Nucleus accumbens. Kokain erhöht die Dopaminausschüttung, indem es den Transport und damit die Wiederaufnahme des Dopamins in die präsynaptische Zelle blockiert und so indirekt eine erhöhte Konzentration bewirkt (b). Durch die dopaminerge Aktivierung kommt es zu neurochemischen Veränderungen in Hirnarealen, die für die Impulskontrolle von zen-traler Bedeutung sind (Amygdala, Frontallappen, Temporallappen) (c). Dies erklärt die enthemmende Wirkung des Kokains sowie das starke Craving beim Kokainentzug.

Dopaminerge Bahnen im frontalen Kortex haben eine zentrale Be-deutung für Aufmerksamkeitsprozesse (d trifft also nicht zu). Dabei scheint weniger die absolute Dopaminkonzentration die entscheiden-de Rolle zu spielen als vielmehr das Gleichgewicht von präfrontaler noradrenerger und dopaminerger Aktivierung. So gilt Dopaminman-gel auch als Erklärung für die Aktivitäts- und Aufmerksamkeitsstö-rung. Man nimmt an, dass das Aufmerksamkeitsdefizit Folge einer bei hyperaktiven Kindern beobachteten erhöhten Dopamintransporter-dichte im frontalen Kortex ist, die zu einer verminderten Dopamin-konzentration führt (▶ Antwort 8.6).

Im Rahmen der Abhängigkeitsentwicklung kommt es zunächst zu einer pharmakokinetischen Toleranz, einer veränderten Metabolisie-rung in der Leber, um die erhöhten Mengen des Suchtmittels ab-zubauen. Im weiteren Verlauf kommt es jedoch auch zu neurona-len Veränderungen im Gehirn, zu funktionellen Veränderungen im dopaminergen Belohnungssystem wie einer verringerten Transmit-terrezeptordichte an den Zielorganen. Dies ist die neurobiologische Grundlage der funktionellen oder zellulären Toleranz. Ist das Sucht-mittel nicht verfügbar, fällt die Dopaminkonzentration unter das ur-sprüngliche Ausgangsniveau. Dies ist die neurobiologische Grund-lage des Entzugssyndroms. Die Veränderung des Hirnstoffwechsels, die – durch veränderte Genexpression – langfristig auch in der mög-licherweise irreversiblen Veränderung hinsichtlich der Aufgaben-differenzierung und Spezialfunktionen der Neurone besteht, bezieht schließlich das ganze Gehirn und den Körper ein und erklärt auch die Ausbildung eines Suchtgedächtnisses: Mit fortschreitender Ab-hängigkeit entwickelt sich ein neuronales Netzwerk, das emotionale und kognitive drogenbezogene Gedächtnisinhalte integriert und bei entsprechenden Umweltreizen »craving« auslöst (a).

Nikotin führt durch Öffnung von Ionenkanälen zu erhöhter Dopaminausschüttung im Nucleus accumbens, aktiviert jedoch auch GABA-erge, cholinerge, serotonerge, noradrenerge sowie Glutamat-Systeme. Dies erklärt die Vielzahl von Wirkungen des Nikotins, die der Raucher durch sein Rauchverhalten reguliert. Nikotin hemmt darüber hinaus das Enzym Monoaminoxidase (MAO), welches die Monoamintransmitter Noradrenalin, Serotonin und Dopamin abbaut (g). Dadurch führt Nikotin indirekt zusätzlich zu einer erhöhten Noradrenalin-, Serotonin- und Dopaminkonzentration. Dies erklärt die antidepressiven Effekte des Rauchens und, möglicherweise, warum 70 % der Menschen mit affektiven Störungen rauchen.

(vgl. Köhler 2003, S. 234–260; Birkbaumer u. Schmidt 2006, S. 515; Förstel et al. 2006, S. 657 f.)

7.4 Richtige Antwort: c

Die Hirnnervenpaare sind 12 paarige Nerven: Paarig bedeutet, dass für jede Körperhälfte je 12 Nerven vorkommen (d. h. es gibt insgesamt 2 Sehnerven, 2 Hörnerven usw.) (vgl. Hiller et al. 2004, S. 246).

- N. olfactorius (I): Riechnerv
- N. opticus (II): Sehnerv
- N. oculomotorius (III): Augenbewegungsnerv
- N. trochlearis (IV): Augenbewegungsnerv
- N. abducens (VI): Augenbewegungsnerv
- N. trigeminus (V): Sensibilität im Gesicht, Kaumuskulatur
- N. facialis (VII): Gesichtsnerv (Mimik)
- N. acusticus, vestibularis (VIII): Hörnerv (Hören, Gleichgewicht)
- N. glosso-pharyngeus (IX): Gaumen
- N. vagus (X): parasympathischer Teil des vegetativen Nervensystems
- N. accessorius (XI): Kopfdrehung
- N. hypoglossus (XII): Zungennerv

7.5 Richtige Antwort: Mutagene

Mutagene verändern das genetische Material und können kanzerogen wirken. Sie haben Einfluss auf die Karzinogenese wie z. B. UV-Strahlung, chemische Substanzen, ionisierende Strahlung, Zytostatika.

7.6 Richtige Antwort: a

Acetylcholin ist Überträgerstoff in Motoaxonen und im autonomen und zentralen Nervensystem. Die Beendigung der Wirkung erfolgt durch enzymatischen Abbau mittels Acetylcholinesterase.

Das Acetylcholin-System besteht aus zwei Subsystemen mit Muskarin- und Nikotinrezeptoren. Die Muskarinrezeptoren sind hauptsächlich im postganglionären parasympathischen System, die Nikotinrezeptoren in den präganglionären sympathischen und parasympathischen

Endigungen, an den motorischen Endplatten in der Muskulatur und im zentralen Nervensystem verbreitet.

Das cholinerge System ist bei der Speicherung von Gedächtnisinhalten, der Regulation des Schlaf-Wach-Rhythmus, der motorischen Aktivität sowie von Affekten und Kognitionen beteiligt. Eine Störung des cholinergen Systems findet sich bei der Alzheimer-Krankheit, die mit einer Störung der Merkfähigkeit beginnt und deren Verlauf durch den Einsatz von Acetylcholinesterasehemmern verzögert werden kann (vgl. Köhler 2003, S. 79).

7.7 Richtige Antwort: Liquor cerebrospinalis

Gehirn und Rückenmark sind von drei Häuten umgeben, der innersten Pia mater, der zweiten Arachnoidea mater und der äußersten Dura mater. Der Spalt zwischen Pia mater und Arachnoidea mater, der sog. Subarachnoidalraum oder auch äußere Liquorraum, ist mit dem Liquor cerebrospinalis angefüllt, einer wasserklaren, eiweiß- und zellarmen Flüssigkeit. Die gesamte Liquormenge beträgt etwa 150 ml. Ein Teil befindet sich im äußeren Liquorraum, umhüllt als Flüssigkeitsmantel Gehirn und Rückenmark und schützt es vor mechanischen Einwirkungen. Der andere Teil befindet sich im inneren Liquorraum, der durch die vier Hirnventrikel und den Zentralkanal im Rückenmark gebildet wird. Innerer und äußerer Liquorraum sind durch Öffnungen miteinander verbunden. Die Zerebrospinalflüssigkeit ist von Blutkapillaren durchzogen. Das Gehirn wird auf die Weise mit Nährstoffen versorgt (vgl. a.a.O., S. 23). Zur Blut-Hirn-Schranke ► Antwort 7.18.

7.8 Richtige Antworten: a, e

Es gibt kein erkennbares Halluzinogenentzugssyndrom. Sofern im Rahmen eines Opiatentzugs Symptome wie Desorientiertheit und Suggestibilität auftreten, sind sie meist Ausdruck einer zugrunde liegenden polyvalenten Abhängigkeit. Sämtliche Symptome (Schwitzen, Zittern, Tachykardien, Desorientiertheit, Suggestibilität, optische und akustische Halluzinationen, generalisierter Krampfanfall) treten v. a. sowohl bei Alkohol- als auch bei Barbituratentzug auf. Deshalb wird die Abhängigkeit von diesen beiden Substanzen auch als Abhängigkeit vom Alkohol-Barbiturat-Typ bezeichnet. Im klinischen Bild lässt sich ein Barbituratentzug also nicht von einem Alkoholentzug unterscheiden.

7.9 Richtige Antwort: c

Jede Niere besteht aus ca. 1,2 Mio. Nephronen. Diese stellen die kleinsten funktionellen Einheiten, die harnbereitenden Bauelemente der Niere dar. Nephrone bestehen aus den von einer Kapsel umhüllten und in der Nierenrinde gelegenen Glomeruli, zusammengeknäulten Blutkapillaren, in denen das Blut gefiltert wird sowie aus den in Nierenrinde und Nierenmark gelegenen Tubuli, durch die das Filtrat läuft. Dabei werden viele Stoffe rückresorbiert, während harnpflichtige Substanzen über Sammelrohre in die Harnleiter und von dort in die Harnblase gelangen und über die Harnröhre ausgeschieden werden.

Die Nierenentzündung oder auch Nephritis kann die Glomeruli betreffen. Eine solche Glomerulonephritis entsteht als Immunreaktion in Zusammenhang mit anderen entzündlichen Erkrankungen. Sie kann zu Niereninsuffizienz führen und hat eine eher ungünstige Prognose. Eine Entzündung des Nierenbeckens (Pyelonephritis) wird dagegen unmittelbar durch Bakterien ausgelöst und hat bei rechtzeitiger antibiotischer Behandlung eine bessere Prognose. Typische Beschwerden sind Fieber, Nierenschmerzen und Schmerzen beim Wasserlassen (vgl. a.a.O., S. 170–175).

Eine Nervenzelle wird als Neuron, eine Nervenentzündung als Neuritis bezeichnet.

Lymphknotenvergrößerungen bezeichnet man auch als Lymphome. Man unterscheidet zwischen gutartigen (benignen) Lymphknotenvergrößerungen z. B. bei Tuberkulose und bösartigen (malignen) Lymphknotenvergrößerungen z. B. bei lymphatischer Leukämie, bei Lymphknotenmetastasen oder dem malignen Lymphom, das heute zunehmend mit dem Begriff Lymphom gleichgesetzt wird. Dieses stellt eine eigenständige Erkrankung der Lymphknoten dar. Man unterscheidet dabei zwischen dem Morbus Hodgkin, der v. a. die Lymphknoten befällt, und der heterogenen Gruppe der Non-Hodgkin-Lymphome, die häufig auch das Knochenmark befallen und keine spezifischen Hodgkin-Krebszellen aufweisen (vgl. a.a.O., S. 212).

7.10 Richtige Antwort: Dicke der Myelinscheide (Markscheide)

A-Fasern sind markhaltige Nervenfasern, C-Fasern sind marklose Nervenfasern, B-Fasern sind markarme Nervenfasern.

Bei einem Drittel der Nervenfasern wickelt sich eine sog. Schwannsche Zelle mehrfach um das Axon und bildet eine sog. Myelinhülle. Die so isolierten Nervenfasern heißen myelinisierte oder markhaltige Nervenfasern. Sie werden auch als A-Fasern bezeichnet, marklose Fasern als C-Fasern. A-Fasern sind bis zu 100-mal schneller als C-Fasern, weil die Erregungsleitung »springt«, saltatorisch fortgeleitet wird. Die meisten afferenten (Sensorik) und efferenten (Motorik) Nervenfasern im somatischen Nervensystem sind myelinisiert. Bei den C-Fasern, den marklosen Nervenfasern, wird die Erregungsleitung langsamer fortgeleitet. B-Fasern sind markarm. B- und C- Fasern finden sich v. a. im vegetativen Nervensystem (vgl. a.a.O., S. 4).

7.11 Richtige Antworten: b, f

Unter topographischen Gesichtspunkten lässt sich das menschliche Nervensystem in einen zentralen und einen peripheren Anteil gliedern. Das zentrale Nervensystem besteht aus Gehirn und Rückenmark, das periphere Nervensystem liegt außerhalb des Schädels und des Wirbelkanals und besteht aus den 12 Hirnnerven und den 31 Spinalnerven einschließlich ihrer Ganglien. Unter funktionellen

Gesichtspunkten lässt sich das menschliche Nervensystem in einen somatischen oder animalen und einen autonomen oder vegetativen Anteil gliedern. Das somatische Nervensystem steuert die Auseinandersetzung mit der Außenwelt, das autonome Nervensystem die Vorgänge in den inneren Organen (a) (vgl. a.a.O., S. 6).

Man unterscheidet innerhalb des autonomen Nervensystems drei Systeme: Sympathikus (ergotrope Wirkung), Parasympathikus (trophotrope Wirkung) und intramurales System (Darmnervensystem). Das intramurale System ist Teil des autonomen Nervensystems, jedoch nicht des Parasympathikus (b) (vgl. a.a.O., S. 133–139).

Eine Altersdepression kann infolge von Interesselosigkeit und Gleichgültigkeit des Patienten zum Verstummen oder gar zu inkorrekten Antworten führen, wie wir sie auch im Anfangsstadium einer Demenz beobachten. Daraus resultiert das Risiko einer eventuellen Verwechslung (c).

Die Bauchspeicheldrüse produziert die Hormone Insulin und Glukagon, die den Blutzuckerspiegel regulieren. Wird sie durch Alkoholismus geschädigt, so kann diese Funktion erheblich beeinträchtigt werden. Dadurch kann es zu einer Störung des Zuckerstoffwechsels kommen (Diabetes mellitus) (d).

Für alle in Antwort (e) genannten Risikofaktoren gilt: Zahlreiche Belege weisen darauf hin, dass ein positiver Zusammenhang mit der Häufigkeit eines Herzinfarktes hergestellt werden kann (e).

Zu einer intakten Leberfunktion gehört nicht nur die Entgiftung, sondern u. a. auch die Förderung der Blutgerinnung. Deshalb muss bei schweren Leberfunktionsstörungen, z. B. Leberzirrhose, mit einer erhöhten Blutungsneigung gerechnet werden (f) (vgl. a.a.O., S. 188–192).

7.12 Richtige Antworten: a, b, d

In den letzten Jahrzehnten ist das menschliche Immunsystem durch die Krebstherapie und die weltweite Ausbreitung der Aids-Erkrankung ins Zentrum medizinischer Forschung gerückt. Bei der Aufrechterhaltung der Gesundheit und der Abwehr zahlreicher Krankheiten spielen immunologische Vorgänge eine zentrale Rolle. Durch lang anhaltende psychische oder auch physische Belastungen können sie beeinträchtigt werden (Immunsupression) (▶ Antwort 1.26).

Das Immunsystem kann jedoch auch selbst erkranken: Die Wucherung der weißen Blutkörperchen wird als Leukämie bezeichnet; die allergische Überreaktion der Immunabwehr kann zum anaphylaktischen Schock führen, es kann sich gegen den eigenen Körper wenden (Autoimmunkrankheiten) und vom HIV-Virus befallen werden (Aids).

7.13 Richtige Antwort: Idiopathische Epilepsie

Die Epilepsie kann Symptom einer anderen Erkrankung sein, z. B. eines Hirntumors, eines Schädel-Hirn-Traumas, von Durchblutungsstörungen, einer Intoxikation oder des Entzugs psychotroper Substanzen. Dann spricht man von einer symptomatischen Epilepsie. Sie kann jedoch auch eine eigene Erkrankung darstellen, bei welcher die

Erstmanifestation in der Kindheit liegt und man genetische Ursachen annimmt. Dann spricht man von einer idiopathischen Epilepsie.

Bei Epilepsien kommt es zu Anfällen abnormer elektrischer Erregung im Gehirn, die sich entweder auf einen umschriebenen Bereich des Gehirns (fokale oder partielle Anfälle) oder auf die gesamte Hirnrinde (generalisierte Anfälle) erstrecken. Im klinischen Bild dominieren Bewusstseinsstörungen, motorische und sensorische Störungen, die je nach Lokalisation der abnormen Erregung variieren. Epileptische Anfälle gehen mit charakteristischen Veränderungen des EEG einher, scharfen Spitzen (»spikes«) und langsamen großen Wellen (»waves«), die vereinzelt auch in anfallsfreien Intervallen nachweisbar sind (vgl. Hiller et al. 2004, S. 251).

7.14 Richtige Antwort: c

Insbesondere eine Reihe von Zwillingsstudien wird als Stütze für eine genetische Mitbedingtheit herangezogen. In zusammenfassenden Arbeiten wird eine Konkordanzrate zwischen 30 % und 50 % für monozygote Zwillinge für Anorexia nervosa genannt. Zum Beispiel fand Schepank (1992) eine Rate von 57 % bei monozygoten und 9 % bei dizygoten Paaren.

Bisher wurden allerdings keine Adoptionsstudien vorgelegt, sodass der Beitrag von Umwelteinflüssen auf die Entwicklung der Konkordanz nicht genau abgeschätzt werden kann. Zudem fehlen für die Anorexie Untersuchungen von ganzen Bezirken. Weiterhin bestehen bei der Abschätzung des Einflusses genetischer Faktoren methodische Probleme, z. B. eine Neigung zum Überschätzen konkordanter Fälle, die nicht ausgeschlossen werden kann, da diese mehr Aufsehen erregen als nichtkonkordante Fälle, oder unterschiedliche Methoden zur Einschätzung des monozygoten Status sowie der Essstörung (Schepank 1992)

7.15 Richtige Antwort: e

Die Erektionsstörung, auch erektile Dysfunktion oder erektile Impotenz genannt, kann vielfältige Ursachen haben wie endokrine Störungen (Diabetes mellitus), neurologische Erkrankungen (Schlaganfall, Multiple Sklerose), Herz-Kreislauf-Erkrankungen (Hypertonie, Arteriosklerose, Herzrhythmusstörungen), Medikamente (Neuroleptika, Antidepressiva, Betablocker, andere Antiarrhythmika, Kortison), psychotrope Substanzen und psychogene Faktoren. Dabei finden sich in 80 % der Fälle körperliche Faktoren, v. a. bei älteren Männern. Viel seltener als vielfach angenommen, nur zu etwa 20 % und eher bei jüngeren Männern, sind rein psychische Faktoren.

Das Asthma bronchiale kann von den genannten Faktoren am wenigsten wahrscheinlich unmittelbar eine Erektionsstörung verursachen. Muss jedoch ein schweres Asthma mit oralen Kortisongaben behandelt werden, so kann es u. U. als unerwünschte Nebenwirkung zu Erektionsstörungen kommen.

7.16 Richtige Antwort: e

Die Hirnfunktion wird u. a. durch verschiedene Transmittersubstanzen gewährleistet, die zu funktional bestimmbaren Systemen verknüpft sind. Die wichtigsten Transmitter sind Serotonin, Dopamin, Noradrenalin, Acetylcholin und Gamma-Amino-Buttersäure (GABA). Diese Systeme interagieren in vielfältiger Weise und werden durch exogene Transmitter (z. B. Psychopharmaka) beeinflusst.

7.17 Richtige Antwort: c

Die bewusste Wahrnehmung i. S. des Aktualbewusstseins ist an die Aktivität assoziativer kortikaler Felder (z. B. posteriorer parietaler Kortex, temporaler Kortex, präfrontaler Kortex) geknüpft. Vorgänge in Hirnregionen ohne Verbindung zum assoziativen Kortex bleiben unbewusst.

Die Mandelkerne (Amygdala) spielen eine entscheidende Rolle in der Steuerung der Emotionalität. Für das deklarative Gedächtnis ist hingegen die Funktion des Hippokampus von zentraler Bedeutung. Dies betrifft das semantische und das autobiographische Gedächtnis (▶ Antwort 7.22).

Das »Ich-Gefühl« hat keinen eindeutigen, hirnanatomisch zuordenbaren Ort; es entsteht im Zusammenwirken verschiedener Hirnfelder, die daher auch »dissoziieren« können (Schiepek 2003).

7.18 Richtige Antwort: d

Die Nervenzellen sind in eine Flüssigkeit aus Natrium- und Chloridionen eingebettet, die weitgehend identisch ist mit der Zerebrospinalflüssigkeit (▶ Antwort 7.7). In diesem interstitiellen Raum enden auch die Blutkapillaren, doch können nicht alle Stoffe von der Blutbahn in das Hirngewebe übertreten. Diese Barriere bezeichnet man als Blut-Hirn-Schranke. Sie ist passierbar für Sauerstoff, Kohlendioxid, Kohlenmonoxid, Glukose, Aminosäuren, fettlösliche Stoffe und psychotrope Substanzen wie Alkohol, Nikotin und Opiate. Nicht liquorgängig dagegen sind z. B. Peptide, Proteine und die Monoamintransmitter Dopamin, Noradrenalin und Serotonin. Deshalb verabreicht man liquorgängige Vorstufen dieser Transmitter wie z. B. L-Dopa, um die Dopaminproduktion bei Patienten mit Parkinson-Syndrom anzuregen. Die Durchlässigkeit der Blut-Hirn-Schranke kann durch Infektionen, Fieber, Hunger, Vergiftungen, Traumen, Hirninfarkte und im Bereich von Tumoren erhöht sein. Im Extremfall kann es durch eine erhöhte Permeabilität der Blut-Hirn-Schranke zur Ausbildung eines Hirnödems kommen (vgl. Köhler 2003, S. 5).

7.19 Richtige Antworten: d, e

Duodenum bedeutet »Zwölffingerdarm« und bezeichnet den obersten Dünndarmabschnitt, der sich unmittelbar an den Magenausgang anschließt. Jejunum bedeutet »Leerdarm« und entspricht dem vom Zwölffingerdarm (Duodenum) bis zum Krummdarm reichenden

Abschnitt des Dünndarms. Colitis ulcerosa ist eine entzündliche Erkrankung des Rektums (85 %), des Kolons und evtl. auch des Ileums.

- Rektum = Mastdarm, auf den Grimmdarm folgender Endabschnitt des Dickdarms
- Kolon = Grimmdarm, Teil des Dickdarms
- Ileum = Krummdarm, unterer (in den Dickdarm übergehender) Abschnitt des Dünndarms

7.20 Richtige Antwort: b

Statistisch gesehen sind bei chronischem Alkoholabusus Tumore des Pharyngialraumes und Verdauungstraktes häufiger als in der Normalbevölkerung. Auf die anderen geschilderten Tumorarten hat der Alkoholkonsum höchstwahrscheinlich keinen Einfluss, zumindest liegen keine statistisch relevanten Ergebnisse vor.

7.21 Richtige Antwort: Transformation

Die Sensoren der Sinnesorgane wandeln Reize in elektrische Signale, sog. Sensorpotenziale um, indem es durch den Reiz zu Permeabilitätsänderungen der Sensormembran und damit zu de- oder hyperpolarisierenden Ionenströmen kommt. Diesen Prozess der »Übersetzung« von Reizen in elektrische Signale bezeichnet man als Transduktion.

Die Sensorpotenziale breiten sich in die benachbarten Abschnitte der Nervenfaser aus. Erreichen sie eine bestimmte Größe, so depolarisieren sie dort das Ruhepotenzial bis zur Schwelle für die Entstehung von Aktionspotenzialen. Diesen Prozess der Auslösung von Aktionspotenzialen durch ein Sensorpotenzial bezeichnet man als Transformation (vgl. Birbaumer u. Schmidt 2006, S. 302–305).

Die Weiterleitung der Aktionspotenzialsalven in den afferenten Nervenfasern an die erste Synapse im Rückenmark oder im Hirnstamm wird Konduktion genannt.

7.22 Richtige Antworten: c, d, e

Im Parietal- oder Scheitellappen befindet sich der primär-somatosensorische Kortex, in dem die Sinneswahrnehmungen der Haut eintreffen, welche in den ebenfalls im Parietallappen lokalisierten Arealen des sekundär-somatosensorischen Kortex und des Assoziationskortex zu zusammenhängenden Sinneseindrücken verarbeitet werden.

Bei Läsionen des Parietallappens kann es am ehesten zu Störungen der Sensorik auf der kontralateral zur Hirnschädigung gelegenen Körperseite kommen, aber auch zu Störungen der Motorik wie Erschlaffung (Hemiparese) oder vollständiger Lähmung einer Körperhälfte (Hemiplegie). Menschen mit einem Parietallappensyndrom können unter einer taktilen Agnosie leiden, der Unfähigkeit, Gegenstände ohne Sichtkontrolle zu erkennen, unter einer Apraxie, der Störung von Handlungen oder Bewegungsabläufen, unter Körperschemastörungen oder einem topographischen Gedächtnisverlust. Von Neglect spricht man, wenn Reize aus der kontralateral zur Schädigung gelegenen Raum- und Körperhälfte nicht beachtet werden sowie

Extremitäten dieser Körperhälfte vermindert eingesetzt werden. Diese Störung tritt auch am häufigsten bei Läsionen des Parietallappens v. a. der nicht sprachdominanten Hemisphäre auf. Bei Neglect handelt es sich um eine Verhaltensstörung, die den Patienten nicht bewusst ist und die nicht durch Lähmungen und/oder Sensibilitätsstörungen allein zu erklären ist (vgl. Köhler 2003, S. 14–20).

Zu einer visuellen Agnosie, der Unfähigkeit, Gegenstände bei normaler Sehleistung visuell zu erkennen, kommt es am ehesten bei Läsionen im Bereich des Okzipital-(Hinterhaupt-)lappens.

Extrapyramidal-motorische Störungen sind Störungen der unwillkürlichen Motorik, der Mitbewegungen und des Muskeltonus. Dabei unterscheidet man hypokinetisch-hypertone Syndrome mit verminderten Bewegungen und erhöhtem Muskeltonus (z. B. Parkinsonoid) und hyperkinetisch-hypotone Syndrome mit Bewegungsüberschuss und erniedrigtem Muskeltonus (z. B. Chorea Huntington, Spätdyskinesien). Sie resultieren aus Veränderungen, Läsionen oder Funktionsstörungen der Basalganglien, zu denen neben subkortikalen Strukturen wie Striatum und Pallidum oft auch die im Mittelhirn lokalisierte Substantia nigra gerechnet wird (vgl. a.a.O., S. 31).

Das episodische oder auch autobiographische Gedächtnis bildet zusammen mit dem semantischen Gedächtnis das sog. Wissensgedächtnis. Das Wissensgedächtnis wird vom Verhaltensgedächtnis unterschieden. Während aus dem Wissensgedächtnis die Information bewusst oder auch explizit wiedergegeben wird, erfolgt die Wiedergabe aus dem Verhaltensgedächtnis unbewusst oder auch implizit. Während wir wissen, was unser Wissensgedächtnis enthält, man spricht auch von deklarativem Wissen, speichert das Verhaltensgedächtnis überwiegend motorische Fähigkeiten, man spricht auch von prozeduralem Wissen. Im episodischen Gedächtnis sind Ereignisse der eigenen Vergangenheit gespeichert. Das semantische Gedächtnis enthält dagegen alle Sinnzusammenhänge und Bedeutungen.

Das gesamte Wissensgedächtnis, also das episodische und das semantische Gedächtnis, wird v. a. der im Temporallappen gelegenen Struktur des Hippokampus zugeordnet. Beim Verhaltensgedächtnis dagegen, das auf Lernvorgängen wie dem nichtassoziativen Lernen, der klassischen und operanten Konditionierung beruht, sind limbische Strukturen wesentlich stärker beteiligt als beim Wissensgedächtnis, v. a. Teile der Amygdala (vgl. Birbaumer u. Schmidt 2006, S. 594 ff.).

7.23 Richtige Antwort: Protopathische Sensibilität

Unter dem Oberbegriff Somatosensorik unterscheidet man zwischen exterozeptiver Wahrnehmung oder Oberflächensensibilität (Hautsinne), propriozeptiver Wahrnehmung oder Tiefensensibilität (Muskel- und Gelenksinne) und interozeptiver Wahrnehmung oder viszeraler Sensibilität (viszerale Sinne).

Innerhalb der exterozeptiven Wahrnehmung wiederum wird zwischen epikritischer und protopathischer Sensibilität unterschieden.

Die protopathische Sensibilität registriert vitale Gefährdungen wie grobe Berührungen, Schmerz und Temperatur. Die Leitung erfolgt über den Tracto spinothalamicus im Vorderseitenstrang des Rückenmarkes. Die epikritische Sensibilität ist für die fein diskriminierende Wahrnehmung von Reizen wie Druck, Berührung und Vibration zuständig. Die entsprechenden Leitungsbahnen verlaufen im Hinterstrang des Rückenmarkes (vgl. Hiller et al. 2004, S. 248).

7.24 Richtige Antwort: c

Die Gonadotropine FSH (Follikelstimulierendes Hormon) und LH (Luteinisierungshormon) werden im Hypophysenvorderlappen gebildet und steuern die Funktion der Keimdrüsen. FSH regt die Bildung von Eizelle (und damit auch die Produktion des Follikelhormons Östrogen) bzw. Spermium an. LH regt die Produktion von Testosteron an bzw. löst den Eisprung aus und fördert den Aufbau des Gelbkörpers (und damit auch die Produktion von Gestagen). Weitere Hormone des Hypophysenvorderlappens sind ACTH (Kortikotropin), welches die Hormonproduktion in der Nebennierenrinde anregt, TSH (Thyreotropin), das die Produktion der Schilddrüsenhormone anregt, das Wachstumshormon GH oder auch STH (Somatotropin), das auf alle Körperzellen wirkt, und Prolaktin, das die Milchbildung in der Brustdrüse anregt. Der Hypophysenhinterlappen schüttet die Hormone Oxytocin und Vasopressin aus. Oxytocin fördert die Geburtswehen, den Milchfluss und das Bindungsverhalten, und Vasopressin regelt den Blutdruck.

Der Hypothalamus bildet 5 Releasing- und 2 Hemmungshormone, die auf die Hypophyse einwirken: CRH (Kortikotropin-Releasing-Hormon), TRH (Thyreotropin-Releasing-Hormon), LHRH (Luteinisierungshormon-Releasing-Hormon), GHRH und GHIH (Growthhormone-Releasing-Hormon bzw. Hemmungs-Hormon) und PRH und PIH (Prolaktin-Releasing-Hormon bzw. Hemmungs-Hormon).

In der Nebennierenrinde werden die Hormone Kortisol und Aldesteron sowie bei beiden Geschlechtern männliche Sexualhormone (Androgene z. B. Testosteron) gebildet. Kortisol steuert Zuckerstoffwechsel und Immunabwehr, Aldesteron reguliert den Mineralstoffwechsel.

In den Eierstöcken werden die weiblichen Geschlechtshormone gebildet (Östrogen, Gestagen). Die Östrogene sind für Bildung und Aufrechterhaltung der weiblichen Geschlechtsmerkmale verantwortlich. Sie fördern den Aufbau der Gebärmutterschleimhaut in der ersten Zyklushälfte. Die Gestagene oder Gelbkörperhormone fördern in der zweiten Zyklushälfte die Nährstoffversorgung der Gebärmutterschleimhaut und ermöglichen die Einnistung eines befruchteten Eis.

In den Hoden werden die männlichen Sexualhormone (Androgene, v. a. Testosteron) gebildet. Die Androgene steuern Spermatogenese und Bildung der sekundären Geschlechtsmerkmale beim Mann sowie

18

bei beiden Geschlechtern den Geschlechtstrieb (vgl. Köhler 2003, S. 143–157).

7.25 Richtige Antwort: d

Differenzialdiagnostisch ist bei der beschriebenen Patientin an eine Hyperthyreose, also eine Schilddrüsenüberfunktion, zu denken, welche Diagnose es daher primär abzuklären gilt.

Die Hyperthyreose gleicht in ihrem Erscheinungsbild oftmals einer Angsterkrankung bzw. einer affektiven Störung mit leichter Erregbarkeit, Unruhe, Nervosität, Schlaflosigkeit, Herzrasen, Händezittern, vermehrtem Schwitzen, Affektlabilität, Angst, Konzentrationsstörungen, Durchfällen und mitunter auch einer gehobener Stimmung. Weitere typische Symptome sind starker Gewichtsverlust trotz Heißhungers (DD: Essstörungen), Muskelschwäche und mitunter eine Kropfbildung. Die Diagnose wird gestützt durch eine Erhöhung der Konzentration der Schilddrüsenhormone Triiodthyronin (T3) und Tetraiodthyronin (T4, Thyroxin) im Blut. Dagegen ist das TSH (Thyreotropin) im Blut erniedrigt, ein Hormon, welches im Hypophysenvorderlappen ausgeschüttet wird, um die Produktion der Schilddrüsenhormone anzuregen (vgl. a.a.O., S. 147).

Eine besondere Form der Hyperthyreose ist die Basedow-Krankheit oder Autoimmunhyperthyreose. Zusätzliche Symptome sind oftmals ein krankhaftes Hervortreten des Augapfels (Exophthalmus), meist auf beiden Seiten. Bei dieser Krankheit kommt es durch eine stressbedingte Immunreaktion zur Bildung von Antikörpern gegen den TSH-Rezeptor, die an diesen binden, solchermaßen als TSH-Agonist wirken und die Bildung der Schilddrüsenhormone erhöhen. Die Diagnose wird durch den Nachweis solcher Antikörper im Blut gestützt. Es gibt vielfältige Untersuchungen, die den Zusammenhang zwischen belastenden Lebensereignissen und dem Beginn der Krankheit belegen. Aufgrund des Auslösers ist bei der beschriebenen Patientin an eine Autoimmunhyperthyreose zu denken. Betroffen sind v. a. Frauen (5-mal häufiger als Männer) zwischen 30 und 40 Jahren (vgl. Uexküll et al. 2003, S. 902–904).

7.26 Richtige Antwort: c

Spätfolgen des Alkoholismus betreffen fast alle Organsysteme (toxisch ist v. a. der Metabolit Acetaldehyd), insbesondere Gastritis und Ulkusleiden, Leber- und Pankreaserkrankungen, Kardiomyopathie (Herzmuskelschwäche), Stoffwechselstörungen (Fett- und Zuckerstoffwechsel) und Hormonstörungen (Kortisol, Testosteron) sowie erhöhtes Karzinom-Risiko (Mundhöhle, Pankreas, Rektum u. a.).

Besonders betroffen ist das Nervensystem: periphere Polyneuropathie (Sensibilitätsstörungen, Fehlempfindungen), Großhirnrindenatrophie (organisches Psychosyndrom, Orientierungs- und Gedächtnisstörungen), Kleinhirnatrophie (Koordinationsstörungen), Epilepsie (vgl. Köhler 2003, S. 244).

7.27 Richtige Antworten: c, d

Sie schicken die Patientin zum Neurologen (Computertomografie, Kernspintomografie). Möglicherweise leidet sie unter einem Hirntumor.

Betroffen sind Menschen aller Altersgruppen, auch Kinder. Ein Gewebewachstum im Gehirn verdrängt die normalen Strukturen. Die korrekte Bezeichnung ist »intrakranielle Tumoren«, wobei bei einigen Menschen das Gehirn selbst betroffen ist, bei anderen die Gehirnhaut (»Meningiom«), Blutgefäße oder andere Strukturen. Intrakranielle Tumoren können gutartig oder bösartig sein.

Außer o. g. körperlichen Symptomen können epileptische Anfälle auftreten und »herdartige« neurologische Symptome wie verschwommenes Sehen, Doppelbilder, Sprachprobleme, Muskelschwäche, Lähmungen und Verlust der Kontrolle über die Darm- oder Blasenfunktion. Auf der Seite des Tumors sieht man häufig eine erweiterte Pupille (»aufgeblähte« Pupille).

Als Bestandteil des psychischen Erscheinungsbildes finden sich folgende Symptome: kognitiver Abbau, Demenz, Persönlichkeitsveränderungen (Apathie, Enthemmung), rasch wechselnde Stimmung wie bei affektiven Störungen, Dissoziationen (Derealisation, Depersonalisation), Halluzinationen visueller, olfaktorischer oder akustischer Art, Psychosen.

Ein Gehirntumor kann primär sein oder als Metastase auftreten (bei Männern bei Lungenkrebs, bei Frauen bei Brustkrebs). Als Metastase wächst er meist viel schneller und tritt innerhalb von Tagen oder Wochen in Erscheinung.

Die Prognose ist mehr abhängig von der Lage des Tumors als von der Art: Bösartige Primärtumoren an einer »günstigen« Stelle bei langsamem Wachstum verheißen ein längeres Leben als rasch wuchernde Sekundärtumoren (Metastasen) an einer für Operationen unzugänglichen Stelle (Lebenszeit nur mehr einige Monate bis Tage).

7.28 Richtige Antworten: a, b, d

Man unterscheidet quantitative und qualitative Bewusstseinsstörungen. Quantitative Bewusstseinsstörungen sind ein Maß für die aktuelle Gefährdung eines Patienten. Benommenheit stellt eine eher leichte quantitative Bewusstseinsstörung dar und geht mit einer Verlangsamung von Denken und Handeln und einer Beeinträchtigung der Orientierung einher. Somnolenz ist durch Apathie oder Schläfrigkeit gekennzeichnet, doch ist der Patient noch weckbar (c und e treffen also zu, sind daher falsch). Beim Sopor handelt es sich um einen Zustand von Bewusstlosigkeit, doch reagieren die Patienten noch auf starke Reize von außen wie z. B. Schmerzreize (b). Dagegen besteht beim Koma eine tiefe Bewusstlosigkeit, aus der heraus der Patient auch nicht mehr auf Reize von außen reagiert (d). Quantitative Bewusstseinsstörungen treten typischerweise beim Delir auf neben qualitativen Bewusstseinsstörungen, optischen Halluzinationen, Störungen der Psychomotorik und der Affekte, Suggestibilität

18

und potenziell lebensgefährlichen vegetative Störungen. Das Delir kann u.a. bei Alkoholintoxikation oder -entzug oder als eine Nebenwirkung von bestimmten Medikamenten wie z. B. tricyclischen Antidepressiva entstehen.

Während quantitative Bewusstseinsstörungen leicht zu erkennen sind und sich auch durch das EEG und z. B. eine Prüfung der Reflexe verifizieren lassen, sind qualitative Bewusstseinsstörungen äußerlich eher unauffällig und lassen sich am ehesten durch Fragen zur Orientierung eruieren. Zu den qualitativen Bewusstseinsstörungen gehören verschiedene Formen von Bewusstseinseinengungen, -erweiterungen, -trübungen, -verschiebungen wie z. B. traumwandlerische Zustände (a). Tiefe qualitative Bewusstseinsstörungen und eine starke Desorientierung kennzeichnen den Dämmerzustand. Dieser kann u.a. beim Alkoholrausch, bei der Epilepsie oder als psychogener Dämmerzustand bei der Hysterie auftreten (vgl. Möller et al. 2005, S. 40).

7.29 Richtige Antworten: b, c, e

Im Hypophysenvorderlappen, auch Adenohypophyse genannt, werden u. a. Thyreotropin, Prolaktin und Kortikotropin ausgeschüttet. Vasopressin und Oxytocin werden dagegen im Hypophysenhinterlappen, der sogenannten Neurohypophyse, ausgeschüttet (genauer ▸ Antwort 7.24). Glukagon wird in der Bauchspeicheldrüse gebildet. Während das Hormon Insulin den Blutzuckerspiegel senkt und den Zucker in der Leber und den Muskeln speichert, hebt das Hormon Glukagon den Blutzuckerspiegel.

7.30 Richtige Antworten: b, d, e

Zu den bildgebenden Verfahren zählen die Angiografie, die Computertomografie, die Magnetresonanztomographie, die Positronenemissionstomographie, nicht jedoch das EEG (b). Dafür hat dieses die beste zeitliche Auflösung (c trifft nicht zu).

Bei der Computertomografie (CT) handelt es sich um eine Röntgenuntersuchung, die in verschiedenen Schichten erfolgt und insbesondere Tumoren gut nachweisen kann.

Die Magnetresonanztomographie (MRT) oder Kernspintomographie arbeitet dagegen nicht mit Röntgenstrahlen, sogenannten ionisierenden Strahlen, sondern misst die Eigendrehimpulse (spins) von Elementarteilchen in einem Magnetfeld (d) und ist v.a. zur Untersuchung von Nervengewebe, Bandscheiben und Muskeln geeignet. Bei einer besonderen Form, der funktionellen Magnetresonanztomographie (fMRT), lässt sich die Aktivität einzelner Hirnareale bei Aufgabendarbietung abbilden, weil sauerstoffhaltiges Blut einen anderen spin hat als nicht sauerstoffhaltiges Blut.

Die Verteilung verabreichter radioaktiv markierter Substanzen im Gehirn wird bei der Positronenemissionstomographie (PET) gemessen. Da Strahlungsintensität und Hirndurchblutung korrelieren, kann die Positronenemissionstomographie Blutflüsse und damit die Aktivität von Hirnarealen in vivo abbilden (a trifft nicht zu) (vgl. Birbaumer u. Schmidt 2006, S. 468–493).

Durch eine Angiografie, eine Röntgenaufnahme der Gefäße nach Injektion eines Kontrastmittels, können v. a. Verengungen der Gefäße gut erfasst werden (e).

7.31 Richtige Antworten: c, d, e

Das Bing-Horton-Syndrom, auch Clusterkopfschmerz genannt, tritt v. a. bei Männern auf und ist durch schwere einseitige Schmerzattacken von 15–180 Minuten Dauer gekennzeichnet, die bis zu acht mal am Tag auftreten können, den Augen-Schläfen-Bereich betreffen und mit Augenrötung und Tränenfluss auf der schmerzenden Seite einher gehen. Zwischen den Anfällen können mehrere Monate lange schmerzfreie Intervalle bestehen. Die Ätiologie dieses eher seltenen Syndroms ist noch unklar, doch scheinen die Schmerzen vom Hypothalamus auszugehen, Auslöser sind häufig Alkohol und Nikotin. Zur Akutbehandlung eignet sich v. a. die Zufuhr von Sauerstoff, auch Triptane sind zugelassen, doch setzt deren Wirkung später ein. Die Behandlung des Clusterkopfschmerzes erfolgt v. a. prophylaktisch durch Lithium, Valproinsäure, Kortison oder Ergotamine, um Häufigkeit und Stärke der Anfälle zu mildern.

Ebenfalls einseitige, jedoch anfallsartig pochende und stunden- bis tagelange Kopfschmerzen mit Übelkeit, Erbrechen, Licht- und Geräuschempfindlichkeit (wie unter a beschrieben) kennzeichnen dagegen eher die Migräne. Diese kann sich auch durch eine Aura mit typischem Augenflimmern (Flimmerskotom) ankündigen. Auch hier ist die Ätiologie noch unklar, die Hypothese eines ursächlichen Prozesses von Verengung und Erweiterung cranialer Blutgefäße wird zunehmend in Frage gestellt. Doch scheint die Wirkung der Triptane, eines spezifischen Migränemittels, v. a. auf einer Veränderung der Gefäßweite zu beruhen. Auch Ergotamine und herkömmliche Schmerzmittel (Acetylsalicylsäure, Paracetamol) sind bei rechtzeitiger Gabe indiziert.

Ein beidseitig pressender Schmerz (wie unter b beschrieben) ist typisch für den Spannungskopfschmerz, die häufigste und weniger intensive Kopfschmerzform. Auch hier ist die Ätiologie nicht ganz geklärt. Einige Befunde sprechen gegen die frühere ursächliche Hypothese einer Verspannung der Stirn- und Nackenmuskulatur. Therapeutisch kommen herkömmliche Schmerzmittel wie Acetylsalicylsäure und Paracetamol sowie Entspannungsverfahren und EMG-Biofeedback zum Einsatz (vgl. Köhler 2003, S. 64–66).

18

Antworten zu Kapitel 8

Pharmakologische Grundkenntnisse

Annette Fink

8.1 Richtige Antworten: a, c, d

Bei der Agranulozytose handelt es sich um eine toxische Verminderung der Granulozyten, einer Untergruppe der weißen Blutkörperchen (Leukozyten), die eine wichtige Rolle im Immunsystem spielen. Diese Erkrankung wird zu 90 % durch eine allergische Reaktion auf bestimmte Medikamente verursacht, die sich innerhalb von Stunden entwickeln oder auch allmählich einsetzen kann, und geht mit schweren Krankheitssymptomen einher wie allgemeinem Krankheitsgefühl, Fieber, Schüttelfrost, Tachykardie, Geschwüren im Mund-Rachen-Raum, Lymphknotenschwellungen und Infektionen der oberen Atemwege. Die Therapie erfolgt durch sofortiges Absetzen der Medikamente und ggf. Behandlung der Symptome durch Glukokortikoide und Antibiotika.

Zu den Stoffgruppen, die als Nebenwirkung eine Agranulozytose hervorrufen können und daher regelmäßige Blutbildkontrollen erfordern, gehören am ehesten: Analgetika, Antibiotika, Sedativa, Thyreostatika, Diuretika, Antikonvulsiva (v. a. Carbamazepin und Valproinsäure, die alternativ zu Lithium auch als Phasenprohylaktika eingesetzt werden können), Neuroleptika (v. a. atypische wie z. B. Clozapin), Antidepressiva (z. B. manche tri- und tetrazyklische Antidepressiva) (vgl. Köhler 2003, S. 206).

Bei dem ebenfalls antidepressiv wirkenden Monoaminoxidase(MAO)-Hemmer Moclobemid, dem Phasenprophylaktikum Lithium und dem Antiparkinsonmittel Biperiden sind solche Nebenwirkungen bisher eher seltener beobachtet worden.

8.2 Richtige Antworten: a, e

Als Psychopharmaka können wir all jene Substanzen bezeichnen, die von professionellen Helfern (Ärzte, Krankenpfleger) im Rahmen des Gesundheitssystems verabreicht werden und für die ein psychotroper Effekt in methodisch einwandfreien Studien zweifelsfrei nachgewiesen wurde. Sie sollen i.d.R. eine Verbesserung des seelisch-geistigen Befindens hervorrufen. Nur ein Teil der verwendeten Substanzen (z. B. Tranquilizer) verfügt über ein besonderes Suchtpotenzial und kann im engeren Sinne als Suchtmittel bezeichnet werden. Drogen ist der umfassendste Begriff und schließt alle anderen mit ein, d. h. alle Psychopharmaka und alle Suchtmittel sind Drogen. Jede Substanz, die eine intensivere Wirkung auf das ZNS ausübt, kann als Droge definiert werden, also auch Koffein, Nikotin etc. In der Öffentlichkeit werden die hier genannten Begriffe oft undifferenziert verwendet.

8.3 Richtige Antworten: a, d, e

Trizyklische Antidepressiva (Imipramin), Selektive Serotoninrückaufnahmehemmer (Escitalopram) und der Selektive Serotonin-Noradrenalinrückaufnahmehemmer Venlafaxin eignen sich zur Langzeitbehandlung der Generalisierten Angststörung (vgl. Benkert et al. 2008, S. 162–164).

19

Benzodiazepine (Lorazepam) haben zwar einen raschen Wirkungseintritt, sodass sie zu Beginn der Behandlung oder bei einer akuten Exazerbation indiziert sein können, aufgrund ihres hohen Suchtpotentials jedoch nicht als Langzeitmedikation.

Auch Neuroleptika (Sulpirid) haben zwar eine anxiolytische Wirkung, eignen sich aufgrund ihres hohen Nebenwirkungsrisikos jedoch nicht als Langzeitmedikation.

Das Indikationsspektrum für Lithium umfasst neben bipolaren, manischen, depressiven und rezidivierenden depressiven Störungen auch Persönlichkeitsstörungen und schizoaffektive Störungen, nicht jedoch die Generalisierten Angststörung.

8.4 Richtige Antwort: d

Es handelt sich um eine neu aufgetretene vegetative Symptomatik, die in dieser Kombination am wahrscheinlichsten die anticholinergen Nebenwirkungen einer Medikation, z. B. Antidepressiva-Medikation, darstellt: Müdigkeit, Zunahme von Kohlenhydrat-Hunger mit hierdurch bedingter Gewichtszunahme und anticholinerg bedingter Abnahme der Magen-Darm-Motilität infolge Obstipation sowie Libidoabnahme. Fragen Sie Ihre Patientin nach einer etwaigen neuen Medikation.

Eine Überdosierung ist primär nicht zu vermuten, da Nebenwirkungen in der Intensität dosisunabhängig, also nicht Zeichen von Unter- oder Überdosierung sind. Eine negative Übertragungsreaktion ist bei einer solchen vegetativen Symptomatik ohne erkennbare Beziehungsdynamik nicht wahrscheinlich. Auch dass eine anale Trotzreaktion einen symptomatischen Diabetes mellitus auslöst, ist nicht zu erwarten.

8.5 Richtige Antworten: a, b

Typische Nebenwirkungen Trizyklischer Antidepressiva sind Mundtrockenheit, Harnverhalt, Obstipation, Appetitsteigerung und Gewichtszunahme, Erhöhung des Augeninnendrucks, Akkomodationsstörungen, orthostatische Hypotonie (Schwindel beim Aufstehen durch Blutdruckabfall), Hyperhidrose (nächtliches Schwitzen), Tachykardien, Senkung der Krampfschwelle und sexuelle Funktionsstörungen (vgl. Köhler 2003, S. 91).

Bradykardie und eine Erhöhung der Krampfschwelle sind dagegen eher typische Nebenwirkungen, wie sie bei der Einnahme von Benzodiazepinen auftreten.

8.6 Richtige Antwort: e

Kinder mit hyperkinetischen Störungen weisen eine um 70 % erhöhte präsynaptische Dopamintransporterdichte in den Basalganglien und im präfronatalen Kortex auf. Da Dopamintransporter die Wiederaufnahme von Dopamin bewirken, spricht man auch von einer Dopaminmangelhypothese als Ursache der hyperkinetischen Störung. Methylphenidat in therapeutischen Dosen bewirkt eine Blockade der präsynaptischen Dopamintransporter und Wiederaufnahmehemmung von Dopamin und Noradrenalin. Aufgrund seines Abhängigkeitspotenzials unterliegt es dem Betäubungsmittelgesetz (vgl. Benkert et al. 2008, S. 222).

Neuroleptika bewirken eine Blockade postsynaptischer Dopaminrezeptoren, da eine Überaktivität dopaminerger Bahnen vom Mittelhirn bis zum limbischen System als biochemische Grundlage psychotischer Störungen gilt (Dopaminhypothese).

Die Sensitivierung postsynaptischer Gammaaminobuttersäure(GABA)rezeptoren und damit eine Verstärkung der GABA-ergen inhibitorischen (hemmenden) Funktion erfolgt durch Benzodiazepine. Dadurch kommt es zu der sedierenden, anxiolytischen, emotional harmonisierenden, muskelrelaxierenden und antikonvulsiven Wirkung.

Monoaminoxidase(MAO)hemmer gehören zu den Antidepressiva und hemmen die enzymatische Aufspaltung von Monoaminen (Serotonin, Noradrenalin) durch das Enzym Monoaminoxidase und bewirken dadurch eine Erhöhung dieser Transmitter. Eine verminderte Aktivität noradrenerger und serotonerger Bahnen verschiedener Hirnregionen gilt als biochemische Grundlage der Depression (Monoaminhypothese).

Lithium bewirkt eine Hemmung der nachgeschalteten Signaltransduktion mehrerer Transmittersysteme in verschiedenen Hirnregionen und beeinflusst zirkadiane Rhythmen, welche v. a. bei bipolaren Störungen verschoben sein sollen (vgl. Köhler 2003, S. 80–98).

8.7 Richtige Antworten: b, d, e

Stimmungsaufhellende Medikamente können bei klinisch schwer verlaufenden Depressionen eine psychotherapeutische Behandlung sinnvoll ergänzen. Vor der Verordnung von Antidepressiva muss eine gründliche körperliche Untersuchung einschließlich EKG und Labor (Blutbild, Leberwerte, Nierenwerte) zum Ausschluss organischer Schäden durchgeführt werden. Auch während der Einnahme von Antidepressiva müssen in regelmäßigen Abständen Laborkontrollen durchgeführt werden.

Es gibt sedierende (dämpfende) und nicht sedierende (antriebsteigernde) Antidepressiva, sodass bei ausgeprägten Schlafstörungen oder Unruhezuständen (agitierte Depression) ein eher dämpfendes, bei Verminderung des Antriebs ein eher antriebsteigerndes Präparat ausgewählt werden kann.

Bei sehr schwer verlaufenden Depressionen können Antidepressiva auch kombiniert eingesetzt werden. Bevorzugt werden Kombinationen gegeben, bei denen verschiedene Überträgerstoffe (Neurotransmitter) angesprochen werden. Eine Abhängigkeitsentwicklung durch Antidepressiva ist nicht beschrieben worden, weder i. S. einer psychischen Abhängigkeit mit ständigem zwanghaften Beschäftigtsein und/oder dauernder Sicherung der Versorgung mit der Substanz, noch i. S. einer körperlichen Abhängigkeit mit Wirkungsverlust bei längerer Einnahme (Toleranz) oder Auftreten eines spezifischen Entzugssyndroms bei Absetzen der Substanz (vgl. a.a.O., S. 88–94).

19

8.8 Richtige Antwort: c

Man versteht darunter eine kombinierte medikamentöse und psychotherapeutische Behandlung. In manchen Fällen (z. B. bei einer lang anhaltenden, schweren Depression) ermöglicht erst das Medikament (Psychopharmakon) die Einleitung einer Psychotherapie, indem Denk-, Affekt- oder Antriebsstörungen vermindert und die Kommunikationsfähigkeit verbessert werden. In anderen Fällen kann ein Medikament den Behandlungsverlauf erheblich beschleunigen.

Für eine kombinierte medikamentöse und psychotherapeutische Behandlung kommen folgende Syndrome in Betracht: schwere Zwangsneurosen, Panikattacken, Angstzustände, Abhängigkeitserkrankungen, ADHS und Depressionen. Indiziert kann eine kombinierte Behandlung auch zur Rezidivprophylaxe bei bipolaren oder monopolar-depressiven Störungen sein. Liegt eine krankheitsbedingte Ich-Schwäche vor, können symptomorientiert eingesetzte Medikamente dem Patienten eine Bearbeitung der zugrunde liegenden Konflikte ermöglichen (Nissen et al. 2004).

8.9 Richtige Antworten: a, b

Lithiumsalze wirken aufgrund sedativer Eigenschaften antimanisch. Verglichen mit Neuroleptika liegt ein Vorteil in der guten Verträglichkeit. Sie führen zur Erhöhung der intrazellulären Kalziumkonzentration, Reduktion der Stimulierbarkeit der »second messenger« und haben Einfluss auf Dopamin, Adrenalin, Noradrenalin, Serotonin, Acetylcholin und GABA. Lithium wird kurativ zur Behandlung der akuten Manie eingesetzt sowie zur Rezidivprophylaxe bei affektiven Störungen und bei der schizoaffektiven Störung. In Studien zur Rezidivprophylaxe bipolarer Störungen konnte bei ca. 60 % eine Verbesserung erzielt werden.

Mögliche unerwünschte Wirkungen von Lithium sind: feinschlägiger Tremor, Müdigkeit, vorübergehende Muskelschwäche, gastrointestinale Beschwerden, sexuelle Funktionsstörungen, Polyurie, Polydipsie, Gewichtszunahme, Ödeme, EKG-Veränderungen, Gefahr von Nierenfunktionsstörungen, euthyreotem Struma (Schilddrüsenvergrößerung bei normaler Schilddrüsenfunktion) und Hypothyreose. Lithium darf in der Schwangerschaft nicht eingesetzt werden.

Aufgrund geringer therapeutischer Breite (0,6–3 mmol/l) ist die Intoxikationsgefahr groß (ab 1,6 mmol/l), was v. a. bei hohem Wasserverlust berücksichtigt werden sollte. Der Serumspiegel sollte bei 0,6–0,8 mmol/l Blut liegen. Untersuchungen des Serumspiegels sollten daher im ersten Monat wöchentlich, in den nächsten sechs Monaten monatlich, dann vierteljährlich erfolgen (vgl. Köhler 2003, S. 94–95).

8.10 Richtige Antwort: c

Bei akuter Suizidgefahr ist eine stationäre Aufnahme erforderlich. Ein Verzicht auf Psychopharmaka ist angesichts der Schwere der psychischen Belastung unangebracht. Hochpotente Neuroleptika sind Mittel der Wahl bei einer akuten Psychose. Die Gabe von Hypnotika durch den Hausarzt könnte die Patientin zusätzlich gefährden: Verschlechterung des Befindens bei nachlassender Wirkung der Schlafmittel, mangelnde Überwachung der selbstmordgefährdeten Patientin.

Die gebotene Vorgehensweise ist folglich die stationäre Aufnahme in eine psychiatrische Klinik oder Abteilung, medikamentöse Therapie mit einem Antidepressivum und Krisenintervention mittels supportiver Psychotherapie.

8.11 Richtige Antwort: c

Beim Bereisen malariagefährdeter Gebiete ist im Regelfall eine Malaria-Prophylaxe erforderlich bzw. die Möglichkeit gegeben, mit Malaria-Medikamenten behandelt zu werden.

Malaria-Medikamente können zu schweren depressiven Reaktionen mit Suizidgefährdung führen. Jeder Patient mit einer depressiven Störung in der Vorgeschichte ist hierüber besonders aufzuklären. Eine Versuchsbehandlung mit Malaria-Prophylaktika ist im Heimatland vor Antritt der Reise empfehlenswert, um das Depressionsrisiko dieser Medikamentengruppe einschätzen zu können.

8.12 Richtige Antwort: e

Antidepressiv wirksame Medikamente wirken gegen depressive Syndrome jedwelcher Genese. Die Medikation wirkt gegen die somatogenen Substrate der depressiven Syndrome lindernd.

8.13 Richtige Antworten: c, g

Mit dem Begriff »Abhängigkeitspotenzial« bezeichnet man die Eigenschaft psychotroper Substanzen, Abhängigkeit herbeiführen zu können. Zur Abhängigkeit kommt es durch körperliche Kompensationsmechanismen gegenüber der zentralnervösen Wirkung der Substanz, die zu Toleranz und bei Absetzen oft zu Entzug(serscheinungen) führen. Medikamente mit Abhängigkeitspotenzial sind: Barbiturate, Hypnotika, Opiate, Tranquilanzien, Amphetamine. Medikamente ohne Abhängigkeitspotenzial sind Neuroleptika und Thymoleptika (Stimmungsaufheller).

8.14 Richtige Antwort: c

Neuroleptika blockieren die Dopamin-Rezeptoren im zentralen Nervensystem. Dabei unterscheidet man verschiedene Rezeptortypen. Der D2-Rezeptor ist der häufigste und findet sich v. a. im Striatum, im Nucleus accumbens und in der Substantia nigra, in geringerer Dichte auch im Kortex, während D3- und D4-Rezeptoren in limbischen Hirnarealen stärker verbreitet sind. Klassische Neuroleptika haben eine – in unterschiedlicher Ausprägung – stärkere Affinität zu D2-Rezeptoren. Dadurch kann es zu den typischen extrapyramidalmotorischen Nebenwirkungen kommen wie Frühdyskinesien, Parkinsonoid (Akinesie, Rigor, Tremor), Akathisie und Spätdyskinesien.

19

Atypische Neuroleptika haben dagegen eine stärkere Affinität zu D4-Rezeptoren und haben daher eher selten extrapyramidal-motorische Nebenwirkungen (vgl. Köhler 2003, S. 87).

8.15 Richtige Antworten: c, d

Zur Therapie des ADHS-Syndroms werden in erster Linie Amphetamine verordnet, häufig Ritalin (Methylphenidat), das dem Betäubungsmittelgesetz unterliegt. In hoher Dosierung bewirken Amphetamine eine massive Freisetzung von Dopamin in den Synapsen. Es kommt zu einer Unterdrückung des Schlafes und des Hungergefühls und einer erhöhten Leistungsfähigkeit. Daher ist das Abhängigkeitspotenzial sehr groß. In therapeutischer Dosierung ist die Gefahr von Missbrauch und Abhängigkeit zwar geringer, wird aber kontrovers diskutiert. Amphetamine in geringer Dosierung hemmen die Rückaufnahme von Dopamin in den Synapsen, die, so nimmt man an, bei ADHS zu früh erfolgt mit Konzentrationsstörungen und Hyperaktivität als Folge. Durch die Gabe von Ritalin wird dieser Dopaminmangel ausgeglichen, es kommt zu einer vorübergehenden Steigerung der Konzentrations- und Leistungsfähigkeit. Hyperaktive Kinder werden ruhiger und aufmerksamer (▶ Antworten 7.3 und 8.6).

Eine gute Alternative zu Amphetaminen in der Behandlung erwachsener Patienten mit ADHS-Syndrom stellen noradrenerg wirkende Antidepressiva wie Nortriptylin, Desipramin und Venlafaxin dar, v. a. bei komorbider Suchterkrankung. Bei hyperaktiven Kindern ist auch der selektive Noradrenalinrückaufnahmehemmer Atomoxetin (Strattera) zugelassen, der ursprünglich als Antidepressivum entwickelt wurde, aber nicht mehr als solches eingesetzt wird (Benkert et al. 2008, S. 128ff).

Auch Neuroleptika können bei hyperaktiven Störungen im Kindesalter indiziert sein, allerdings nur, wenn Amphetamine oder Atomoxetin keine ausreichende Wirksamkeit zeigen oder zu starke Nebenwirkungen aufweisen (a.a.O., S. 130).

Phasenprophylaktika und Benzodiazepine haben dagegen im Allgemeinen keine Bedeutung für die Behandlung des ADHS-Syndroms.

8.16 Richtige Antwort: b

Unter dem Begriff der therapeutischen Breite versteht man den Abstand zwischen therapeutischer und letaler Dosis eines Arzneimittels. Lithium besitzt eine geringe therapeutische Breite. Der Serumspiegel muss bei 0,6–0,8 mmol/l liegen, darunter besteht keine therapeutische Wirksamkeit. Ab 1,6 mmol/l treten toxische, ab 3 mmol/l letale Wirkungen ein. Penicillin hat dagegen eine hohe therapeutische Breite.

Die Zeit, nach welcher die Konzentration eines Arzneimittels auf die Hälfte des anfänglichen Wertes gefallen ist, wird auch als pharmakologische Halbwertszeit bezeichnet. Benzodiazepine mit langer Halbwertszeit werden als Tranquilizer, solche mit kurzer Halbwertszeit als Hypnotika eingesetzt.

Die verabreichte Menge eines Arzneimittels wird auch als Dosis bezeichnet (vgl. a.a.O., S. 4–20).

8.17 Richtige Antwort: a

Bei allen aufgeführten Wirkstoffen bzw. Wirkstoffgruppen wurde eine Wirksamkeit für die Behandlung einzelner Symptome der Borderlinepersönlichkeitsstörung nachgewiesen. So eignen sich SSRI (Fluoxetin) und MAO-Hemmer (Moclobemid) zur Behandlung von depressiven Symptomen, Neuroleptika zur Behandlung von Derealisations- und Depersonalisationserleben und Impulsivität, Carbamazepin zur Behandlung von emotionaler Instabilität und Impulsivität. Doch kann der Einsatz von Benzodiazepinen wegen der Gefahr von Kontrollverlust und dem Abhängigkeitsrisiko i.d.R. nicht empfohlen werden (vgl. a.a.O., S. 209–211).

8.18 Richtige Antwort: d

Im vorliegenden Fall ist von drei möglichen Ursachen bzw. Auslösern für die depressive Symptomatik auszugehen: der Trennung, der Multiplen Sklerose, welche primär durch Entzündungsherde im Gehirn oder sekundär durch soziale Isolation zu depressiven Beschwerden führen kann, und der nicht explizit erwähnten aber zu vermutenden, hochdosierten Kortikoid-Behandlung des akuten Krankheitsschubes. Diese Ursachen gilt es daher in Zusammenarbeit mit dem Neurologen differenzialdiagnostisch abzuklären vor Einleitung einer psychotherapeutischen Behandlung, selbst wenn die depressive Symptomatik auch als Anpassungsstörung zu verstehen ist (a) und psychologische Faktoren vielleicht einen Einfluss auf Entstehung oder Verlauf der Multiplen Sklerose haben (b). Auf keinen Fall sollte jedoch die Möglichkeit einer depressiven Reaktion unter Verweis auf eine Medikamentennebenwirkung übergangen und eine psychotherapeutische Behandlung ausgeschlossen werden (c). Eine Konversionsstörung (e) liegt nicht vor, allenfalls kann es zu einer sekundären Psychogenisierung neurologischer Krankheiten kommen.

8.19 Richtige Antworten: b, f

Durch verschiedene physiologische Veränderungen im Alter wie z. B. eine verminderte Magensäureproduktion, einen ansteigenden Anteil des Körperfettes und eine verlangsamte hepatische Metabolisierung, kommt es zu Veränderungen der Pharmakokinetik, also von Aufnahme, Verteilung, Verstoffwechslung und Ausscheidung des Pharmakons im Körper (c).

Aus der veränderten Pharmakokinetik resultiert auch eine veränderte Pharmakodynamik, also eine veränderte Wirkung des Pharmakons. So reagieren ältere Menschen wesentlich empfindlicher sowohl auf die erwünschten, therapeutischen als auch auf die unerwünschten Wirkungen eines Medikaments, gleichzeitig ist der Wirkungseintritt häufig verzögert. Es müssen daher Besonderheiten in der Dosierung und im Dosierungsintervall von Psychopharmaka im Alter berücksichtigt werden. So wird oft nur die Hälfte oder ein Drittel der Standarddosis verabreicht, um ein pharmakogenes Delir zu vermeiden (e). Aufgrund der Dosisreduktion kann es in Einzelfällen dann wieder zu einer geriatrischen Unterdosierung kommen, nicht jedoch aufgrund des verlangsamten Metabolismus bei Älteren (f trifft daher nicht zu). Aufgrund der Multimorbidität älterer Menschen kommt es zu einer Polypharmakotherapie mit möglichen Wechselwirkungen, die zu einer Wirkungsverstärkung oder zu paradoxen Wirkungen führen können (d).

Ein besonderes Risiko für die Behandlung Älterer mit trizyklischen Antidepressiva wie Amitriptylin und Imipramin besteht aufgrund anticholinerger Effekte (Reizleitungsstörungen, Vewirrtheitszustände, Delir) (b trifft daher nicht zu). Ein etwas günstigeres Nebenwirkungsprofil haben Desipramin und Nortriptylin. SSRI sind aufgrund ihres günstigeren Nebenwirkungsprofils für die Behandlung älterer Menschen jedoch besonders indiziert (a).

8.20 Richtige Antwort: Malignes neuroleptisches Syndrom

Das maligne neuroleptische Syndrom entwickelt sich meist innerhalb von zwei Wochen nach Beginn einer Neuroleptikatherapie oder einer Dosiserhöhung unter meist hochdosierter Neuroleptikamedikation. Die Inzidenz beträgt 0,07–0,5 %. Generell können alle Neuroleptika ein malignes neuroleptisches Syndrom verursachen. Beobachtungen eines gehäuften Auftretens bei hochpotenten klassischen Neuroleptika können aufgrund der geringen Fallzahl und der größeren Verordnungshäufigkeit dieser Stoffe nicht als gesichert gelten. Die Symptomatik entwickelt sich innerhalb von 24–72 h. Pathogenetisch wird eine Blockade von Dopaminrezeptoren in den Basalganglien und im Hypothalamus angenommen. Neben sofortigem Absetzen der Neuroleptika, symptomatischen Maßnahmen wie Kühlung und ausreichender Flüssigkeitszufuhr können zur Therapie Dopaminagonisten und Benzodiazepine eingesetzt werden (vgl. Benkert et al. 2008, S. 278).

8.21 Richtige Antworten: a, d, e

Neuroleptika können auch zur Rezidivprophylaxe bei schizophrenen Erkrankungen eingesetzt werden. Dazu sollten sie beim Erstauftreten einer Schizophrenie ein bis zwei Jahre (a), nach dem ersten Rückfall zwei bis fünf Jahre (d) und bei häufigeren Schüben über fünf Jahre oder sogar als Dauermedikation (e) verabreicht werden (vgl. a.a.O., S. 74).

Nach stabiler Remission ist zwar auch eine Intervallbehandlung möglich, d. h. erst bei Prodromi eines erneuten Schubs kommen im Sinne einer Frühintervention Neuroleptika zum Einsatz. Doch ist dieses Vorgehen nicht unbedingt vorzuziehen, da es mit häufigeren Rezidiven und Krankenhausaufenthalten verbunden ist und nur bei wenigen Patienten mit hoher Compliance durchführbar ist (c trifft daher nicht zu).

8.22 Richtige Antworten: b, e

Unter »off-label-use« versteht man die Verordnung eines Medikamentes ohne Zulassung für diese Indikation, als sogenannter individueller Heilversuch (b). So sind beispielsweise 70 % der Medikamente (c trifft daher nicht zu), welche Kindern und Jugendlichen verordnet werden, nicht für diese Altersgruppe geprüft oder zugelassen. Auch der Einsatz der meisten Selektiven Serotoninrückaufnahmehemmer (SSRI) findet bei Kindern und Jugendlichen »off-label« statt (e) (vgl. a.a.O., S. 22). Doch ist z. B. Fluoxetin seit 2006 schon ab dem 8. Lebensjahr zur Behandlung der Major Depression zugelassen, Fluvoxamin ebenfalls ab dem 8. Lebensjahr zur Behandlung der Zwangsstörung.

Der Einsatz von Methylphenidat zur Behandlung der ADHS bei Erwachsenen erfolgte auch lange »off-label«, doch ist dieses Medikament seit April 2011 auch für die Behandlung von ADHS bei Erwachsenen zugelassen (d trifft daher nicht zu).

Der Etikettierungsansatz oder Labeling Approach kommt aus der Soziologie und hat mit der »off-label«-Verordnung eines Medikamentes nichts zu tun (a trifft nicht zu). Er behauptet, dass soziale Abweichungen wie Krankheit oder Kriminalität Folge sozialer Zuschreibungen sind und nicht objektiv vorhandene Tatsachen darstellen (▶ Antwort 1.25).

8.23 Richtige Antwort: Pharmakodynamik

Unter Pharmakodynamik versteht man die Wirkung, die ein Medikament auf einen Organismus ausübt und die entsprechenden Wirkmechanismen wie z. B. die Blockade von Dopaminrezeptoren bei Neuroleptika oder die Hemmung der Wiederaufnahme von Serotonin bei Selektiven Serotoninrückaufnahmehemmern (SSRI).

Pharmakokinetik beschreibt und erklärt dagegen die Einflüsse des Körpers auf ein Medikament, dessen Aufnahme, Verteilung, Metabolisierung und Ausscheidung.

Pharmakodynamik und Pharmakokinetik greifen ineinander und können bei verschiedenen Patientengruppen sehr unterschiedlich sein. Da beispielsweise der Metabolismus (Pharmakokinetik) bei älteren Menschen verlangsamt ist und deshalb Kumulationseffekte (Pharmakodynamik) drohen, sollte die Dosis reduziert werden (vgl. a.a.O., S. 12–20).

8.24 Richtige Antworten: d, e, f

Venlafaxin gehört zu den Selektiven Serotonin-Noradrenalinrückaufnahmehemmern (SNRI), Citalopram zu den Selektiven Serotoninrückaufnahmehemmern (SSRI) und Sulpirid ist kein Antidepressivum, sondern ein atypisches Neuroleptikum (vgl. Köhler 2003, S. 86 u. 89).

Da die Wirksamkeit der SSRI den TZA in nichts nachsteht, sie aber weniger Nebenwirkungen und eine geringere Toxizität bei Überdosierung aufweisen als die TZA, gelten sie diesen heute als überlegen, sieht man einmal von den Kosten ab.

SNRI haben etwas mehr Nebenwirkungen als SSRI, doch scheinen sie bei chronischen Schmerzzuständen besonders wirksam zu sein. Venlafaxin scheint sich auch besser zur Behandlung schwerer Depressionen zu eignen als die meisten SSRI.

Antworten zu Kapitel 9

Methoden wissenschaftlich anerkannter psychotherapeutischer Verfahren

Annette Fink, Claudia Tritschler

20

9.1 Richtige Antwort: e

Die Operationalisierte Psychodynamische Diagnostik (OPD) wurde in Ergänzung und Unterscheidung zur rein syndromorientierten Diagnostik (ICD-10) entwickelt, um die für psychoanalytische oder tiefenpsychologische Behandlungen relevanten psychodynamischen Aspekte psychischer Störungen systematisch zu erfassen. Die überarbeitete OPD-2 (Arbeitskreis OPD 2006) ermöglicht zusätzlich zur Diagnostik Therapieplanung.

Die OPD-2 besteht aus fünf Achsen: Achse I »Behandlungsvoraussetzungen und Krankheitsverarbeitung«, Achse II »Beziehung«, Achse III »Konflikt«, Achse IV »Struktur« und Achse V »Psychische und psychosomatische Störungen«.

Achse I erfasst Schwere und Dauer der Störung, Krankheitserleben, -darstellung, -konzepte sowie Veränderungsressourcen, -hemmnisse und -konzepte des Patienten.

Achse II erfasst anhand von berichteten Beziehungsepisoden des Patienten und anhand des Erlebens des Untersuchers das Beziehungsverhalten des Patienten und ermöglicht sozusagen eine Operationalisierung des Übertragungsgeschehens. Mit Hilfe von 30 Grundkategorien interpersonellen Verhaltens wird beschrieben, wie der Patient sich selbst und andere erlebt und wie andere (auch der Untersucher) den Patienten und sich gegenüber ihm erleben. Diese beiden Dimensionen weichen charakteristisch voneinander ab, worin ein Fokus für die Therapieplanung besteht.

Achse III erhebt 7 zeitlich überdauernde, innere oder verinnerlichte unbewusste Konflikte: Individuation versus Abhängigkeit, Unterwerfung versus Kontrolle, Versorgung versus Autarkie, Selbstwert-, Schuld-, ödipaler und Identitätskonflikt. Ist die Konfliktachse wegen einer abgewehrten Konflikt- und Gefühlswahrnehmung nicht beurteilbar oder liegen Aktualkonflikte vor, so wird dies vermerkt. Ausgehend von den beiden Hauptkonflikten werden Foki für die Behandlungsplanung formuliert.

Achse IV untersucht die Persönlichkeitsstruktur und erfasst strukturelle Defizite auf den vier Dimensionen Wahrnehmung (Selbst- und Objektwahrnehmung), Regulierung (Selbstregulierung und Regulierung des Objektbezugs), Kommunikation (nach innen und nach außen) und Bindung (nach innen und nach außen). Dabei werden zunächst auf jeder einzelnen Dimension und dann global vier verschiedene Integrationsniveaus unterschieden: gute, mäßige und geringe Integration sowie Desintegration. Ausgehend von den strukturellen Defiziten werden Foki für die Behandlungsplanung formuliert. Dabei kann die Behandlung je nach Reifeniveau der Störung eher struktur- oder konfliktbezogen oder gemischt ausgerichtet sein.

Auf Achse V werden Störungen nach ICD-10 und DSM-IV (optional) aufgeführt.

9.2 Richtige Antworten: d, e

Das psychoanalytische Erstinterview wurde 1970 von Argelander entwickelt und gleicht in mehrfacher Hinsicht einer psychoanalytischen

Sitzung, die zu diagnostischen Zwecken etwas modifiziert wurde. So nimmt der Diagnostiker nach einer sehr offen formulierten Eröffnungsfrage eine ruhige, abwartende, aber auch zugewandte Haltung ein und nimmt Äußerungen, Mimik, Gestik und Verhaltensweise des Patienten sowie seine eigenen Gegenübertragungsgefühle mit freischwebender Aufmerksamkeit wahr. Dies wird aufseiten des Patienten oft frustrierend erlebt, da der Diagnostiker schweigt, keine Ratschläge erteilt.

Im psychoanalytischen Erstinterview können zwar auch objektive Informationen z. B. über Symptome, biographische und soziale Fakten sowie subjektive Informationen z. B. über die subjektive Bedeutung, die der Patient seinen Beschwerden beimisst, erfasst werden. Doch geschieht dies nicht systematisch wie z. B. bei der biographischen Anamnese von Dührssen. Der eigentliche Fokus beim analytischen Erstinterview gilt einer dritten Ebene von Informationen, den szenischen, in denen nonverbal zur Darstellung gelangt, was verbal nicht mitgeteilt werden kann, weil es sich dem bewussten Zugriff des Patienten entzieht.

Zu diesen szenischen Informationen gehören auch Vorfeldphänomene und die Anfangsszene. Unter Vorfeldphänomenen versteht man alles, was der Patient unternimmt, damit es zum Erstgespräch kommt. Die Szene von der ersten Begrüßung bis zur Eröffnung des Interviews wird als Anfangsszene bezeichnet.

Das szenische Geschehen dient der Erfassung der zentralen Übertragungsbereitschaften des Patienten. Auf diese Weise kann der Sinnzusammenhang zwischen Symptomen, dahinter stehenden Konflikten und zugrunde liegender Persönlichkeitsstruktur aufgespürt werden. Das psychoanalytische Erstinterview zielt weiterhin darauf ab, therapeutisch relevante Fähigkeiten des Patienten zu erfassen, z. B. wie dieser auf Klärung, Konfrontation und Deutung reagiert und was zum Widerstand in der Behandlung führen könnte (vgl. Leichsenring 2004, S. 5 ff.).

9.3 Richtige Antwort: Psychophysiologische Zusammenhänge

Biofeedback vermittelt prompte und genaue Information über autonome Körperfunktionen wie z. B. Herzschlagfrequenz, Blutdruck, Gehirnwellen, Hauttemperatur und Hautleitfähigkeit. Der physiologische Prozess wird sichtbar gemacht. Das Grundprinzip basiert auf kontingenter Rückmeldung physiologischer Prozesse, die durch technische Apparate gemessen und in visueller, akustischer oder taktiler Art zurückgemeldet werden. Die Umwandlung und Rückmeldung des physiologischen Signals kann in analoger, binärer oder digitaler Form erfolgen, z. B. Hautwiderstand als Maß für Sympathikusaktivität.

9.4 Richtige Antwort: b

Bei dem geschilderten Fallbeispiel handelt es sich am wahrscheinlichsten um den Konflikt Versorgung versus Autarkie. Einen ersten Hinweise hierfür gibt der Leitaffekt (Trauer angesichts des verlorenen/ versagenden Objekts). Dabei scheint der Patient in Abwehr seiner

20

Versorgungswünsche früher eher zu einer aktiven Verarbeitung des Konfliktes tendiert zu haben (»ich brauche niemanden«), jene allenfalls in der unabgelösten Beziehung zur Mutter ausgelebt zu haben. In der aktuellen Situation steht dagegen die passive Verarbeitung des Konfliktes im Vordergrund (die Therapeutin erlebt den Patienten sehr fordernd).

Ein solcher Wechsel zwischen aktivem und passivem Modus der Konfliktverarbeitung kommt häufig vor, ebenso ein gleichzeitiges Vorhandensein von regressivem Modus und Reaktionsbildung (»Mischtypus«).

9.5 Richtige Antworten: a, b, c

Die abstinente, nichtdirektive Grundhaltung des psychoanalytischen Therapeuten soll den ungehinderten Fluss der Assoziationen des Patienten ermöglichen und die Entstehung von Übertragungsphänomenen fördern. Auch wenn Freud über die Hypnose einen Zugang zum Unbewussten fand, entschied er sich für eine weniger suggestive Vorgehensweise des Therapeuten (Traumdeutung, Übertragungsanalyse etc.).

Im Fokus der Verhaltenstherapie steht die Lerntheorie. Informationsvermittlung, Strukturiertheit und Direktivität sind folglich zweckmäßig, um ein schädliches Verhalten zu verlernen und ein erwünschtes Verhalten zu erlernen.

Im Einzelfall, bei einem umschriebenen Konflikt und einem reifen Strukturniveau, kann eine fokussierte Übertragungs- und Widerstandsanalyse in einer tiefenpsychologisch fundierten Psychotherapie indiziert sein, doch ist die Übertragungsanalyse auf keinen Fall wesentliches Merkmal der tiefenpsychologisch fundierten Psychotherapie. Hier werden fokussierte Konflikte unter Begrenzung regressiver Prozesse und unter Beachtung von Übertragung, Gegenübertragung und Widerstand bearbeitet. Eine Übertragungs-, Gegenübertragungs-, Widerstandsanalyse im eigentlichen Sinne findet dagegen in der analytischen Psychotherapie statt.

In der tiefenpsychologisch fundierten Psychotherapie kommen in Abhängigkeit von der Problematik und dem Strukturniveau des Patienten auch entwicklungsfördernde, ressourcenmobilisierende, supportive, strukturierende, psychoedukative und handlungsaktivierende Interventionen zur Anwendung (vgl. Wöller u. Kruse 2002).

9.6 Richtige Antwort: Fokaltherapie

Schon in den 20er-Jahren des vorigen Jahrhunderts wurde untersucht, wie sich psychoanalytische Behandlungen abkürzen lassen. Einer der heuristisch wertvollsten Ansätze dafür stammt von Balint, der mit der Fokaltherapie eine Therapieform einführte, die sich auf den Konflikt des Patienten konzentriert, der die Symptome hervorruft. Durch die damit mögliche Strukturierung der Therapie wird es möglich, die Behandlung abzukürzen. Die Fokaltherapie ist die klassische Form der analytischen Kurztherapie. Der Fokus nimmt Bezug auf den maßgebenden unbewussten Konflikt und enthält gleichzeitig eine deutende Erklärung dieses Konfliktes. Der explizite Teil des Fokus besteht im Hauptproblem des Patienten, z. B. seiner aktuellen Symptomatik. Der psychodynamische Teil des Fokus enthält eine Hypothese über den unbewussten Konflikt. Diesen Teil gilt es in der Therapie zusammen mit dem Patienten zu erarbeiten. Inzwischen gibt es die verschiedensten Ansätze, diesen Fokus zu erarbeiten. Zu nennen sind hier besonders Balint, Klüwer und in neuerer Zeit v. a. Luborsky und Mitarbeiter; im deutschsprachigen Raum Lachauer. Luborsky entwickelte das Konzept des »Zentralen Beziehungskonflikt Themas« (ZBKT), das aus sog. Beziehungsepisoden abgeleitet wird und aus 3 Komponenten besteht:

– Wünsche, Bedürfnisse, Absichten
– Reaktionen anderer Menschen auf diese Wünsche
– Eigenen Reaktionen, z. B. Gefühle auf dieses Verhalten der anderen

Das zentrale Beziehungskonfliktthema wird aus der therapeutischen Beziehung, den gegenwärtigen Beziehungen außerhalb der Therapie und den früheren Beziehungen erarbeitet. Der Schwerpunkt liegt damit auf dem »Hier und Jetzt« der Interaktionen, also in der Gegenwart. Der Therapeut sollte besonders auf die Patient-Therapeut-Beziehung achten, denn hier stellen sich die zentralen Beziehungsprobleme des Patienten unmittelbar dar und können direkt verstanden, bearbeitet oder auch neu erprobt werden.

Dieses Konzept eignet sich besonders gut für Anwendungen in der Psychotherapieforschung. Lachauers Konzept zur Erarbeitung eines Fokalansatzes, der den zentralen Konflikt möglichst patientennah formuliert, eignet sich besonders gut für die klinische Arbeit. Die Fokaltherapie findet sowohl in der Klinik als auch in der ambulanten Behandlung Anwendung. Bei der Anwendung der Fokaltherapie sollte darauf geachtet werden, dass der Fokus auch erreichbar ist. Geht man den zentralen Fokus als ersten an, kann das den Widerstand so sehr erhöhen, dass dann auch die Bearbeitung von Foki, die bewusstseinsnäher sind, nicht mehr möglich ist. Die Beachtung der Toleranzgrenzen ist hier von entscheidender Bedeutung. Ist schon der oberflächennächste Fokus schwer zu bearbeiten, spricht das gegen eine Kurztherapie (vgl. Leichsenring 2004, S. 269 ff.).

9.7 Richtige Antwort: c

Die psychoanalytisch interaktionelle Therapie, die wesentlich von Heigl-Evers und Heigl (1987) entwickelt wurde, ist eine Modifikation der Psychoanalyse, die aus dem Bemühen entstand, ein therapeutisches Angebot auch für Störungen zu entwickeln, die mit dem klassischen analytischen Setting nur schwer zu behandeln sind. Hier handelt es sich um die sog. präödipalen Störungen, die auch entwicklungsbedingte strukturelle Ich-Störungen genannt werden. Andere Autoren sprechen von basalen Störungen oder von dyadischen Beziehungsstörungen. Im Unterschied zur klassischen Konfliktpathologie wird eine Entwicklungspathologie angenommen. Die Pathologie betrifft das Affektsystem, die Ich-Funktionen. Es finden sich primitive Übertragungsmuster wie Teilobjektübertragungen, die zu psychosozialen Konflikten mit diffusen Enttäuschungs- und Kränkungsreaktionen führen.

Das Ziel der Therapie ist hier nicht so sehr eine Konfliktentlastung, sondern eine Nachreifung. Hierzu werden die Techniken der »Antwort« und der Übernahme einer Hilfs-Ich-Funktion angewandt. Die »Antwort« soll dem Patienten vermitteln, wie sein durch Ich-Funktions-Defizite bestimmtes Verhalten auf ein Gegenüber wirkt. Es soll auch zeigen, wie sich der Therapeut vom auf ihn übertragenen Teilobjekt unterscheidet. Dabei soll die Antwort selektiv authentisch sein, d. h., dass die Toleranzgrenzen des Patienten beachtet werden müssen, damit die Intervention hilfreich wirken kann.

Der Therapeut als »Hilfs-Ich« versucht, dem Patienten seine eigenen emotionalen Reaktionen auf einen erkennbar gewordenen Ich-Funktionsmangel des Patienten und seine eigenen Überlegungen dazu zu vermitteln. Der Therapeut stellt sich mit seinen eigenen Ich-Funktionen, z. B. der Realitätsprüfung, zur Verfügung.

Der Therapeut beschränkt sich in der psychoanalytisch interaktionellen Methode auf die Arbeit mit bewusstem und vorbewusstem Material. Weitere Interventionstechniken sind daher Klärung, insbesondere der Affekte, und Konfrontation. Deutungen unbewussten Materials werden jedoch nicht verwendet. Dies unterscheidet die psychoanalytisch-interaktionelle Psychotherapie von der ebenfalls auf die Therapie ich-strukturell gestörter Patienten ausgerichteten übertragungsfokussierten Psychotherapie (»transference focused therapy«) nach Kernberg (Clarkin et al. 2001), der mit Deutungen arbeitet. Allerdings handelt es sich hierbei nicht um psychogenetische Deutungen, sondern eher um zeitlos metaphorische Deutungen im Hier und Jetzt (▶ Antworten 9.25 und 9.50).

9.8 Richtige Antwort: 7

- Schwereübung (Rechter Arm wird schwer, Arme sind schwer, Arme und Beine sind schwer)
- Wärmeübung (Arme und Beine werden/sind warm)
- Herzübung (Herz schlägt ruhig und gleichmäßig)
- Atemübung (Atmung ist ruhig)
- Sonnengeflechts-Bauchübung (Sonnengeflecht ist strömend warm)
- Stirnübung (Stirn angenehm kühl)
- Zurücknehmen (Muskeln kurz anspannen und tief einatmen)

9.9 Richtige Antworten: c, g

Das STIPO umfasst die Skalen:
- Identität
- Objektbeziehungen
- Primitive Abwehr

- Coping/Rigidität
- Aggression
- Wertvorstellungen
- Wahrnehmungsverzerrungen und Realitätskontrolle

Als Structured Interview of Personality Organization wurde das STI-PO im Jahr 2003 in seiner endgültigen Version von Clarkin und Mitarbeitern vorgelegt. Es ist eine empirisch gestützte Weiterentwicklung des Strukturellen Interviews von Kernberg. Die Auswertung des STI-PO erfolgt anhand von Operationalisierungen mit Ankerbeispielen und erlaubt eine Bewertung des Strukturniveaus.

Im strukturellen Interview wird zunächst ausführlich und vollständig die Symptomatik des Patienten erhoben. Alsdann wird nach einer möglichst umfangreichen Selbstbeschreibung gefragt, in welcher der Patient ein möglichst differenziertes Bild von sich selbst beschreiben soll, was ihn als Persönlichkeit ausmacht und worin er sich seiner Meinung nach von anderen Menschen unterscheidet. Ebenso wird der Patient aufgefordert, bedeutsame andere (Vater, Mutter, Geschwister, Partner, Freunde) möglichst ausführlich zu beschreiben. Sofern sich in der Beschreibung Widersprüche kundtun, wird der Patient damit konfrontiert (z. B. »Einerseits beschreiben Sie Ihren Vater als den gutmütigsten Menschen, den Sie kennen, andererseits sagen Sie, Sie hatten als Kind immerzu Angst vor ihm. Können Sie verstehen, dass ich das verwirrend und widersprüchlich finde, und können Sie mir helfen, diesen Widerspruch zu verstehen?«). Reagiert der Patient auf die Konfrontation mit solchen Widersprüchen mit zunehmender Kohärenz (z. B. »Ja, das klingt widersprüchlich: Mein Vater hat mir zwar nie etwas getan, aber meine Mutter hat immer gedroht: Warte, bis der Papa heimkommt, der wird dich bestrafen!«), so spricht dies für ein höheres Strukturniveau. Reagiert der Patient mit zunehmender Zerfahrenheit, indem er verwirrend antwortet (z. B. »Sie sind auch einer von denen, die mir nichts glauben«), spricht dies eher für ein niedrigeres Niveau der Persönlichkeitsorganisation. Das Kommunikationsniveau geht also mit in die Beurteilung des Strukturniveaus ein. Der Grad an Identitätsdiffusion ist durch das strukturelle Interview beurteilbar: In welchem Ausmaß hat der Patient von sich selbst und von seinen Objekten ein differenziertes und integriertes Bild? »Strukturniveau« kann natürlich keine Skala zur Einschätzung der Struktur und des Strukturniveaus sein. »Neurotizismus« ist eine der Skalen des 5-Faktoren-Modells der empirischen Persönlichkeitsforschung (▶ Antwort 1.21).

9.10 Richtige Antworten: b, d, e

Die 3 Teilschritte sind:
Der Patient erlernt zunächst ein Entspannungsverfahren (Progressive Muskelentspannung nach Jacobson). Es wird eine individuelle Hierarchie angstauslösender Situationen erarbeitet. Im Anschluss daran findet im Entspannungszustand eine stufenweise Darbietung der

angstauslösenden Stimuli in sensu statt, die so lange wiederholt wird, bis der jeweilige Reiz keine Angst mehr auslöst.

Die zeitlich massierte Konfrontation findet im Gegensatz zu einer nicht massierten Konfrontation an mehreren aufeinanderfolgenden Tagen jeweils über mehrere Stunden (bis zu 10 h) statt.

Das Erarbeiten von Selbstverbalisationen zur Angstbewältigung ist am ehesten dem Stressimpfungstraining bzw. Selbstinstruktionstraining von Meichenbaum zuzuordnen. Es werden systematisch Selbstverbalisationen bzw. -instruktionen erarbeitet und eingeübt mit dem Ziel, in der entsprechenden Problemsituation das gewünschte Verhalten zeigen zu können. Das Selbstinstruktionstraining hat vielerlei Anwendungsgebiete, so z. B. bei der Ärger-, Stress- oder Schmerzbewältigung (Meichenbaum 1991).

9.11 Richtige Antwort: b, d

Unter dem psychoanalytischen Konzept des Widerstandes versteht man alle unbewussten Kräfte, die sich gegen den Fortschritt der Behandlung richten. Während der Widerstand zu Beginn der Entwicklung der psychoanalytischen Behandlungstechnik eher als Hemmnis für den therapeutischen Fortschritt gesehen wurde, entdeckte Freud in ihm bald ein wirksames Mittel, das einen Zugang zum Unbewussten öffnet, wenn er analysiert werden kann. Die Widerstandsanalyse zählt seitdem neben der Übertragungs- und Gegenübertragungsanalyse zum zentralen Bestandteil der analytischen Psychotherapie.

Ausgehend von Freuds Strukturmodell lassen sich verschiedene Formen des Widerstandes beschreiben:

- Widerstände, die vom Ich ausgehen: Abwehr- oder Verdrängungswiderstand.
- Widerstände, die vom Es ausgehen: Aus Gründen der Unlustvermeidung wird an ursprünglichen infantilen Libidobesetzungen festgehalten. Hintergrund ist die Macht des Wiederholungszwanges.
- Widerstände, die vom Über-Ich ausgehen, stammen aus unbewusstem Schuldgefühl, Strafbedürfnis. Über-Ich-Widerstände liegen auch der sog. negativen therapeutischen Reaktion zugrunde. Als solche wird eine Symptomverschlechterung nach Fortschritten in der Therapie bezeichnet.

Jeder Widerstand äußert sich auch als Widerstand gegen die Übertragung. Dabei unterscheidet man:

- Der Widerstand gegen das Involviertwerden in die Übertragung taucht insbesondere bei Patienten auf, die sich in keiner Weise als abhängig erleben wollen.
- Der Widerstand gegen das Bewusstwerden der Übertragung taucht zu Beginn jeder Behandlung auf.
- Der Widerstand gegen die Auflösung der Übertragung ist v. a. in der Phase des Durcharbeitens wichtig.

Im vorliegenden Fallbeispiel hält die Patientin hartnäckig an infantilen Libidobesetzungen fest, an einer unmittelbaren Befriedigung der inzestuösen Wünsche. Dies deutet am ehesten auf einen Es-Widerstand hin. Hinsichtlich der Übertragung besteht v. a. ein massiver Widerstand gegen die Auflösung der Übertragung.

Der Begriff Identitätswiderstand stammt von Erikson und richtet sich gegen Vorstellungen, die mit dem Selbstbild unvereinbar erscheinen. Er gilt für ihn als übergeordnetes Abwehr- und Regulationsprinzip. Vgl. Thomä u. Kächele 2006, S. 119–157; Zepf 2000, S. 368–374.

9.12 Richtige Antwort: e

Zu einer malignen Regression kommt es, wenn die Fähigkeit zur therapeutischen Ich-Spaltung verloren geht, d. h. die Fähigkeit, ein regressives Erleben in der Therapie zuzulassen und es gleichzeitig von einem beobachtenden Standpunkt aus zu betrachten. Dies kann dazu führen, dass es, ausgelöst durch die Behandlung, auch außerhalb dieser zur Regression kommt, was zur fortschreitenden Verschlechterung der Symptome und im Extremfall zum Verlust der psychosozialen Funktionsfähigkeit führt. Die Gefahr einer malignen Regression besteht v. a. bei Patienten mit ich-strukturellen Defiziten. Daher sollte bei diesen Patienten in der Behandlung eine weitreichende Regression vermieden werden.

Unter Regression versteht man einen Prozess, bei dem ein Mensch von einem schon erreichten Struktur- und Funktionsniveau zu einem früheren primitiveren Niveau des Denkens, Fühlens, Handelns zurückfällt. Ausgehend von Freuds Strukturmodell sowie von objektbeziehungspsychologischen Konzepten lassen sich verschiedene Formen der Regression beschreiben:

- Ich-Regression: Regression hinsichtlich der Ich-Funktionen (a), Abwehrmechanismen (d)
- Triebregression: Regression bzgl. der Libidostufen zu früheren Fixierungsstellen (b)
- Regression des Über-Ichs zu archaischen Über-Ich-Vorläufern
- Regression der Objektbeziehungen: Reinszenierung infantil anmutender Objektbeziehungen (b, c)

9.13 Richtige Antworten: c, e

Eysenck war der Meinung, dass eine Beziehung zwischen Therapeut und Patient keine Rolle spielen darf bzw. schädlich für den Behandlungserfolg ist. Heute wird diese Auffassung in der VT nicht mehr vertreten (a und d).

Deutungen spielen in der VT keine oder nur eine sehr untergeordnete Rolle (b).

Eine gute therapeutische Beziehung wird als Voraussetzung dafür gesehen, den Patienten zu Veränderungsschritten zu ermutigen; dabei können bereits in der Interaktion mit der Therapeutin für den Patienten schwierige Handlungsmuster geübt werden, indem sich die Therapeutin bewusst mit geplanten Verhaltensmustern, welche die

20

Schwierigkeiten des Patienten auslösen, verstärken oder korrigieren, einbringt (c und e).

9.14 Richtige Antwort: d

Nach Beck und Freeman (1999) werden folgende Grundannahmen unterschieden:

- Narzisstische Persönlichkeitsstörung: Da ich etwas besonderes bin, verdiene ich besondere Regeln. Ich stehe über den Regeln. Ich bin besser als andere.
- Zwanghafte Persönlichkeitsstörung: Ich weiß, was das Beste ist. Genauigkeit und Einzelheiten sind sehr wichtig. Die Leute sollen mehr leisten, sich mehr Mühe geben.
- Histrionische Persönlichkeitsstörung: Menschen sind dazu da, um mir zu dienen oder mich zu bewundern. Sie haben nicht das Recht mir zu verweigern, was mir rechtmäßig zusteht. Ich kann mich von meinen Gefühlen leiten lassen.
- Selbstunsichere Persönlichkeitsstörung: Es ist schlimm, abgelehnt, gedemütigt zu werden. Wenn andere mein wahres Ich kennenlernen, werden sie mich ablehnen. Ich kann unangenehme Gefühle nicht ertragen.
- Dependente Persönlichkeitsstörung: Ich brauche Menschen, um zu überleben, um glücklich zu sein. Ich brauche ständig Unterstützung, Ermutigung.

9.15 Richtige Antwort: c

Bei Menschen, die unter einer Blutphobie leiden, kann es bei Konfrontation mit Blut zu einem spezifischen physiologischen Reaktionsmuster kommen, bei dem die Herzrate und der Blutdruck zunächst ansteigen und dann schnell abfallen, was bis zur Ohnmacht führen kann (diphasische vasovagale Reaktion). Insofern wäre das Erlernen eines Entspannungsverfahrens kontraindiziert. Eine Methode zur Behandlung der Blutphobie ist die Angewandte Anspannung (»applied tension«) nach Öst und Sterner (1987). Der Patient wird in einem ersten Schritt mit der Anspannungstechnik (wiederholtes Anspannen der großen Skelettmuskulatur für 15–20 sec) vertraut gemacht und soll im Rahmen einer graduiert durchgeführten Konfrontation für erste Anzeichen einer Ohnmacht sensibilisiert werden, um dieser frühzeitig durch Anwendung der gelernten Anspannungstechnik entgegenwirken zu können.

Bei der Konfrontation ist ein graduiertes Vorgehen möglich. Demzufolge kann zunächst eine Angsthierarchie erstellt werden (b und d).

Das gemeinsame Erarbeiten eines Störungsmodells und der Aufbau von Therapiemotivation sind grundsätzliche Therapieschritte bei der Verhaltenstherapie (a und e).

9.16 Richtige Antworten: b, c, e, f

»Tiefenpsychologisch fundierte Psychotherapie gehört zusammen mit der analytischen Psychotherapie zu den psychoanalytisch begründeten Verfahren … Bei der Behandlungsplanung … ist jeweils zu prüfen: – Welches Therapieziel kann mit – welcher therapeutischen Methode in – welchem Zeitaufwand – unter Berücksichtigung der Ausgangslage des Patienten erreicht werden? …« (Rudolf u. Rüger 2001). Für die Psychotherapierichtlinien werden die Unterschiede zwischen TP und AP wie folgt gekennzeichnet: »Die Analytische Psychotherapie behandelt die neurotische Symptomatik, den neurotischen Konfliktstoff (und) die zugrunde liegende neurotische Struktur mit Hilfe der Übertragungsanalyse, Gegenübertragungsanalyse (und) Widerstandsanalyse unter Nutzung regressiver Prozesse. Die TP (dagegen) behandelt die unbewusste Psychodynamik aktuell wirksamer neurotischer Konflikte unter Beachtung von Übertragung, Gegenübertragung (und) Widerstand, unter Konzentration des therapeutischen Prozesses durch Begrenzung des Behandlungsziels, vorwiegend konfliktzentriertes Vorgehen (und) Einschränkung regressiver Prozesse« (a.a.O., S. 216).

9.17 Richtige Antwort: »need for positive regard« (dt.: Bedürfnis nach positiver Beachtung)

Es bedeutet, im eigenen Erleben gesehen, beachtet und verstanden werden wollen als liebenswertes, mit anderen nicht zu verwechselndes, mit sich selbst identisches Individuum. Erfahrungen in diesem Bereich werden nur in das Selbstkonzept integriert, wenn sie und das mit ihnen verbundene Bedürfnis von wichtigen Anderen als solches um ihrer selbst Willen anerkannt werden. So ist nach Rogers auch das eigentliche Ziel der Menschen in einer Psychotherapie, dass sie ihren eigenen Weg gehen dürfen, das Selbst zu werden, das sie in Wahrheit sind, ihr Selbstkonzept zu entwickeln, ihre Identität zu entwickeln, mit sich selbst identisch zu werden, und dass sie dazu »unconditional positiv regard« von anderen Menschen benötigen.

9.18 Richtige Antwort: Die Grundannahme der Aktualisierungstendenz

Der klientenzentrierte Ansatz geht davon aus, dass der Mensch wie jeder andere Organismus eine ihm innewohnende Tendenz besitzt, seine Fähigkeiten zu entwickeln, den Organismus zu erhalten und zu vervollkommnen. Es handelt sich dabei um ein verlässliches ganzheitliches Bestreben des menschlichen Organismus, sich auf das hinzubewegen, was als Wachsen, Reifen, »Das-Leben-bereichern« benannt werden kann – vorausgesetzt, die Aktualisierungstendenz kann sich frei entfalten. Ist die Aktualisierungstendenz auf die Weiterentwicklung des eigenen Selbst gerichtet, spricht man von Selbstaktualisierungstendenz.

Die den Organismus umgebenden physischen und psychologischen Bedingungen können dazu führen, dass die Aktualisierungstendenz eingeschränkt wird oder sogar ganz zum Erliegen kommt, nur in bizarrer, entstellter oder abnormer Form in Erscheinung tritt oder eher sozial destruktive Wege geht. So kann sie in Konflikt geraten mit dem Grundbedürfnis des Menschen nach positiver Beachtung. Wenn bestimmte Aspekte des Erlebens mit verinnerlichten elterlichen Normen unvereinbar sind und von der Wahrnehmung ausgeschlossen werden, entsteht eine Inkongruenz zwischen Selbstkonzept und Aktualisierungstendenz. Neurotische Symptome sind eine Folge dieser Inkongruenz und ein Bewältigungsversuch derselben.

In der Therapie soll diese Inkongruenz reduziert werden. Voraussetzung dafür ist, dass der Patient in der Beziehung zum Gesprächstherapeuten bedingungsfreies Akzeptieren, einfühlendes Verstehen und Kongruenz erfährt. Unbedingte Wertschätzung (oder bedingungsfreies Akzeptieren) ist die positive Zuwendung in einer warmherzigen, positiven und akzeptierenden Haltung. Empathie (einfühlendes Verstehen) bedeutet, der Therapeut soll die innere Welt des Patienten mit den persönlichen Bedeutungen erspüren als wäre sie seine eigene. Kongruenz (Übereinstimmung mit sich selbst) meint, der Therapeut soll echt und ohne Fassade sein; in der Beziehung zum Patienten soll er gänzlich er selbst sein und sich nicht verleugnen (vgl. Hiller et al. 2004, S. 343 ff.).

9.19 Richtige Antworten: a, d

Die Plananalyse dient der Analyse zwischenmenschlichen Verhaltens. Es sollen Motive, Ziele und Bedürfnisse, die dem interaktionellen Verhalten des Patienten zugrunde liegen, identifiziert werden. Die Plananalyse ist der vertikalen Verhaltensanalyse zuzuordnen.

Das nonverbale Verhalten des Patienten in der Interaktion mit dem Therapeuten ist eine wichtige Informationsquelle, um mögliche Bedürfnisse und Beziehungsziele des Patienten zu erkennen, ebenso wie Gefühle und Handlungstendenzen, die der Patient beim Therapeuten auslöst.

Die funktionale Bedingungsanalyse hat zum Ziel, die das Problemverhalten aufrechterhaltenden vorausgehenden (auslösenden Reize) und nachfolgenden Bedingungen (Konsequenzen) zu identifizieren. Die funktionale Bedingungsanalyse entspricht der horizontalen Verhaltensanalyse.

9.20 Richtige Antwort: a

Eine Konsequenz, deren reaktionskontingentes Ausbleiben die Auftretenswahrscheinlichkeit der Reaktion erhöht, nennt man negative Verstärkung. Zum Beispiel wird das Vermeidungsverhalten bei Angsterkrankungen durch das Ausbleiben der Angst negativ verstärkt.

Die Auftretenswahrscheinlichkeit einer Reaktion wird reduziert, indem auf diese Reaktion kontingent eine negative Konsequenz folgt (direkte Bestrafung) oder eine positive Konsequenz ausbleibt (indirekte Bestrafung/Löschung).

9.21 Richtige Antwort: c

Eine zu schwache Abwehr kann bei Patienten mit ich-strukturellen Störungen ein Problem darstellen, weil sie dann von schmerzhaften und unerträglichen Gedanken und Affekten überflutet werden. So kann es zu Beginn eines therapeutischen Prozesses eine vordringliche Aufgabe sein, die Abwehr zu stärken (a).

In der psychoanalytischen Psychotherapie verzichtet der Therapeut weitestgehend auf aktivierende und strukturierende Interventionen. Zur tiefenpsychologisch fundierten Therapie sind dagegen supportive und handlungsaktivierende Techniken zu rechnen (b).

Ohne vorhergehende und flankierende stabilisierende Maßnahmen ist bei schwer traumatisierten Patienten von einer Intensivierung des Affekterlebens dringend abzuraten. Zu befürchten ist eine Retraumatisierung ohne die Fähigkeit, belastende Erlebnisse zu verarbeiten (c).

Durch Spiegelung und Klarifizierung seiner Gefühle lernt der Patient, sich selber besser zu verstehen und präziser mitzuteilen (d).

Zahlreiche Untersuchungen haben gezeigt, wie sehr menschliches Verhalten durch ungeprüfte Vorannahmen geprägt wird. So gehört es nicht nur zum verhaltenstherapeutischen Vorgehen, sondern ist auch Bestandteil tiefenpsychologisch fundierter Psychotherapie, negative Annahmen des Patienten über sich selbst und ihre Auswirkungen aufzudecken (e).

9.22 Richtige Antwort: b

Das grundsätzliche Mitteilen der Gegenübertragung ist nicht geeignet, die Regression zu begrenzen, da es einem Ausagieren der Gegenübertragung gleichkäme, die Toleranzgrenzen des Patienten übersteigen und u. U. dem entsprechen würde, was der Patient in seiner negativen Übertragungsphantasie unbewusst vom Analytiker erwartet (z. B. dass dieser gelangweilt ist). Das selektive »antwortende« Mitteilen (d) der eigenen Gegenübertragung i. S. der psychoanalytisch-interaktionellen Methode (Heigl-Evers u. Heigl 1987) dient dagegen nicht der Affektentlastung des Therapeuten, sondern soll dem Patienten deutlich machen, welche Emotionen er mit seinem Verhalten bei Interaktionspartnern auslöst und ist daher auch regressionsbegrenzend.

Die angestrebte Begrenzung der Regression in der tiefenpsychologisch fundierten Psychotherapie wird u. a. durch folgende Maßnahmen möglich: aktive Haltung des Therapeuten, Fokussierung, supportive und strukturierende Techniken (darunter Prinzip Antwort), niedrigere Sitzungsfrequenz, sitzende Behandlung. Eine solche Begrenzung der Regression wird v. a. bei Patienten mit ich-strukturellen Defiziten angestrebt, um die Gefahr einer malignen Regression (▶ Antwort 9.12) zu mindern.

9.23 Richtige Antwort: e

Inkongruenz, ▶ Antwort 9.18. Antwort a entspricht der Krankheitstheorie der Verhaltenstherapie. Antwort b, c, d charakterisieren drei verschiedene Krankheitsmodelle der Psychoanalyse (▶ Antwort 2.20).

20

9.24 Richtige Antworten: c, e

Als erschwerender Faktor hinsichtlich der Psychotherapie älterer Menschen gilt neben interpersonellen Verlusten, Fähigkeitseinschränkungen und der eingeschränkten Lebenszeit v. a. die hohe Multimorbidität älterer Menschen (Menschen über 70 Jahren leiden im Durchschnitt unter 7,4 ICD-10-Diagnosen).

Als erleichternder Faktor gilt neben Lebenserfahrung, motivationalen und emotionalen Veränderungen das sog. Wohlbefindlichkeitsparadoxon. Darunter versteht man, dass das subjektive Wohlbefinden trotz gestiegener Beeinträchtigungen bis ins hohe Alter hinein konstant bleibt. Dabei tragen internale (»früher, als ich arbeitslos war, ging es mir schlechter als heute«) und interpersonelle (»Frau X geht es viel schlechter als mir«) kognitive Vergleichsprozesse zur Aufrechterhaltung des Wohlbefindens im Alter bei.

Bezüglich vieler Symptome psychischer Störungen ist eine alterstypische Akzentuierung zu beobachten, die zu der Forderung führte, auch subsyndromale Störungsbilder in die Klassifikation psychischer Störungen aufzunehmen. So kommt es zu einer Abnahme der expansiven Komponente bei Psychosen. Depressionen im Alter zeigen sich oft in Misstrauen, Rückzug, Hypochondrie, Somatisierung (Schmerzen). Auch Angstsymptome sind eng mit körperlichen Beschwerden assoziiert. Es überwiegen im Alter einfache Phobien und Agoraphobien, während soziale Phobien und Panikattacken seltener auftreten. Insgesamt ist eine Zunahme der Gesamtprävalenz psychischer Störungen im Alter zu beobachten. Die Zahl der Suizide v. a. bei Männern nimmt zu. Häufigste psychische Störung im Alter ist die Depression. Auch Schlafstörungen nehmen zu. Hintergrund der subjektiv empfundenen Beschwerden sind jedoch oft alterstypische Veränderungen des Schlafes und seiner Struktur (Vorverlagerung des Nachtschlafbeginns, Abflachung und Verkürzung des Nachtschlafes, frühmorgendliches Erwachen, Tagschlafepisoden etc.) (vgl. Hiller et al. 2004, S. 363 ff.).

9.25 Richtige Antworten: a, c, e

Die Technik in der von Kernberg und Mitarbeitern entwickelten übertragungsfokussierten Psychotherapie von Borderlinepatienten (Clarkin et al. 2001, ▶ Antwort 9.50) besteht aus Klären, Konfrontieren und Deuten.

- Klären: Borderlinepatienten geben häufig vage oder verwirrende Informationen. Eine sorgfältige Klärung dessen, was der Patient mitteilen will, ist notwendig, damit sich Therapeut und Patient in ihrem Gespräch auf ein- und denselben Sachverhalt beziehen. Wenn z. B. die Patientin sagt: »Das von letzter Stunde geht immer mit mir mit«, reicht es nicht, wenn die Therapeutin nachfragt: »Das mit den Männern?«, sondern sie sollte sich möglichst präzise schildern lassen, was genau die Patientin seit letzter Stunde unentwegt beschäftigt.

— Konfrontieren: Borderlinepatienten machen oft sehr widersprüchliche Mitteilungen, entweder im Verbalen, oder ihre nonverbale Ausdrucksweise widerspricht den verbalen Mitteilungen. Eine ausgiebige (taktvolle) Konfrontation mit den Widersprüchen in den Mitteilungen, Verhaltensweisen, Affekten oder inneren Vorstellungen der Patienten bereitet die Deutung vor. Im obigen Beispiel: »Einerseits sagen Sie, Sie sehnen sich ausschließlich nach Geborgenheit, andererseits beklagen Sie sich, dass Ihr Mann keine Lust hat, 3-mal in der Woche abends mit an die Bar in die Welt der Schönen und Reichen zu kommen, und Sie sagen, Sie seien ständig körperlich erregt. Können Sie den Widerspruch erkennen, dass Sie sich vielleicht nicht nur nach Geborgenheit, sondern auch nach einem erregenden und befriedigenden Sexualleben sehnen?«

— Deuten: Die Deutung sollte stets die aktualisierte dominante Objektbeziehung in der Übertragung erfassen. Beispiel: »Möglicherweise fürchten Sie meine Verachtung oder Verurteilung, wenn Sie freier von Ihren sexuellen Phantasien und Wünschen sprechen, und es könnte sein, dass Sie sich nicht mehr ausschließlich als Opfer, sondern auch als Initiatorin Ihrer sexuellen Begegnungen begreifen müssten, wenn Sie sich Ihrer sexuellen Wünsche ganz bewusst werden, die über ausschließliche Wünsche nach Geborgenheit und Sicherheit hinausgehen.« Das konsequente Deuten der aktualisierten dominanten und der abgewehrten latenten Übertragungsbeziehung zielt auf die Integration vormals durch Spaltung voneinander getrennt gehaltener Teilobjektbeziehungsdyaden und damit auf die Entwicklung einer integrierteren Ich-Identität.

9.26 Richtige Antwort: e

Der Einsatz einer Klingelmatratze entspricht i. S. der operanten Konditionierung einer Bestrafung. Auf das unerwünschte Verhalten »Einnässen« erfolgt ein Klingeln, woraufhin das Kind beispielsweise aufstehen und sein Bett abziehen muss (entspricht einer negativen Konsequenz oder einem aversiven Reiz). Nässt das Kind nicht ein, so wird diese Verhaltensweise mittels Lob oder anderer möglicher Konsequenzen positiv verstärkt, um somit deren Auftretenswahrscheinlichkeit zu erhöhen (Gontard 2006).

Extinktion oder Löschung tritt auf, wenn der bedingte Reiz nicht mehr mit dem unbedingten Reiz zusammen auftritt oder wenn eine gelernte Verhaltensweise nicht mehr positiv verstärkt wird.

Das Habituationstraining entspricht einer Reizkonfrontation. Eine Angstreaktion, die durch bestimmte Situationen oder Reize ausgelöst wird, soll durch gezielte und wiederholte Konfrontation mit der entsprechenden Situation dauerhaft habituieren.

Die systematische Desensibilisierung ist ein therapeutisches Verfahren, bei dem Patienten in entspanntem Zustand mit zunehmend stärker Angst auslösenden Reizen in sensu oder in vivo konfrontiert

20

werden. Entspannung ist ein Zustand, der mit der Angstreaktion unvereinbar ist und durch Kopplung mit der Angst auslösenden Situation zu einem Abbau der Angstreaktion führen soll (▶ Antwort 9.10).

9.27 Richtige Antworten: a, c, e, f

Die Dialektische Therapie der Borderlinepersönlichkeitsstörung (DBT) ist eine kognitiv-behaviorale Breitspektrumstherapie, die speziell für die Borderlinepersönlichkeitsstörung (BPS) entwickelt wurde. Die Wirksamkeit von DBT wurde in kontrollierten Studien belegt. In der DBT sind 4 Module des Fertigkeitstrainings entwickelt worden:

- Innere Achtsamkeit
- Zwischenmenschliche Fähigkeiten
- Bewusster Umgang mit Gefühlen
- Stresstoleranz

Innere Achtsamkeit: In der DBT ist »innere Achtsamkeit« ein Weg, um Gefühl und Verstand in ein Gleichgewicht zu bringen und auf diese Weise zu intuitivem Verstehen und Wissen zu gelangen. In der DBT werden »Was«-Fertigkeiten und »Wie«-Fertigkeiten unterschieden. Die »Was«-Fertigkeiten beinhalten: wahrnehmen, beschreiben, teilnehmen; die »Wie«-Fertigkeiten sind: nicht bewertend, konzentriert, wirkungsvoll.

Zwischenmenschliche Fähigkeiten: Borderlinepatienten haben nach Linehan (1996) an sich häufig gute interpersonelle Fähigkeiten. Die Probleme bestehen zumeist in der Anwendung dieser Fertigkeiten in spezifischen Situationen bzw. darin, dass die Anwendung von Fertigkeiten, über die eine Person verfügt, durch Einstellungsmuster oder unkontrollierbare emotionale Reaktionen verhindert wird. Die vorzeitige Beendigung von Beziehungen ist einer der Hauptfehler, die Borderlinepatienten machen. Eine solche Beendigung ist vermutlich Folge von Schwierigkeiten in allen Bereichen von Fertigkeiten. Mangelnde Stresstoleranz macht es schwierig, Ängste und Frustrationen zu ertragen, die typisch für konflikthafte Situationen sind. Schwierigkeiten im Umgang mit Gefühlen führen zu einer Unfähigkeit, chronischen Ärger oder Frustration abzubauen.

Bewusster Umgang mit Gefühlen: Menschen mit einer Borderlinestörung und suizidale Menschen haben ein sehr intensives und labiles Gefühlsleben. Sie sind oft ärgerlich, frustriert, depressiv und ängstlich. Die Schwierigkeiten, mit schmerzhaften Gefühlen umzugehen, sind aus Sicht der DBT zentral für das Verständnis der Schwierigkeiten von Borderlinepatienten. Aus der Sicht des Patienten dagegen sind meistens die schmerzhaften Gefühle das Problem, das es zu lösen gilt. Suizidales Verhalten und andere dysfunktionale Verhaltensweisen einschließlich Substanzmissbrauch sind nach Linehan häufig Lösungen auf der Verhaltensebene für unerträglich schmerzhafte Gefühle.

Stresstoleranz: Die meisten Ansätze bei der Behandlung psychischer Störungen zielen darauf ab, belastende Ereignisse und Umstände zu verändern. Dem Annehmen und Ertragen von Belastungen und dem

Finden von Sinn darin misst die DBT eine große Bedeutung zu. Zum einen, weil die Unfähigkeit, unveränderliche Tatsachen zu akzeptieren, zu wachsenden Schmerzen und Leiden führt. Zum anderen ist die Zunahme von Stresstoleranz wesentlicher Teil eines jeden Versuchs, sich selbst zu ändern.

9.28 Richtige Antworten: c, f

Shaping, Chaining, Fading, Prompting und positive Verstärkung sind Methoden, die zur Ausformung bzw. zur Erhöhung der Verhaltensrate und letztlich zur Aufrechterhaltung von Verhalten beitragen sollen. Beim Shaping (Verhaltensformung) werden zum Aufbau eines komplexen Zielverhaltens sukzessive dessen Teilkomponenten verstärkt. Zunächst wird jedes Verhalten, das in Richtung des Zielverhaltens geht, verstärkt. Darauf aufbauend werden die sich anschließenden Teilschritte des Verhaltens bekräftigt, bis das Zielverhalten aufgebaut ist. Beispielsweise wird ein Kind, das lernen soll, sich anzuziehen, bereits verstärkt, wenn es ein Kleidungsstück in die Hand nimmt. Im Anschluss daran wird es für den jeweils nächsten Schritt in Richtung Zielverhalten »Anziehen« verstärkt.

Beim Chaining werden Verhaltensketten eingeübt, die sukzessive durch weitere Glieder verlängert werden. Nur jeweils das letzte Glied der Verhaltenskette wird verstärkt. Das Zielverhalten wird somit ausgehend vom letzten Teil der Verhaltenskette aufgebaut. Ein Kind, das lernen soll, sich selbstständig anzuziehen, wird nach erfolgreichem Überstreifen der Jacke, welches dem letzten Glied der Verhaltenskette »Anziehen« entsprechen soll, verstärkt. Danach wird die Verhaltenskette entsprechend der vorhergehenden Teilschritte der Verhaltensweise »Anziehen« sozusagen vom Ende des Zielverhaltens bis zum ersten Teilschritt der Verhaltenskette aufgebaut.

Fading entspricht einem schrittweisen Ausblenden von Unterstützung oder von Verstärkern, um eine zunehmend selbstständige Ausführung des Verhaltens zu erreichen.

Beim Prompting (Verhaltensunterstützung) wird verbale oder nonverbale Hilfestellung (z. B. das Verhalten demonstrieren oder verbale Hinweise) durch den Therapeuten gegeben, damit das zu verstärkende Zielverhalten gezeigt werden kann.

Flooding und Implosion dienen nicht dem Verhaltensaufbau. Die Veränderung des Verhaltens wird nicht über die Veränderung von Kontingenzbedingungen erreicht. Bei beiden Verfahren soll eine Angstreaktion auf einen Stimulus abgebaut oder reduziert werden.

Unter Flooding (Reizüberflutung) versteht man die Konfrontation des Patienten mit stark Angst auslösenden Reizen bzw. mit der vom Patienten am meisten gefürchteten Situation. Als theoretische Erklärungsmodelle werden Theorien der Habituation von Angst (durch sehr lange Darbietungszeit) sowie Theorien der Löschung herangezogen.

Das Verfahren der Implosion unterscheidet sich vom Flooding v. a. darin, dass die gefürchtete Situation ausschließlich in der Vorstellung stattfindet und zumeist übertrieben wird.

20

9.29 Richtige Antwort: a

Das präsuizidale Syndrom nach Ringel (1987) ist charakterisiert durch folgende Merkmale, die regelmäßig einer Suizidhandlung vorausgehen, wie dies in retrospektiven Untersuchen nachgewiesen werden konnte:

- Einengung (situativ, dynamisch, Wertwelt, sozialer Rückzug, Interessenverlust, Ausweglosigkeit)
- Aggressionsumkehr
- Suizidphantasien (Flucht in die Irrealität, Todesphantasien, konkrete Suizidgedanken)

Kränkung spielt insbesondere bei narzisstischen Störungen eine große Rolle bei der Entstehung von akuter Suizidalität, gehört jedoch nicht zu den Merkmalen des präsuizidalen Syndroms nach Ringel.

9.30 Richtige Antwort: c

Die Ausarbeitung des »Container«-Konzepts geht im Wesentlichen auf W. Bion (1959) zurück. Die diesbezügliche Einstellung der Mutter zu ihrem Säugling nannte er »reverie« oder »träumerisches Ahnungsvermögen«. Die Mutter empfängt und metabolisiert auf diese Weise die Affekte des Säuglings. Die Bezeichnung der analytischen Situation als Container geht zurück auf H. Segal (1957). Das Containment ist eine Form von Bindung, die im Wesentlichen auf auditiven und visuellen Kontakten beruht (Fonagy 2003). Der Analytiker (Psychotherapeut) rezipiert die affektiven Äußerungen und Vorstellungen des Analysanden (Patienten), die für diesen selbst unerträglich sind, und vermittelt diese klärend und interpretierend an den Analysanden (Patienten) zurück, ein Vorgang, der auch als psychische Metabolisierung bezeichnet wird. Generell dient der diesbezügliche Container als ein Garant der psychischen Entwicklung und Reifung.

Vom Containing zu unterscheiden ist das Holding, ein Konzept, das auf Winnicott zurückgeht und eine Haltung primärer Mütterlichkeit bezeichnet, die auf Empathie beruht und die Fähigkeit beinhaltet, einen sicheren und schützenden Raum für den Klienten zu schaffen (a). Containing und Holding sind Konzepte, die insbesondere im Hinblick auf die Behandlung früher Störungen entwickelt bzw. bedeutsam wurden.

Antwort b verweist auf die psychoanalytische Interventionstechnik der Konfrontation, d auf die psychoanalytische Interventionstechnik der Deutung und e auf die psychoanalytische Interventionstechnik der Klärung (▶ Antwort 9.25).

9.31 Richtige Antworten: c, e

Da sich das präsuizidale Syndrom innerhalb von Stunden zuspitzen kann, ist es wichtig, zu explorieren, wie weit ein Patient in seiner Planung fortgeschritten ist. Auch die Exploration des sozialen Netzes und anderer Dinge, die einen Schutz gegen das Realisieren der Suizidabsicht bieten können, gilt als wichtig. Während der Krisenintervention sollte der Therapeut darauf achten, die Verbindung zum

Patienten nicht abreißen zu lassen. Deshalb sollten auch weitere Termine in zeitlicher Nähe vereinbart werden, dennoch sollte eine zeitliche Begrenzung der Sitzungen festgelegt und transparent gemacht werden. Eine fehlende zeitliche Begrenzung und die Botschaft einer ständigen Erreichbarkeit für den Patienten sind eher dazu geeignet, regressive Prozesse weiter zu verstärken. Sinnvoll ist es eher, mit dem Patienten zusammen zu überlegen, wie er bis zur nächsten Sitzung Verantwortung für sich übernehmen kann (▶ Antwort 9.29).

9.32 Richtige Antwort: b
Borkovec et al. (1998) postulieren, dass das intensive Sich-sorgen bei der generalisierten Angststörung dazu dient, die emotionale Verarbeitung zu dämpfen und somit zur Unterdrückung bzw. verminderten Wahrnehmung somatischer Aktivität führt. Sich-Sorgen wird somit negativ verstärkt. Durch die Sorgenkonfrontation soll sich der Patient mit entsprechenden Emotionen konfrontieren und schließlich habituieren. Bei der Therapie der generalisierten Angststörung kann die Sorgenkonfrontation je nach Einzelfall ein Element der Behandlung sein. Wichtige andere Behandlungsmethoden sind kognitive Techniken (z. B. kognitive Umstrukturierung, Selbstinstruktionstraining) und das Erlernen eines Entspannungsverfahrens.

9.33 Richtige Antwort: e
Die kognitiv-behaviorale Therapie der posttraumatischen Belastungsstörung beinhaltet zum einen den Einsatz unterschiedlicher kognitiver Interventionen (Sokratischer Dialog, Verhaltensexperimente, etc.) zur Veränderung von dysfunktionalen Einstellungen und Interpretationen bzgl. des Traumas und dessen Folgen. Zum anderen wird eine Exposition mit Stimuli, die Intrusionen und Angst auslösen, durchgeführt. Diese findet je nach Einzelfall und Therapiestadium in sensu oder in vivo statt. Ziel der Konfrontation ist es, die Vermeidung traumabezogener Stimuli und dysfunktionale Strategien im Umgang mit Intrusionen abzubauen.
Mit Hilfe der Exposition in sensu (dem imaginativen Nacherleben) werden zu Beginn der Behandlung das traumatische Geschehen exploriert, vorhandene Erinnerungen zum Trauma ausgearbeitet und kritische dysfunktionale Kognitionen bzgl. des Traumas identifiziert (vgl. Steil 2000). Bei der Exposition in vivo können ggf. der Ort des traumatischen Geschehens aufgesucht, entsprechende Bilder angesehen oder andere, mit dem Trauma verbundene Stimuli dargeboten werden. Die Exposition kann je nach Ausmaß der Belastung des Patienten graduiert oder nichtgraduiert (Beginn mit stark Angst auslösenden Reizen) durchgeführt werden.

9.34 Richtige Antwort: d
Die Dekonstruktion des Rahmens gehört in den Bereich der systemischen Therapie. Es handelt sich um das Infragestellen der Hintergründe und der persönlichen Ansichten eines Patienten, die dazu

beitragen, ein problematisches Verhalten oder Beziehungsmuster aufrechtzuerhalten.

9.35 Richtige Antwort: c

»In der Psychoanalyse werden mit dem Konzept des Rahmens die konstanten und unveränderbaren Bedingungen beschrieben, unter denen der psychoanalytische Prozess stattfindet. Der Rahmen besitzt mehrfach determinierte Funktionen, die man, wenngleich sie in der psychoanalytischen Situation zusammenwirken, auf 3 (psycho-)logisch unterschiedlichen Ebenen ansiedeln kann:

- Die Vertragsebene beschreibt die für die Dauer der Psychoanalyse verbindlichen formalen Behandlungsbedingungen wie Frequenz, Zeitpunkt der Behandlung, Finanzierung etc.
- Die technischen Regeln umfassen das Angebot zur freien Assoziation … für den Patienten sowie komplementär für den Analytiker die Forderung nach gleichschwebender Aufmerksamkeit.
- Jenseits der formalen und technischen Funktionen besitzt der Rahmen eine symbolische Dimension. Sie beinhaltet den Übergangsraum, die Existenz von Grenzen und eines dritten Objekts u. a. m« (vgl. Müller 2000, S. 594).

Der spezifische Rahmen in der Psychoanalyse ist ein demnach grundlegendes komplexes Mittel der Behandlung und hat vielfältige Bedeutungen und Funktionen. Antwort c ist falsch, weil der Rahmen eben auch eine Form des Dialogs sein kann und je nach Persönlichkeit des Psychoanalytikers unterschiedlich gestaltet sein kann.

9.36 Richtige Antworten: c, d

Durch die gewonnenen Informationen können auslösende Bedingungen konkretisiert werden (c), die der Situationsvariablen des S-O-R-K-C-Schemas zuzuordnen sind (b trifft nicht zu) und entsprechend der horizontalen Verhaltensanalyse dienen (d).
Auf das Erkennen von Beziehungszielen oder -bedürfnissen der Patientin, wie es die Plananalyse vorsieht, zielen diese Fragen nicht ab (a trifft nicht zu).
Kognitionen, bzw. wie die Patientin die entsprechenden Situationen wahrnimmt oder bewertet und welche Gedanken mit der Situation verbunden sind, werden durch diese Frage nicht erfasst (e trifft nicht zu).

9.37 Richtige Antwort: e

In der tiefenpsychologisch fundierten Psychotherapie werden gemäß der Psychotherapierichtlinien aktuell wirksame neurotische Konflikte unter Beachtung von Übertragung, Gegenübertragung und Widerstand und unter Konzentration des therapeutischen Prozesses durch Begrenzung des Behandlungsziels, konfliktzentriertes Vorgehen und Einschränkung regressiver Prozesse behandelt. Antwort e trifft also nicht zu.

Es gibt in der Psychoanalyse sehr unterschiedliche Konzepte zur Gegenübertragung (vgl. Senf u. Broda 2004, S.148ff):

- Die klassische Freudsche Auffassung sieht die Gegenübertragung als einen Widerstand an, der einer fruchtbaren Behandlung im Wege steht (b) und deshalb – durch die Lehranalyse – überwunden werden sollte. Nach diesem Konzept ist die Gegenübertragung eine unbewusste Reaktion des Analytikers auf die Übertragung des Patienten (c), die auch neurotische Anteile des Analytikers enthalten kann.
- Der neuere Ansatz von Heimann (1950) versteht die Gegenübertragung eher als wertvolles Hilfsmittel für die Behandlung (a), dem eine wichtige Kommunikations- und Indikatorfunktion zukommt. Nach dieser Definition umfasst die Gegenübertragung alle Gefühle, die der Analytiker dem Patienten gegenüber empfindet, stellt also nicht nur eine Reaktion auf dessen Übertragung dar. Die Gegenübertragung kann sowohl normale als auch neurotische Anteile haben, aber selbst die neurotischen Reaktionen des Analytikers haben mit Rollenangeboten des Patienten, dessen »Inszenierung im Analytiker« zu tun.
- Der Ansatz von Greenson (1982) versteht die Gegenübertragung als Übertragung des Analytikers (d).

9.38 Richtige Antwort: Komplementäre Gegenübertragung

Racker (1953) unterschied 2 grundsätzliche Formen der Gegenübertragung:

Bei einer komplementären Gegenübertragung identifiziert sich der Analytiker mit dem Objektanteil einer Übertragungsphantasie eines Patienten. Er empfindet in der Interaktion mit dem Patienten z. B. wie die Eltern, der Ehepartner oder der Chef.

Bei einer konkordanten Gegenübertragung identifiziert sich der Analytiker mit dem Selbstanteil einer Übertragungsphantasie des Patienten. Der Analytiker erlebt bei sich das Gefühl, welches der Patient empfindet bzw. früher empfunden hat.

9.39 Richtige Antworten: d, e

Response-Cost, Löschung, Checking und Time-out dienen dem Verhaltensabbau, während Fading und Chaining Methoden zum Aufbau von Verhalten sind.

Bei der Response-Cost-Methode werden zuvor gegebene Verstärker wieder entzogen, wenn das Problemverhalten gezeigt wird.

Löschung meint das Ausbleiben der Verstärker, die das Verhalten aufrechterhalten.

Beim Time-out sollen potenzielle Verstärker für das unerwünschte Verhalten unerreichbar werden, indem Kinder oder Jugendliche unmittelbar nach Auftreten des Problemverhaltens in eine neutrale Umgebung gebracht werden.

Checking entspricht einer graduierten Löschung, da Verstärker, die das Verhalten aufrechterhalten, nicht sofort vollständig entzogen, sondern in ihrer Anzahl systematisch verringert werden (▶ Antwort 4.45). Beim Chaining werden Verhaltensketten eingeübt, die sukzessive durch weitere Glieder verlängert werden. Nur jeweils das letzte Glied der Verhaltenskette wird verstärkt (▶ Antwort 9.28).

Fading entspricht dem graduellen Ausblenden von Hilfsmitteln oder Verstärkern, um die zunehmende Selbstständigkeit des Patienten zu erreichen.

9.40 Richtige Antwort: Widerstand

Der Widerstand in einer Psychotherapie richtet sich gegen das Fortschreiten des therapeutischen Prozesses. Es gibt eine Vielfalt von Formen und Motiven des Widerstands (▶ Antwort 9.11). Der Widerstand ist ein zentrales Konzept der Psychoanalyse, und seine Analyse gehört neben der Übertragungs- und Gegenübertragungsanalyse zu den klassischen psychoanalytischen Vorgehensweisen. Der spezifische Umgang mit dem Widerstand kann je nach schulischer Ausrichtung erheblich differieren.

9.41 Richtige Antwort: Der Organismusvariablen

9.42 Richtige Antworten: a, c, d

Rollenspiele, Verhaltensübungen in vivo und Techniken der kognitiven Umstrukturierung sind zentrale Methoden bei der Behandlung von sozialen Ängsten.

Bei dem Verfahren der verdeckten Sensibilisierung wird das problematische Verhalten (z. B. Rauchen) in der Vorstellung mit aversiven Reizen (z. B. Übelkeit, Husten) gekoppelt mit dem Ziel, die Auftretenswahrscheinlichkeit des problematischen Verhaltens zu verringern. Es dient dem Aufbau einer Vermeidungsreaktion.

Gedankenstopp ist eine Methode zur Verringerung unerwünschter, unangenehmer Gedanken, indem zunächst durch den Therapeuten und später durch den Patienten selbst ein Stimulus dargeboten wird, der den Gedankenfluss unterbricht. Zum Beispiel stellt sich der Patient bei Auftreten der unangenehmen Gedanken das Wort »Stopp« vor oder spricht es laut aus.

9.43 Richtige Antworten: c, d

Das Versäumnis der ersten Stunde nach dem Urlaub kann als ein Widerstandsphänomen angesehen werden. Dieses wird vom Analytiker auf seine unbewussten Vorläufer hin übersetzt (die Kränkung und den dadurch ausgelösten Ärger). In diesem Sinne stellt diese Intervention eine Widerstandsdeutung dar. Im vorliegenden Fallbeispiel lassen sich der Widerstand und die durch diesen abgewehrte Kränkungswut vor dem Hintergrund einer spezifischen Übertragung verstehen (die Patientin fühlt sich vom Analytiker so verlassen wie heute und früher von der Mutter). Der Analytiker verknüpft das gegen-

wärtige Geschehen in der Therapie mit der früheren Erfahrung. Es handelt sich also um eine genetische Übertragungsdeutung.
Zu Klarifizierung und Konfrontation ▶ Antwort 9.25, zur Übernahme von Hilfs-Ich-Funktionen ▶ Antwort 9.7.

9.44 Richtige Antworten: c, e

Die Übertragung stellt eine Manifestation der Regression in einer Beziehung dar, eine Wiederholung infantiler Vorbilder. Übertragungen kommen in allen Beziehungen vor, werden in der Psychoanalyse jedoch besonders beachtet. Infolge der unbewussten Aktualisierung einer früheren Beziehung kommt es zu bestimmten Gefühlen, Phantasien, Einstellungen und Abwehrhaltungen gegenüber dem Therapeuten (vgl. Senf u. Broda 2004, S. 134 ff.).
Dabei muss es sich bei einer Übertragung nicht unbedingt um eine Wiederholung einer früheren Beziehung handeln: Der Patient kann auch eine Seite eines unbewussten Konflikts (Triebimpulse, Über-Ich-Forderungen, Ich-Anteile, Ich-Funktionen) oder Selbstaspekte auf den Analytiker übertragen.

Je nach Strukturniveau des Patienten unterscheidet man:

- Objekthafte Übertragungen auf reifem Strukturniveau, bei denen der Analytiker vom Patienten als abgegrenzt vom eigenen Selbst erlebt wird und es um aggressive oder libidinöse Konflikte geht.
- Narzisstische Übertragungen auf mittlerem Strukturniveau, bei denen der Analytiker vom Patienten als Selbstobjekt wahrgenommen wird und die der Regulierung des Selbstwertgefühls dienen:
  - Idealisierende oder auch Selbstobjekt-Übertragung (der Analytiker wird idealisiert).
  - Spiegelübertragung (der Patient will vom Analytiker gespiegelt, bewundert werden).
- Borderlineübertragungen auf niederem Strukturniveau: Übertragung von Teilobjekten (gut, böse).

Im vorliegenden Fall nimmt die Patientin den Analytiker so selbstsüchtig, gierig und rücksichtslos wie die eigene Mutter wahr (negative Mutter-Übertragung). Doch deutet vieles darauf hin, dass sie auch eigene abgewehrte Triebimpulse auf den Analytiker überträgt (Übertragung von Triebimpulsen) und dass ihre überaus freundliche, bedürfnislose Grundhaltung sowohl eine Abwehr der eigenen Aggression auf die Mutter als auch eine Abwehr der eigenen latenten Identifizierung mit der »egoistischen« Mutter darstellt.
Eine Übertragung von Über-Ich-Aspekten sowie eine idealisierende Übertragung finden in dieser Szene nicht statt. Auch kann die Äußerung der Patientin nicht als Gegenübertragung verstanden werden.

9.45 Richtige Antworten: c, d

Die verdeckte Verstärkung ist wie alle verdeckten Verfahren den kognitiven Methoden zuzuordnen. Entsprechend der Kontinuitäts-

20

annahme nach Homme (1965) sind die Prinzipien der Lerntheorien auch auf kognitive und damit nicht direkt beobachtbare bzw. verdeckte Prozesse anzuwenden.

Bei der verdeckten positiven Verstärkung folgt einem vorgestellten oder tatsächlichen Verhalten eine vorgestellte Verstärkung mit dem Ziel, die Auftretenswahrscheinlichkeit des vorgestellten oder gezeigten Verhaltens zu erhöhen. Die verdeckte Verstärkung dient somit dem Verhaltensaufbau.

9.46 Richtige Antwort: d

Das Vorgehen entspricht der Methode der Stimuluskontrolle. Das Prinzip der Stimuluskontrolle besteht in einer Veränderung derjenigen Reizbedingungen des Verhaltens, die als Auslöser des Verhaltens angesehen werden bzw. das Verhalten entscheidend bestimmen. Der Reiz »Bett« oder »Schlafzimmer« wurde vom Patienten bereits eher mit Wachliegen und Ärger verbunden als mit Ruhe, Schlaf und Entspannung.

Bei dem Verfahren der Symptomverschreibung wird der Patient aufgefordert, das problematische Verhalten zu zeigen, u. a. um auf diese Weise Veränderungsdruck zu verringern und den Abbau des Problemverhaltens zu erreichen. Im geschilderten Fall würde die Therapeutin den Patienten dazu auffordern, auf keinen Fall zu schlafen (a).

Das beschriebene Vorgehen beinhaltet nicht die Analyse und Veränderung bestehender dysfunktionaler Kognitionen (b).

Es soll keine Habituation durch Konfrontation erreicht werden. Tritt das Problemverhalten auf, soll die Situation »Bett« bzw. »Schlafzimmer« verlassen werden (c).

Das Verfahren der Reaktionsumkehr (»habit reversal«) wurde von Azrin und Nunn (1973) entwickelt und dient der Behandlung von nervösen Verhaltensgewohnheiten (z. B. Nägelkauen) und Tics, indem eine mit dem Problemverhalten inkompatible Verhaltensweise eingeübt wird. Zunächst wird durch ein Selbstwahrnehmungstraining das Problemverhalten hinsichtlich früher Anzeichen, Umstände des Auftretens, Häufigkeit und Dauer genau beschrieben. Im Anschluss daran wird eine willentliche motorische Gegenantwort (»competing response«) eingeübt. Beispielsweise kann statt Nägelkauen die Hand zur Faust geballt werden oder bei Zucken der Schultern können die Schultern nach unten gezogen werden. Von besonderer Bedeutung ist das Erkennen früher Anzeichen für das Auftreten der Verhaltensgewohnheit bzw. des Tics, um so frühzeitig und erfolgreich eine alternative Reaktion oder Gegenantwort bewusst einsetzen und einüben zu können (e).

9.47 Richtige Antwort: »prehearsal«

Kanfer et al. (2006), welche die »Selbstmanagementtherapie« entwickelt haben, prägten den Begriff »prehearsal« und verstehen darunter ein aktives, zukunftsorientiertes »Voraus-Üben« in Form von Rollen-spielen, um sich für kommende schwierige Situationen zu wappnen, eine Chronifizierung zu vermeiden oder negative »Überraschungen« zu minimieren.

9.48 Richtige Antwort: Unbedingte Wertschätzung oder Bedingungsfreies Akzeptieren

Die Gesprächstherapie hat drei Therapieprinzipien oder Therapeutenvariablen formuliert, die Voraussetzung dafür sind, dass der Patient in der Psychotherapie seine Inkongruenz zwischen organismischem Erleben und Selbstkonzept reduzieren kann: unbedingte Wertschätzung, einfühlendes Verstehen und Kongruenz (▶ Antwort 9.18).

9.49 Richtige Antworten: b, e

Luborsky (1999) unterscheidet supportive und expressive Behandlungstechniken:

Zu den supportiven Techniken gehören (a.a.O., S. 78 ff.): dem Patienten Unterstützung in seinem Bestreben vermitteln, die Behandlungsziele zu erreichen, ihm ein Gefühl von Verständnis und Akzeptanz vermitteln, Sympathie für ihn entwickeln, seine Stärken und Lebenstüchtigkeit fördern, Zuversicht vermitteln, dass die Behandlungsziele erreichbar sind, auf den Behandlungsfortschritt hinweisen, den Patienten bei bestimmten für ihn schwierigen Themen anregen, seine Gedanken und Gefühle auszudrücken, ein Wir-Bündnis fördern (a), dem Patienten Achtung und Wertschätzung vermitteln (c), die wachsende Fähigkeit des Patienten anerkennen, sich selbst zu beobachten, auf gemeinsame Erfahrungen verweisen (d). Auch das gemeinsame Bemühen um Verständnis kann eine wichtige supportive Bedeutung für den Patienten erhalten, obwohl Luborsky Verstehen zu den expressiven Techniken rechnet.

Expressiv nennt Luborsky Behandlungstechniken, die dem Patienten helfen, »seine Gedanken und Gefühle auszudrücken und über diese mit dem Ziel eines besseren Verständnisses nachzudenken und eine Änderung zu erreichen, wo es notwendig ist« (a.a.O., S. 86). Sie beinhalten das Zuhören und Verstehen (b) sowie das Fokussieren und Herausarbeiten des Zentralen Beziehungskonfliktes (e) durch den Therapeuten. Während supportive Techniken in allen Psychotherapieformen zum Einsatz kommen, stellen expressive Techniken das Kernstück der psychoanalytischen Behandlung dar.

Bei einigen Patienten kann vorwiegend mit expressiven Techniken gearbeitet werden, »da deren implizite supportive Komponente ausreicht« (a.a.O., S. 70). Bei anderen Patienten – Luborsky spricht von »Charakterstörungen und Psychopathien«, heute würde man von frühen Störungen sprechen – sind zusätzliche supportive Techniken notwendig, um die Herstellung eines vertrauensvollen Arbeitsbündnisses zu fördern.

20

9.50 Richtige Antwort: a

Die Control-Mastery Theory (Weiss u. Sampson 1986) ist eine psychodynamische Theorie, die in der veränderten Beziehungserfahrung das wesentliche Moment des Veränderungsprozesses in der Psychotherapie sieht. Sie postuliert, dass der Patient in der Beziehung zum Therapeuten unbewusste pathogene Überzeugungen (z. B. »wenn ich Ärger zeige, zerstöre ich die Beziehung«) testet, um diese zu widerlegen. Darin besteht sozusagen der Sinn der Übertragungsvorgänge. Besteht der Therapeut diese Bewährungsprobe, so kann der Patient neue positive Beziehungserfahrungen machen. Bestätigt der Therapeut dagegen umgekehrt die pathogenen Überzeugungen, drohen Stillstand oder Verschlechterung des Befindens. Dabei wird angenommen, dass diese pathogenen Überzeugungen in der Kindheit vermittelt wurden und der Abwehr von Hilflosigkeit und Sicherung der Beziehung zu den primären Bezugspersonen dienten.

Bei der Mentalisierungsbasierten Psychotherapie (Bateman u. Fonagy 2004) handelt es sich um ein Manual zur Behandlung der Borderlinestörung, das den Fokus der Störung und Behandlung auf die Mentalisierung legt, also die Fähigkeit, mentale Zustände bei sich und anderen wahrnehmen zu können (▶ Antwort 2.42). Die Mentalisierungsfähigkeit ist bei Borderlinepatienten aufgrund anhaltender Traumatisierungen nur unzureichend ausgebildet, was sich in einem inkohärenten Selbstgefühl, instabilen Bindungen und der Neigung zu vorschnellem Handeln zeigt. In dem Manual wird die Entwicklung der Mentalisierungsfähigkeit gezielt gefördert.

Eine Supportive Psychotherapie ist nach Kernberg (1999) bei schweren Persönlichkeitsstörungen indiziert, bei denen man nicht deutend arbeiten kann und keine Umstrukturierung der Persönlichkeit möglich ist, sondern allein eine Verbesserung der Anpassungsfähigkeit. In dem Verfahren werden die pathologischen Interaktionen in der therapeutischen Beziehung mittels Klarifikation und Konfrontation bearbeitet, zur Unterstützung kommen auch Suggestion, Lob und Ermutigung zum Einsatz.

Nicht verwechselt werden sollte die Supportive Psychotherapie mit der von Kernberg entwickelten Transference-Focused Psychotherapy (Clarkin et. al 2001). Dabei handelt es sich um ein psychodynamisches Verfahren zur Behandlung von Patienten mit schweren Persönlichkeitsstörungen, welches wie die klassische Psychoanalyse eine Strukturveränderung der Persönlichkeit anstrebt und dieser auch im Stundenumfang entspricht, dabei jedoch wesentliche Modifikationen des Settings vornimmt: Um die Regression zu begrenzen, findet die Behandlung zweimal wöchentlich im Sitzen statt, um der Tendenz zum Agieren zu begegnen, werden spezielle Behandlungsverträge vereinbart. Wie in der klassischen Psychoanalyse bildet die Arbeit an und in der Übertragung das Kernstück der Behandlung und sind Klärung, Konfrontation und Deutung die zentralen Interventionstechniken. Doch handelt es sich dabei um Deutungen der

Teilobjektübertragungen im Hier und Jetzt, erst später können sich genetische Deutungen anschließen (▶ Antworten 9.7 und 9.25). Interaktionelle Psychotherapie ▶ Antwort 9.7.

9.51 Richtige Antwort: c
Antwort c ist falsch, weil übermäßiges Zweifeln und Vorsicht eher zum Zwangscharakter passen und der hysterische Charakter meist nicht zum Handeln und Entscheiden motiviert werden muss (vgl. Hoffmann 1979, S. 302–304).

9.52 Richtige Antwort: b
Antwort b ist falsch, da eine Regression auf die orale Entwicklungsstufe eher kennzeichnend für die Entstehung des depressiven Charakters ist. Auch beim hysterischen Charakter können orale Fixierungen eine große Rolle spielen. Der Akzent beim Zwangscharakter liegt dagegen auf der Abwehr anal-aggressiver Impulse (Triebabkömmlinge). Da jedes Handeln die Gefahr aggressiver Durchbrüche in sich birgt, kann der Zwangscharakter sich auf seine Handlungsführung nicht verlassen (vgl. a.a.O., S. 249–250).

9.53 Richtige Antwort: a
Bei dem geschilderten Fallbeispiel handelt es sich am ehesten um den Hauptkonflikt Individuation versus Abhängigkeit. Darauf verweist der Leitaffekt, die frühere Angst vor Distanz und Verlassenwerden in ihren letzten Beziehungen und die aktuelle Angst vor Nähe, die vermutlich auch zu ihren Behandlungsabbrüchen geführt hat. Es liegt ein Wechsel vom passiven zum aktiven Modus der Konfliktverarbeitung vor. Individuation versus Abhängigkeit ist von Versorgung versus Autarkie abzugrenzen. Bei Ersterem »geht es um die Frage des Allein-sein-Müssens bzw. Zusammen-sein-Müssens im Sinne einer existenziellen Notwendigkeit« (Arbeitskreis OPD 2006, S. 217), nicht um die Gestaltung von Beziehung im Hinblick auf Versorgungswünsche. Dass diese existenzielle Bedeutung von Beziehung und Bindung gemeint ist, macht auch die verbesserte inhaltliche Abgrenzung gegenüber OPD-1 deutlich: So heißt es in der OPD-2 *Individuation* versus Abhängigkeit statt Autonomie versus Abhängigkeit (▶ Antwort 9.1).

9.54 Richtige Antworten: b, e
Nach Kabat-Zinn (1990) kann Achtsamkeit als besondere Form der Aufmerksamkeitslenkung beschrieben werden. Die Aufmerksamkeit wird absichtsvoll, nicht wertend auf das bewusste Erleben des aktuellen Augenblicks gerichtet. Achtsamkeit meint somit nicht die ausschließliche Aufmerksamkeitslenkung auf den Körper, vielmehr kann die Aufmerksamkeit je nach Achtsamkeitsübung z. B. auch auf Gefühle, den Atem oder auf eine gerade auszuführende Tätigkeit gerichtet sein (a ist somit falsch).
Bei achtsamkeitsbasierten Verfahren werden Übungen zur Achtsamkeit als zentrales Behandlungsprinzip eingesetzt. Es werden

formelle Achtsamkeitsübungen (z. B. Atemmeditation, Gehmeditation, achtsames Yoga) von informellen Achtsamkeitsübungen (die Aufmerksamkeit wird ganz auf alltägliche Routinehandlungen wie z. B. Abspülen gelenkt) unterschieden (b und e sind somit richtig). Achtsamkeitsübungen bestehen darin, die Aufmerksamkeit gezielt und ohne zu bewerten auf das bewusste Erleben des Hier-und-Jetzt zu richten (z. B. eine Tätigkeit wie Essen oder aktuelle Gefühle). Es geht also nicht darum, situationsspezifische Gedanken oder Gefühle zu bewerten (c ist somit falsch).

Achtsamkeit kann nach Heidenreich und Michalak (2009) Bestandteil bei der Behandlung unterschiedlicher psychischer Störungen wie z. B. Depressionen oder Ängsten sein. Auch bei der dialektisch-behavioralen Therapie der Borderlinepersönlichkeitsstörung nach Linehan werden unter anderem Übungen zur Achtsamkeit durchgeführt (d ist somit falsch).

9.55 Richtige Antwort: c

Beim Schema Unterwerfung werden aus Angst vor negativen Reaktionen (z. B. die Wut anderer oder verlassen werden) durch die soziale Umwelt eigene Bedürfnisse oder Emotionen unterdrückt bzw. denen anderer unterworfen. Zentral ist die Überzeugung und Wahrnehmung, die eigenen Bedürfnisse und Gefühle sind für andere nicht von Bedeutung.

Das Schema Abhängigkeit zeichnet sich durch die Überzeugung aus, ohne die Unterstützung anderer alltägliche Lebensanforderungen nicht angemessen bewältigen zu können.

Beim Schema emotionale Entbehrung ist die Überzeugung, dass Bedürfnisse nach emotionaler Unterstützung von anderen Menschen nicht ausreichend erfüllt werden, zentral. Es werden drei Formen der emotionalen Entbehrung unterschieden (Entbehren von Zuwendung, Entbehren von Empathie und Entbehren von Schutz).

Das Schema soziale Isolation beinhaltet die Überzeugung, von der sozialen Umwelt abgeschnitten zu sein, anders als andere Menschen zu sein und/oder nicht Teil einer Gruppe oder Gemeinschaft zu sein. Das Schema Versagen zeichnet sich durch die Überzeugung aus, in der Vergangenheit versagt zu haben, in Leistungssituationen grundsätzlich zu versagen und anderen unterlegen zu sein.

9.56 Richtige Antwort: a

Die Selbsterhaltungstherapie findet bei der Behandlung und Betreuung von Demenzerkrankten und deren Angehörigen Anwendung. Durch bestätigende Kommunikation, Alltagsaktivitäten und eine systematische Beschäftigung mit bedeutsamen Erinnerungen soll das Wissen um die eigene Person gefördert und erhalten werden, um somit die Eigenständigkeit der Betroffenen trotz krankheitsbedingter Verluste von Fertigkeiten und Fähigkeiten zu erhalten. Das Wohlbefinden soll gefördert und das psychische Leiden des Demenzerkrankten wie der Angehörigen verringert werden.

9.57 Richtige Antwort: d

Body-Scan bezeichnet eine Achtsamkeitsübung, bei der die Aufmerksamkeit nacheinander auf die unterschiedlichen Körperteile gerichtet wird. Sämtliche Körperempfindungen sollen nicht wertend wahrgenommen werden.

9.58 Richtige Antwort: Problemlösungstraining

Es handelt sich um ein kognitiv-verhaltenstherapeutisches Verfahren zur Steigerung der Problemlösungsfähigkeit. D`Zurilla und Goldfried (1971) unterscheiden fünf aufeinanderfolgende Schritte. Zunächst wird der Patient darauf orientiert, dass Probleme üblich und lösbar sind. Es folgt eine Problemdefinition sowie die Entwicklung von möglichen Lösungsstrategien, um einen beschriebenen Zielzustand zu erreichen. Nach der Entscheidung für eine bestimmte Problemlösungsstrategie wird diese angewandt und im Hinblick auf die Durchführung und das damit erreichte Ergebnis bewertet. Der gesamte Problemlöseprozess kann mehrmals durchlaufen werden, bis das gewünschte Ziel erreicht wird.

Antworten zu Kapitel 10

Dokumentation und Evaluation psychotherapeutischer
Behandlungsverläufe

Annette Fink

21

10.1 Richtige Antworten: a, b, c

»Der Psychotherapeut ... ist ... verpflichtet, die Behandlungsdaten schriftlich zu dokumentieren.« (genauer ▶ Antwort 10.12).

»Die Dokumentation der Behandlungsdaten ... stellt eine echte vertragsrechtliche Nebenpflicht dar. ... ergibt sich aus dem Interesse des Patienten an weiterer Behandlung durch Dritte und späterer Nachvollziehbarkeit der therapeutischen Maßnahmen.«

»Grundsätzlich sind alle therapierelevanten und therapiebezogenen Informationen zu dokumentieren, hierzu zählen beispielsweise die Anamnese; die Diagnose; sonstige erhebliche Befunde (auch wenn diese von Dritten stammen); therapeutische Anordnungen bzw. Hinweise im Rahmen der therapeutischen Aufklärung; unerwartete Zwischenfälle; Verweigerungen und Beschwerden des Patienten; therapeutische Maßnahmen, deren wesentlicher Verlauf und Ergebnis.« Erfasst werden muss »das medizinisch bzw. psychotherapeutisch Gebotene«.

»Die Verlaufsdokumentation ... als ein unmittelbares therapeutisches Werkzeug ... fördert ... die regelmäßige Reflexion und Selbstkontrolle des Therapeuten und hat mithin unmittelbar therapiegestaltenden Einfluss.«

»Wichtig ist lediglich, dass ein anderer Therapeut die Aufzeichnungen verstehen und nachvollziehen kann.«

»Rechtlich nicht erforderlich ist die Dokumentation der Patientenaufklärung. Aus beweisrechtlichen Gründen ist eine solche Dokumentation jedoch dringend anzuraten.«

»Die Dokumentation sollte grundsätzlich schriftlich erfolgen. Sofern der Psychotherapeut Aufzeichnungen auf Bild- bzw. Tonträger fertigen will, bedarf dies der ausdrücklichen Einwilligung des Patienten.«

»Die Dokumentation sollte zum Ende eines jeden Behandlungsabschnitts vollständig vorliegen.«

(vgl. Behnsen et al. 2000, Nr. 640, auszugsweise S. 1–11)

10.2 Richtige Antworten: b, c, e

In der Psychotherapieforschung wird nach Seligman (1995) zwischen »efficacy studies« und »effectiveness studies« unterschieden:

Bei »efficacy studies« handelt es sich um Studien, welche die Wirksamkeit einer Therapiemethode unter kontrollierten Bedingungen und nach strengen wissenschaftlichen Kriterien ermitteln. Die Studien sind randomisiert, d. h., die Patienten werden zufällig auf die Untersuchungsbedingungen verteilt. Doppel-Blind-Bedingungen sind in der Psychotherapieforschung nicht möglich, da die »Therapeuten« in den Gruppen wissen, welches Verfahren sie anwenden sollen bzw. ob es sich um eine Placebo-Therapie handelt. »Efficacy studies« haben eine hohe interne und eine geringe externe Validität. Dies bedeutet, dass das Untersuchungsergebnis eindeutig aus den Versuchsbedingungen hervorgeht, dass es sich jedoch nur zum geringen Teil auf die

Alltagsrealität einer psychotherapeutischen Praxis verallgemeinern lässt. Eine hohe Abbruchrate verzerrt die Untersuchungsergebnisse und gefährdet dadurch die interne Validität, nicht jedoch die externe Validität, da hohe Abbruchraten auch im therapeutischen Alltag vorkommen.

»Effectiveness studies« untersuchen die Nützlichkeit und Wirksamkeit eines Verfahrens in ihrer Anwendung in der Gesundheitsversorgung. Es findet ein unselegierter Zugang der Klienten zur Studie statt. »Effectiveness studies« haben eine hohe externe oder ökologische und eine geringe interne Validität (vgl. Hiller et al. 2004, S. 386).

10.3 Richtige Antwort: Therapieintegrität

Andere Bezeichnungen dafür sind: »treatment validity«, »Behandlungsintegrität«, »Ausführungsintegrität« (vgl. Hiller et al. 2004, S. 402).

10.4 Richtige Antwort: d

Patientendaten werden grundsätzlich archiviert und müssen in der psychotherapeutischen Praxis mindestens 10 Jahre, in Krankenhäusern dagegen mindestens 30 Jahre zugänglich sein.

10.5 Richtige Antwort: c

Grawes Versuch, allgemeine Wirkprinzipien der Psychotherapie herauszuarbeiten, beabsichtigt, schulenbezogene Grenzen aufzugeben und so die Möglichkeiten des psychotherapeutischen Repertoires freier zu nutzen. In diesem Sinne haben Grawe und Mitarbeiter 4 zentrale Wirkfaktoren postuliert:

- Ressourcenaktivierung (d. h. Anknüpfen an die positiven Möglichkeiten, Eigenarten, Fähigkeiten und Motivationen des Patienten, einschließlich des Beziehungsverhaltens)
- Problemaktualisierung oder »Prinzip der realen Erfahrung« (d. h. Veränderung durch »reales Erleben von Bedeutungsveränderungen im Therapieprozess«)
- Aktive Hilfe zur Problembewältigung (d. h. aktive Unterstützung des Patienten, Probleme besser zu bewältigen)
- Motivationale Klärung (d. h. Klärung der Bedeutungen des Patientenerlebens und -verhaltens im Hinblick auf bewusste und unbewusste Ziele und Werte, Förderung von Einsicht)

Inwieweit ein Zusammenhang zwischen der Dauer einer Psychotherapie und dem therapeutischen Erfolg besteht, ist nach Grawe et al. (1994) bisher nicht eindeutig belegbar. Folglich gehört die Therapiedauer nicht in seine Aufzählung der positiv belegten Wirkfaktoren. Einige Untersuchungen lassen dennoch auf einen Zusammenhang zwischen der Dauer einer Therapie und dem Ergebnis schließen. Nach Howard et al. (1986) lässt sich dieser Zusammenhang mathematisch als negativ beschleunigte Funktion (auch Grenznutzenfunktion genannt) aufzeigen: Die gleiche Zeiteinheit an Psychotherapie führt zwar zu einem späteren Zeitpunkt im Therapieverlauf nicht zu derselben Verbesserung wie zu einem früheren Zeitpunkt, doch bestätigt dieses Modell einen grundsätzlich positiven Zusammenhang zwischen Dauer und Nutzen.

10.6 Richtige Antworten: a, b, c

Luborsky und Mitarbeiter (1985) kommen bei ihren maßgeblichen Untersuchungen zu dem Ergebnis, dass 6 Hauptwirkfaktoren psychodynamischer Therapien besonders gut belegt sind:

– Ausmaß an psychischer Gesundheit
– Qualität der therapeutischen Beziehung
– Formulierung der Übertragungsbeziehung
– Fokussierung dieser Beziehung in den Deutungen des Therapeuten (also ein Erfassen des zentralen Beziehungskonfliktes)
– Zuwachs an Einsicht und Selbstverständnis
– Internalisierung der in der Behandlung erreichten Fortschritte

Miller et al. (1997) haben in einer Zusammenfassung der Befunde psychodynamisch orientierter Psychotherapieforschung gezeigt, dass sich Konzepte der Einsicht, der Übertragung und Gegenübertragung, der Abwehr oder Regression durchaus empirisch erfassen lassen und dass ihr theoretisch postulierter Einfluss auf den Behandlungserfolg nachweisbar ist.

10.7 Richtige Antworten: a, b

Es gibt 2 Ansätze der Qualitätssicherung: externe und interne Qualitätssicherung. Bei der externen Qualitätssicherung sind die Standards und Kriterien von außen vorgegeben und werden von außen überprüft wie z. B. beim Gutachterverfahren in der ambulanten Psychotherapie. Bei der internen Qualitätssicherung dagegen werden alle Maßnahmen innerhalb einer Organisation oder vom Leistungserbringer selbst ergriffen. Dazu gehören im Rahmen der ambulanten Psychotherapie z. B. Supervision, Intervision, Qualitätszirkel, Dokumentation, Fortbildung, Evaluationsstudien, etc.

Außerdem werden 3 Ebenen der Qualitätssicherung unterschieden: Struktur-, Prozess-, Ergebnisqualität. Die Strukturqualität ambulanter Psychotherapie bezieht sich auf Rahmenbedingungen wie z. B. die Qualifikation des Psychotherapeuten, rechtliche Rahmenbedingungen, die Erreichbarkeit der Praxis sowie räumlich-bauliche Standards und Ausstattungsstandards der Praxis. Die Prozessqualität bezieht sich auf die sachgerechte Durchführung der Psychotherapie. Sie wird durch Dokumentation, Intervision, Supervision, Qualitätszirkel und therapeutische Leitlinien erhöht und durch das Gutachterverfahren überprüft. Die Ergebnisqualität bezieht sich auf die Resultate der Psychotherapie, Heilung, Verbesserung oder auch Verschlechterung. Sie wird durch Evaluations- und Katamnesestudien erhöht und überprüft (vgl. Hiller et al. 2004, S. 377–380).

10.8 Richtige Antwort: c

In der ersten Phase der Evaluationsforschung der Erwachsenenpsychotherapie stand die Frage im Vordergrund, ob die Psychotherapie eine wirkungsvolle Therapieform sei. Diese Frage der Effektivität von Psychotherapie kann heute zweifelsfrei positiv beantwortet werden. Im deutschen Sprachraum trug die Studie von Dührssen (1962) wesentlich zur Aufnahme der analytischen Psychotherapie in den Leistungskatalog der Krankenkassen bei. Auch bei Kindern und Jugendlichen steht die Effektivität einer psychotherapeutischen Behandlung und die generelle Wirksamkeit heute nicht mehr zur Diskussion. Antwort c ist falsch, weil subjektive Besserung selbst oft als Evaluationskriterium herangezogen wird.

10.9 Richtige Antworten: c, e

Methoden zur Sicherung und Verbesserung der Prozessqualität ambulanter Psychotherapie sind u. A.: Orientierung an diagnostischen Leitlinien und Therapiemanualen, Therapiedokumentation, fortlaufende Überprüfung der therapeutischen Beziehung und des Therapieprozesses z. B. durch Stundenbögen, Verlaufskontrolle, Supervision, Intervision, die Behandlungsanträge und das Gutachterverfahren. Katamnesestudien dienen dagegen der Sicherung und Verbesserung der Ergebnisqualität. Die Erreichbarkeit der Praxis ist wiederum ein Merkmal der Strukturqualität.

10.10 Richtige Antworten: a, c, d

Viele Psychotherapeuten vereinbaren mit ihrem Patienten einen schriftlichen Suizidpakt, der von diesem unterschrieben wird. Doch hat dieser keine Relevanz hinsichtlich einer Absicherung des Therapeuten, sondern hat eher die Funktion, dem Patienten einen Rahmen zu bieten, an den er sich gebunden fühlt. Zur rechtlichen Absicherung des Therapeuten dient allein die schriftliche Dokumentation des Befundes.

10.11 Richtige Antwort: c

Evaluation sollte in der Psychotherapie als ein Feedback i. S. der Ergebnisbestimmung dienen, aber ebenso zur Bestimmung des therapeutischen Fortschritts während des Behandlungsverlaufs. Sie sollte selbstverständlich als qualitätssichernde Maßnahme in der Psychotherapie etabliert sein und kann in der Forschung zur empirischen Fundierung psychotherapeutischer Methoden angewendet werden.

10.12 Richtige Antworten: a, c, d

Die Dokumentation ist eine Nebenpflicht des Behandlungsvertrages nach § 611 BGB (Dienstvertrag), in dem das Recht des Patienten auf freie Therapeutenwahl sowie die Sorgfalts-, Informations-, Aufklärungs-, Dokumentations- und Schweigepflicht des Therapeuten geregelt werden (a). Eine Verletzung der Dokumentationspflicht verschlechtert die beweisrechtliche Situation des Therapeuten in Zivilprozessen (c). Während der Patient dem Arzt normalerweise einen Behandlungsfehler nachweisen muss, kehrt sich diese Situation bei einer lückenhaften Dokumentation um, und der Arzt muss nachweisen, dass kein Behandlungsfehler vorliegt. Eine Verletzung der Dokumentationspflicht gilt selbst als Behandlungsfehler, aus welchem der Patient aber keinen eigenen Schadensersatzanspruch herleiten kann (b trifft nicht zu) (vgl. Senf u. Broda 2004, S. 702 f.).

Die Dokumentationspflicht ist seit 2/2013 auch im neuen § 630f Absatz 1 BGB gesondert gesetzlich festgeschrieben. Sie wird in den Berufsordnungen der jeweiligen Landespsychotherapeutenkammern geregelt (d) und gilt uneingeschränkt für alle Patientengruppen (e trifft nicht zu).

10.13 Richtige Antworten: a, b, d, e

Eine Intention-to-treat-Analyse ist eine besondere Form einer medizinischen Vergleichsstudie zur Wirksamkeit von Therapiemethoden unter kontrollierten randomisierten Bedingungen (a), bei deren Auswertung alle Patienten berücksichtigt werden, welche die Studie begonnen haben, also alle Abbrecher nachuntersucht werden (d). Dadurch sind die Erfolgsquoten und die Effektstärken deutlich niedriger als in Studien, bei denen Abbrecher nicht mit ausgewertet werden (c und f sind falsch). Die externe Validität ist dagegen höher als in anderen kontrollierten randomisierten Studien, da ein solches Vorgehen näher an den Alltagsbedingungen ist (e). Aufgrund der hohen Forschungskosten und der deutlich schlechteren Erfolgsquoten finden sich Intention-to-treat-Analysen in der Psychotherapieforschung eher selten. Bei Intention-to-treat-Analysen handelt es sich wie bei anderen Wirksamkeitsstudien um Langzeitstudien (b).

10.14 Richtige Antworten: d, e

Bei der Effektstärke handelt es sich um einen statistischen Kennwert, der sich in Meta-Analysen von psychotherapeutischen Wirksamkeitsstudien durchgesetzt hat, um Studien vergleichen zu können, in denen unterschiedliche Therapiemethoden, Fragestellungen, Mess- und Auswertungsverfahren zur Anwendung gekommen sind (e).

Aus der Definition der Effektstärke [$ES = (Me - Mk) / Sk$: Mittelwertdifferenz zwischen Experimental- und Kontrollgruppe geteilt durch die Standardabweichung der Kontrollgruppe] ergibt sich folgerichtig, dass Effektstärken in Studien mit homogenen Stichproben besonders hoch, in Studien mit heterogenen Stichproben jedoch besonders niedrig sind (a trifft nicht zu). Da sich unter Alltagsbedingungen realistischerweise eher heterogene Stichproben finden, sind Effektstärken in solchen Studien eher niedrig (c trifft nicht zu), in kontrollierten Therapiestudien mit selegierten Patienten dagegen eher hoch (d).

Als gering gelten Effektstärken von 0.2, als mittel Effektstärken von 0.5, als hoch Effektstärken ab 0.8–1.0. Eine Effektstärke von 1 bedeutet dabei, dass es ca. 85 % der Patienten nach der Behandlung besser geht als dem Durchschnitt der Patienten vor der Behandlung (b trifft nicht zu) (vgl. Hiller et al. 2004, S. 403).

10.15 Richtige Antwort: a

Die Kieler Änderungssensitive Symptomliste (KASSL) von Zielke (1979) erfasst auf 7 Skalen Kontakt-, Verhaltens-, Konzentrations- und Leistungsstörungen, Symptombelastung, Berufsschwierigkeiten sowie Sensitivität und Insensitivität. Sie ist nicht zur direkten Verlaufsdiagnostik geeignet, kann aber zur indirekten Verlaufsdiagnostik eingesetzt werden, wenn Werte aus einer zweiten Untersuchung vorliegen.

Alle anderen genannten Verfahren lassen sich zur direkten Veränderungsmessung einsetzen.

Der Veränderungsfragebogen des Erlebens und Verhaltens (VEV) von Zielke und Kopf-Mehnert (1978) schätzt für 42 Erlebens- und Verhaltensweisen die Veränderung durch die Therapie direkt ein.

Der Fragebogen zu erlebten gesundheitlichen Veränderungen (FGV) von Krampen und Delius (1981) wurde für die direkte Veränderungsmessung bei stationären Patienten mit somatischen Erkrankungen sowie psychischen und somatoformen Störungen entwickelt.

Der Veränderungsfragebogen für Lebensbereiche (VLB) von Grawe et al. (1990) erfasst Veränderungen hinsichtlich der Beziehungen zur Familie, zu anderen engen Bezugspersonen und Kontakten allgemein sowie hinsichtlich Beruf, Freizeit, Therapie, allgemeiner Stimmungslage und Zukunftserwartungen.

Der Veränderungsprozessbogen (VPB) ebenfalls von Grawe (1982) erfasst Veränderungen der letzten drei, vier Tage hinsichtlich allgemeiner Zufriedenheit sowie hinsichtlich der Gefühle, des Verhaltens und der Einsicht in den Lebensbereichen Familie, sonstige Beziehungen, Beruf, Freizeit und Therapie.

10.16 Richtige Antwort: Ergebnisevaluation oder summative Evaluation

Die Ergebnisevaluation erfasst Effekte und Wirksamkeit therapeutischer Interventionen am Ende einer Therapie. Die Verlaufsevaluation oder formative Evaluation untersucht dagegen die Entwicklung der Veränderungen im Verlauf der Therapie. Sie hat daher immer auch eine therapiesteuernde Funktion.

10.17 Richtige Antwort: Publikationsbias

Metaanalysen, die auf solchen Studien basieren, tendieren dazu, die Therapieeffekte zu überschätzen (vgl. Bortz u. Döring 2006, S. 697 f.).

10.18 Richtige Antwort: e

Die Effektstärke berechnet sich als Mittelwert der Interventionsgruppe minus Mittelwert der Kontrollgruppe geteilt durch die gepoolte Standardabweichung beider Gruppen: $(m1 - m2) : s = E$. Wenn die Mittelwerte beider Gruppen durchschnittlich um eine Standardabweichung

21

differieren (also m1 – m2 = s), beträgt die Effektstärke 1 (s : s = 1). Differieren die Mittelwerte beider Gruppen um durchschnittlich zwei Standardabweichungen (m1 – m2 = 2s), so beträgt die Effektstärke 2 (2s : s = 2), etc.

10.19 Richtige Antwort: b

Die interne Validität bezieht sich auf die Eindeutigkeit der in einer Untersuchung gewonnenen Ergebnisse, die externe Validität auf deren Generalisierbarkeit.

Während sich interne und externe Validität auf ein Untersuchungsdesign beziehen, kennzeichnen die anderen aufgeführten Formen von Validität die Gültigkeit eines Testverfahrens, also, ob dieses wirklich das misst, was es zu messen vorgibt. Dabei stellt Validität eines der drei Haupt-Testgütekriterien dar (▶ Antwort 3.18).

Wiederum unterscheidet man drei Hauptarten der Validität von Testverfahren (nach Bortz u. Döring 2006, S. 200–201):

— Inhalts- oder auch Augenscheinvalidität: Diese Form der Validität ist gegeben, wenn Testitem oder Testverhalten das Merkmal so direkt repräsentieren, dass Beeinträchtigungen der Validität »augenscheinlich« sind (z. B. Stenographietest).

— Kriteriumsvalidität: Die Validität bemisst sich nach Übereinstimmung mit einem manifesten Kriterium, welches entweder gleichzeitig (konkurrente Validität) oder später (prognostische Validität) erhoben wird oder welches in unterschiedlichen Populationen unterschiedlich ausfallen kann (differenzielle Validität).

— Konstruktvalidität: Die Validität bemisst sich danach, ob aus dem zu messenden Konstrukt Hypothesen abgeleitet werden können, die sich mittels der Testwerte bestätigen lassen.

Antworten zu Kapitel 11

Berufsethik und Berufsrecht, medizinische und psychosoziale Versorgungssysteme, Organisationsstrukturen des Arbeitsfeldes, Kooperation mit Ärzten und anderen Berufsgruppen

Annette Fink

22

11.1 Richtige Antwort: d

Die ärztliche Schweigepflicht umfasst auch die Tatsache, dass jemand einen Arzt konsultiert hat. Deshalb würden Sie im beschriebenen Fall gegen Schweigepflicht und Datenschutzgesetze verstoßen (d).

Die Schweigepflicht ist auch gegenüber anderen Ärzten zu beachten, deshalb sollten Sie sich vor einer Rücksprache mit anderen Behandlern eine Schweigepflichtentbindung des Patienten geben lassen (a).

Prinzipiell können Sie Patientendaten aufgrund des § 276 Abs. 2 SGB V an den Medizinischen Dienst übermitteln, ohne gegen Schweigepflicht oder Datenschutzgesetze zu verstoßen. Allerdings muss es sich um Daten handeln, die für den Medizinischen Dienst zur Erfüllung seiner ihm vom Gesetz zugewiesenen Aufgaben erforderlich sind. Beides muss der Medizinische Dienst also Ihnen gegenüber begründen. Er kann nicht einfach irgendwelche Unterlagen aus irgendwelchen Gründen anfordern. Dabei sollte er sich der vertraglich vorgesehenen Formulare bedienen, um Missverständnisse und Rückfragen zu vermeiden (b).

Eine Offenbarungspflicht des Arztes und Psychotherapeuten besteht nach dem Infektionsschutzgesetz, das am 01.01.2001 in Kraft getreten ist und das Bundesseuchengesetz abgelöst hat. Danach ist der Arzt zu einer namentlichen Meldung bei Krankheitsverdacht, Erkrankung und Tod u. a. an Cholera, Diphtherie, akuter Virushepatitis, Masern, Meningokokken-Meningitis, Milzbrand, Poliomyelitis, Pest, Tollwut, Typhus (seit 2013 auch Mumps, Röteln) sowie bei Erkrankung und Tod an behandlungsbedürftiger Tuberkulose verpflichtet. Eine unterlassene Meldung kann als Ordnungswidrigkeit mit einer Geldbuße bis zu 25.000 € geahndet werden. Die Meldepflicht für den Psychotherapeuten besteht nur, wenn kein Arzt hinzugezogen wurde (c).

Wenn ein Patient wegen Medikamenteneinnahme sich und andere im Straßenverkehr gefährdet, dürfen Sie nach dem sog. rechtfertigenden Notstand (§ 34 StGB) die ärztliche Schweigepflicht zum Schutz eines höheren Rechtsgutes brechen und sich mit einer Meldung an die Straßenverkehrsbehörde wenden (e) (vgl. Hiller et al. 2004, S. 416 f., S. 453 f.).

11.2 Richtige Antworten: b, e

Es ist wichtig zu klären, ob Fremdgefährdung auch für den Therapeuten besteht. Dabei sollte sich der Therapeut der eigenen Grenzen bewusst sein und für sich die Entscheidung treffen, ob z. B. gewalttätiges Verhalten bearbeitet werden kann. Das therapeutische Handeln sollte transparent gemacht werden (unter welchen Bedingungen wird z. B. die Therapie weitergeführt, klare Grenzen setzen, Vereinbarungen treffen). Dann sollten problematisches Verhalten angesprochen, die Funktionen und Konsequenzen des Verhaltens herausgearbeitet und alternative Problemlösemöglichkeiten besprochen werden. Zuvor muss geklärt werden, ob ein Therapieauftrag bzgl. des problematischen Verhaltens besteht.

Bei geplanten schweren Straftaten wie Mord, Totschlag, Völkermord, erpresserischem Menschenraub, Geiselnahme sowie Angriff auf den Luft- und Seeverkehr durch eine terroristische Vereinigung hat der Psychotherapeut in jedem Falle die Pflicht, die staatlichen Behörden einzuschalten und Anzeige zu erstatten. Die Nichtanzeige wird gemäß § 138 StGB bestraft. Bei anderen geplanten schweren Straftaten wie Vorbereitung eines Angriffskrieges, Hoch- und Landesverrat, Geld- und Wertpapierfälschung, Raub, räuberischer Erpressung und gemeinschaftlicher Brandstiftung besteht auch Anzeigepflicht, doch ist eine Nichtanzeige straffrei, wenn der Psychotherapeut sich ernsthaft bemüht hat, die Straftat abzuwenden (§ 139 StGB).

Bei anderen geplanten Straftaten hat der Psychotherapeut nach § 34 StGB (rechtfertigender Notstand) eine sog. Offenbarungsbefugnis, nach sorgfältiger Güterabwägung ggf. die Schweigepflicht zu brechen, um Gefahr für Leib und Leben anderer abzuwenden. Dies gilt auch für begangene Straftaten, wenn es sich um schwerste Taten gegen Leben, Gesundheit, Freiheit oder die innere und äußere staatliche Sicherheit handelt oder wenn Wiederholungsgefahr (z. B. bei einem sexuellen Missbrauch) besteht.

11.3 Richtige Antwort: d

Grundsätzlich hat der Patient ein Recht auf Einsicht in die Krankenunterlagen (a ist falsch). Unumstritten ist dies bei körperlichen Befunden, objektiven Testdaten, Medikation, Behandlungsergebnissen und Indikationsentscheidungen. Als vom Einsichtsrecht ausgenommen galten bei psychiatrischer oder psychotherapeutischer Behandlung immer schriftliche Aufzeichnungen des Psychiaters oder Therapeuten, soweit sie seine subjektiven Eindrücke oder Wertungen wiedergeben oder die Interessen Dritter berühren oder die Gefahr besteht, dass die Kenntnis des Inhaltes der Aufzeichnungen dem Patienten unter therapeutischen Gesichtspunkten schaden könnte (c ist falsch). Doch zeigt sich in der Rechtssprechung der letzten Jahre eine generelle Tendenz, das Persönlichkeitsrecht stärker zu gewichten und damit auch das Selbstbestimmungsrecht des Patienten, Einsicht in seine Behandlungsdokumentation zu bekommen (b ist daher auch falsch). So erhielt ein Patient im Maßregelvollzug nach einem Urteil des Bundesverfassungsgerichts vom 09.01.2006 Akteneinsicht auch in die persönlichen Aufzeichnungen seines Psychotherapeuten. Dieses Urteil ist zunächst auf Behandlungen im Maßregelvollzug beschränkt, da hier die Persönlichkeitsrechte des Patienten wie freie Therapeutenwahl ohnehin stark eingeschränkt sind. Doch scheint es richtungsweisend für die Anwendung in der ambulanten Psychotherapie, wie sich im Patientenrechtegesetz von 2/2013 zeigt. Es empfiehlt sich daher eine Trennung von objektiver Verlaufsdokumentation und zurückhaltend gestalteten persönlichen Aufzeichnungen (Rasehorn 2007). Antwort d ist richtig, da das Einsichtsrecht des Patienten nach dem neuen Recht nur aus erheblichen therapeutischen Gründen oder zum Schutz erheblicher Rechte Dritter eingeschränkt werden kann.

Nach dem Tod des Patienten verstößt die Erteilung von Auskünften an Erben, Angehörige oder Dritte oder die Herausgabe von Krankenunterlagen Verstorbener gegen die ärztliche Schweigepflicht (e ist falsch), es sei denn, der Arzt kommt zu dem Ergebnis, dass die Offenbarung des Patientengeheimnisses im sog. mutmaßlichen Interesse des Verstorbenen ist (f ist falsch). Die Entscheidung darüber liegt in jedem Fall bei dem Arzt, der hierbei als Sachwalter der Interessen des verstorbenen Patienten zu sehen ist. Der Arzt muss sich immer fragen, ob der Patient, wäre er noch am Leben, seine Einwilligung zur Offenbarung geben würde. Auch im Falle einer Einwilligung zur Offenbarung verbleiben die Krankenakten im Besitz des Arztes (vgl. Senf u. Broda 2004, S. 703).

11.4 Richtige Antwort: b

Die Interessen Dritter können im Einzelfall durchaus Vorrang haben gegenüber den Entwicklungsmöglichkeiten des individuellen Patienten, gelegentlich auch gegenüber seinem Recht auf Selbstbestimmung. Dann tritt das Prinzip der Autonomie hinter das Prinzip der Nichtschädigung zurück. In einer Ausnahmesituation wie der vorliegenden, nicht zuletzt weil auch Kinder mitbetroffen sind, kann es geboten sein, zunächst Zeit zu gewinnen, um den Mann in den Lösungsprozess mit einzubeziehen.

Da es vielfältige Gründe für Ambivalenzen und Ambitendenzen gibt, sollte der Therapeut zunächst bemüht sein, die Hintergründe aufzudecken und zu verstehen.

Nur wenn der Therapeut sich Zeit nimmt, den Kontext und die Wünsche und Motive des Patienten zu verstehen, ist er zu angemessenen Interventionen in der Lage (▶ Antwort 11.7).

11.5 Richtige Antwort: d

Ärzte und Psychotherapeuten unterliegen einer Schweigepflicht. Dieser Verpflichtung geben verschiedenste Rechtsnormen Ausdruck. Darüber hinaus stellt die Schweigepflicht der Psychotherapeuten und Ärzte einen berufsethischen Grundsatz dar.

Eine Schweigepflichtverletzung liegt dann nicht vor, wenn eine gesetzliche Offenbarungspflicht (z. B. nach dem Infektionsschutzgesetz) oder eine Offenbarungsbefugnis nach dem Güterabwägungsprinzip im Rahmen des rechtfertigenden Notstandes besteht, d. h. zum Schutz eines höherrangigen Rechtsgutes (▶ Antworten 11.1, 11.2). Bei körperlicher und/oder seelischer Misshandlung sowie sexuellem Missbrauch tritt dieser Fall ein.

Alle anderen hier aufgeführten Sachverhalte rechtfertigen nicht die Aufhebung der Verschwiegenheitsverpflichtung seitens des Psychotherapeuten.

11.6 Richtige Antworten: a, b, e

Als die Psychotherapie 1967 in die kassenärztliche Versorgung aufgenommen wurde, wurde in den Psychotherapierichtlinien festgelegt, welche psychotherapeutische Behandlung unter welchen Bedingungen von den Kassen zu finanzieren sei. Man orientierte sich dabei an der Reichsversicherungsordnung, die das Vorliegen einer Erkrankung, in diesem Fall einer seelischen, voraussetzte. Auch alle nachfolgenden Änderungen berührten diesen Punkt nicht. Explizit ausgeschlossen wurden Maßnahmen, die nicht der Behandlung seelischer Erkrankungen dienen, sondern z. B. der Beratung bei Berufs-, Erziehungs- oder Beziehungsstörungen. Die Beratungs- und Erörterungstätigkeit des Therapeuten gilt hier nicht als Behandlung seelischer Krankheit, sodass Paarberatung keine Psychotherapie nach den Richtlinien ist.

Die Psychoanalyse wurde im gleichen Sinne ausschließlich zur Behandlung aktueller, später auch chronifizierter seelischer Krankheiten aufgenommen und wurde so zur analytischen Psychotherapie. Von Beginn an waren psychodynamische Behandlungsverfahren mit niedrigerer Frequenz und anderem Setting als die analytische Therapie als tiefenpsychologisch fundierte Psychotherapie in die Richtlinien aufgenommen. Zu diesen Verfahren gehört explizit die Fokaltherapie, und zwar sowohl als Kurzzeittherapie (bis 25 h) als auch als Langzeittherapie von 30 h und mehr.

1987 wurde die Verhaltenstherapie Bestandteil der Richtlinien, da ein umfassendes Theoriensystem der Krankheitsentstehung und die spezifische Wirksamkeit ihrer Behandlungsmethoden dargelegt werden konnten.

Voraussetzung für die Zulassung als Richtlinienverfahren war die Anerkennung der wissenschaftlichen Begründetheit eines Verfahrens, die vom wissenschaftlichen Beirat (▶ Antwort 11.19) festgestellt wurde. Das Psychodrama wurde bisher nicht als eigenständiges wissenschaftliches Behandlungsverfahren anerkannt und noch nicht in die Richtlinien aufgenommen.

11.7 Richtige Antwort: d

Von Beauchamp und Childress (1989) wurden 4 Prinzipien der Medizinethik formuliert: Nichtschädigung, Autonomie, Fürsorge und Gleichheit.

Das Prinzip der Nichtschädigung verbietet jede physische (z. B. durch einen sexuellen Missbrauch) oder psychische (z. B. durch übermäßige Pathologisierung) Schädigung des Patienten oder Dritter (z. B. durch therapieinduzierte Beziehungsabbrüche, Schuldzuweisungen an Eltern, Partner) durch die Behandlung.

Das Prinzip der Autonomie verlangt, die Wünsche, Ziele und Lebenspläne des Patienten zu respektieren. Um diesem Prinzip gerecht zu werden, muss der Patient z. B. vor Aufnahme einer Psychotherapie über die Methoden, Prognosen und Gefahren des Behandlungsverfahrens aufgeklärt werden (»informed consens«). Das Prinzip der Autonomie wird durch die Prinzipien der Nichtschädigung und Fürsorge eingeschränkt.

Das Prinzip der Fürsorge verlangt, mögliche Schäden zu verhindern und eingetretene Schäden sowie insgesamt die Situation und

Gesundheit des Patienten zu verbessern. Dies impliziert die Abschätzung der eigenen Möglichkeiten und Grenzen und eine aktive Verantwortung des Therapeuten für das Voranschreiten des psychotherapeutischen Prozesses. Das Prinzip der Fürsorge wird durch das Prinzip der Autonomie eingeschränkt und verlangt ggf. eine Verletzung des Prinzips der Nichtschädigung, wenn der Patient durch die Behandlung vorübergehend Gefahren (z. B. durch eine Operation) ausgesetzt ist.

Das Prinzip der Gleichheit verlangt, dass ähnliche Fälle formal gleich bewertet und behandelt werden ohne Ansehen ihres sozialen Status, ihrer Kassenzugehörigkeit, Nationalität, sexuellen Orientierung etc. (vgl. Senf u. Broda 2004, S. 711–716).

11.8 Richtige Antworten: a, b

Das Psychotherapeutengesetz regelt (mit Verweisen auch auf das Sozialgesetzbuch) wesentliche Tätigkeitsmerkmale der psychologischen Psychotherapeutin/des psychologischen Psychotherapeuten. Wesentliche Grundlagen für wirksame psychotherapeutische Behandlungen sind die Schweigepflicht und das Zeugnisverweigerungsrecht vor Gericht. Der Titelschutz dient der wirtschaftlichen Sicherung und dem Verbraucherschutz. Die Diplomordnungen regeln lediglich das Studium der Psychologie und dessen Abschluss an Universitäten, das Heilpraktikergesetz regelt die Tätigkeit des Heilpraktikers.

11.9 Richtige Antwort: a

Bei der Behandlung eines Privatpatienten ist der Patient direkter Vertragspartner von Ihnen, nicht wie bei der gesetzlichen Krankenkasse (GKV) Vertragspartner der Krankenkasse; während Sie bei der GKV über die Kassenärztliche Vereinigung (KV) Vertragspartner der Krankenkasse sind. Es ist zwar üblich, dass die privaten Krankenversicherungen (PKV) eine pauschale Entbindung von der Schweigepflicht vom Versicherten verlangen, diese ist jedoch nach rechtlichen Gesichtspunkten ungültig. Da Sie nicht Vertragspartner der PKV sind und daher für Sie keine gesetzliche Verpflichtung besteht, Anfragen von privaten Versicherungen zu beantworten, müssen Sie bei jeder Anfrage, und sei sie noch so lapidar, den Patienten in dieser Angelegenheit um eine Entbindung von der Schweigepflicht bitten. Eine pauschale Entbindung von der Schweigepflicht gibt es nicht.

11.10 Richtige Antworten: a, c

Sexuelle Handlungen zwischen Therapeut und Patient sind nicht nur unethisch, sondern stellen einen groben Behandlungsfehler dar, aus dem sich straf- und zivilrechtliche Konsequenzen ergeben können. So wird nach § 174c Strafgesetzbuch (StGB) sexueller Missbrauch »unter Ausnutzung eines Beratungs-, Behandlungs- oder Betreuungsverhältnisses« seit 1998 mit bis zu 5 Jahren Freiheitsentzug bestraft.

Sexuelle Empfindungen, Phantasien und gespürte Impulse sind jedoch nicht zu vermeiden. Vielmehr sollten sie wahrgenommen und reflektiert werden können (z. B. in der Supervision), um damit jenes Verhalten zu vermeiden, welches am Aufbau oder an der Auslösung solcher Intimitäten beteiligt ist. Gerade das Verdrängen oder Leugnen sexueller Empfindungen, die jeder Therapeut haben kann, führt eher zu einem Fehlverhalten oder zu mangelnder Kontrolle.

11.11 Richtige Antwort: e

Es gibt keine grundsätzliche Befugnis zum Offenlegen von Patientendaten, sondern nur gesetzlich streng festgelegte Ausnahmen (z. B. bei meldepflichtigen Krankheiten; Meldepflicht bei geplanten schweren Straftaten wie Mord, Totschlag, Geiselnahme nach § 138 StGB; Allgemeine Notstandslage nach § 34 StGB usw.) (▶ Antworten 11.1, 11.2).

11.12 Richtige Antwort: c

Die Altersrente gehört nicht zu den Leistungen der Unfallversicherung, auch wenn eine Unfallrente lebenslang gezahlt und auf Renten der gesetzlichen Rentenversicherung angerechnet werden kann.

Die gesetzliche Unfallversicherung ist nach dem Sozialgesetzbuch (SGB VII) zuständig für die Prävention von Arbeitsunfällen, Berufskrankheiten und arbeitsbedingten Gesundheitsgefahren. Im Falle eines Arbeitsunfalls oder einer Berufsunfähigkeit erbringt sie medizinische, berufliche und soziale Leistungen zur Rehabilitation und zahlt ggf. Verletztengeld, Unfallrente (bei zeitweiliger oder dauerhafter Erwerbsminderung um 20 %), Pflegegeld, Sterbegeld und Hinterbliebenenrente.

Neben Arbeitnehmern und Auszubildenden sind auch Kinder in Kindertageseinrichtungen und Schulen, Studenten, Landwirte, Zivil- und Katastrophenschutzhelfer gesetzlich unfallversichert.

11.13 Richtige Antwort: e

Bei der Unterbringung psychisch Kranker in eine psychiatrische Einrichtung gegen ihren Willen wird zwischen der »fürsorglichen« Unterbringung nach dem Zivilrecht und der öffentlich-rechtlichen Unterbringung wegen einer Gefährdung der öffentlichen Sicherheit unterschieden. Das Unterbringungsverfahren beim Vormundschaftsgericht ist in beiden Fällen jedoch identisch.

Die zivilrechtliche Unterbringung Volljähriger erfolgt nach § 1906 BGB im Rahmen einer gerichtlich angeordneten Betreuung aufgrund der Aufenthaltsbestimmungsbefugnis des Betreuers. Anlass für eine zivilrechtliche Unterbringung kann neben akuter Selbstgefährdung des Betreuten auch die Notwendigkeit einer ärztlichen Untersuchung, Behandlung oder eines Eingriffes sein, bei deren Unterlassung eine gewichtige gesundheitliche Schädigung des Betreuten droht, die ohne seine Unterbringung nicht durchgeführt werden kann und deren Notwendigkeit der Betreute aufgrund einer psychischen Krankheit, geistigen oder seelischen Behinderung nicht erkennen kann (e).

Die Unterbringung eines Betreuten gegen seinen Willen durch den Betreuer ist jedoch nur mit Genehmigung des Vormundschaftsgerichts zulässig. Kann diese nicht vor der Unterbringung eingeholt werden, da mit dem Aufschub Gefahr verbunden ist, muss sie sofort nachgeholt werden (a trifft nicht zu).

Die öffentlich-rechtliche Unterbringung nicht betreuter Personen und betreuter Personen, bei denen Fremdgefährdung besteht, erfolgt nach den Landesgesetzen für die Unterbringung psychisch Kranker (PsychKG). Sie ist nur bei Selbst- und Fremdgefährdung psychisch Kranker zulässig. Im Regelfall unterrichtet ein Arzt die dafür zuständige Verwaltungsbehörde, dass der betroffene Patient psychisch krank und unterbringungsbedürftig ist, welche beim Gericht einen Antrag auf Unterbringung stellt. Bei der sofortigen Unterbringung empfiehlt ein Arzt der Polizei die Einweisung, welche dann die zwangsweise Unterbringung in eine psychiatrische Einrichtung anordnet. Der Arzt darf die zwangsweise Unterbringung in eine psychiatrische Einrichtung nicht selbst anordnen (b trifft nicht zu). Der richterliche Beschluss muss – je nach Landesgesetz – innerhalb einer bestimmten Frist (z. B. 24 h) eingeholt werden, d. h. auch bei Fremdgefährdung muss der Beschluss nicht schon vor der Unterbringung vorliegen (d trifft nicht zu).

Die zivilrechtliche Unterbringung eines Kindes durch seine Eltern ist nur mit Genehmigung des Familiengerichts zulässig (§ 1631b BGB). Kann diese nicht vor der Unterbringung eingeholt werden, da mit dem Aufschub Gefahr verbunden ist, muss sie sofort nachgeholt werden (c trifft nicht zu).

Nach Einweisungsempfehlung des Arztes beim Familiengericht beantragen die Eltern die Unterbringung. Es kann jedoch auch eine Unterbringung des Kindes notwendig sein, ohne dass die Eltern einverstanden sind. Dann ordnet das Gericht die Unterbringung an oder entzieht den Eltern das Aufenthaltsbestimmungsrecht und setzt einen Pfleger ein, der eine Einweisung beantragt. Die zivilrechtliche Unterbringung eines Kindes orientiert sich am sog. Kindeswohl, während für die öffentlich-rechtliche Unterbringung eines Kindes dieselben Bestimmungen gelten wie bei Erwachsenen (vgl. Möller et al. 2005, S. 561–566).

11.14 Richtige Antworten: a, c, d

In allen drei Fällen kommt es zu einem Konflikt zwischen dem ethischen Prinzip der Autonomie, die Wünsche, Ziele und Lebenspläne des Patienten zu respektieren, und dem der Fürsorge, mögliche Schäden zu verhindern bzw. eingetretene zu lindern und die Situation des Patienten zu verbessern.

So würde es bei Beispiel c zu keiner Veränderung und zu keinem Voranschreiten des therapeutischen Prozesses kommen, wenn der Therapeut mit der jungen Frau nur ihre Beziehungsprobleme bearbeiten würde, während sich gleichzeitig ihre wirtschaftliche Situation immer mehr verschlechtert, was wiederum zu einer weiteren Verschärfung der Abhängigkeits- und Beziehungsproblematik führen würde.

Auch in Beispiel d muss das Prinzip der Autonomie gegenüber dem der Fürsorge zurücktreten.

In Beispiel a muss das Prinzip der Autonomie in erster Linie gegenüber dem Prinzip der Nichtschädigung Dritter zurücktreten. Doch kommt es auch zum Konflikt mit dem Fürsorgeprinzip. So ist dem jungen Mann nicht wirklich geholfen, solange seine Pädophilie nicht behandelt wird, die zu einem starken Leidensdruck führt und/oder in kriminelle Handlungen mündet.

Bei der Patientin mit einem Hirntumor steht der Arzt in einem Konflikt zwischen dem ethischen Prinzip der Nichtschädigung und dem ethischen Prinzip der Fürsorge, welches zum Zwecke der Heilung einen Eingriff erfordert, der zu einer weiteren Schädigung der Patientin führen könnte (b).

Im letzten Fall (e) wird kein ethischer Konflikt beschrieben. Vielmehr handelt es sich offenbar um eine negative Mutterübertragung des Patienten. Möglich ist allerdings auch, dass die Therapeutin tatsächlich eine komplementäre Gegenübertragungsreaktion zeigt und den jungen Mann ebenfalls pathologisiert und klein macht, anstatt seine Autonomiestrebungen auch in der therapeutischen Beziehung zu fördern. In diesem Falle würde sie gegen das ethische Prinzip der Nichtschädigung verstoßen, das u. a. auch eine übermäßige Pathologisierung des Patienten verbietet, sowie gegen das Prinzip der Autonomie, die Wünsche, Ziele und Lebenspläne des Patienten hinsichtlich einer Verselbstständigung zu respektieren (▶ Antwort 11.7).

11.15 Richtige Antworten: a, d, f

Die Psychotherapierichtlinien wurden zur Sicherung einer ausreichenden, zweckmäßigen und wirtschaftlichen Psychotherapie als Kassenleistung entwickelt. Sie enthalten Bestimmungen zu den im Rahmen der kassenärztlichen Versorgung zugelassenen psychotherapeutischen Verfahren, den Anwendungsformen, den Indikationen zur Anwendung von Psychotherapie als Kassenverfahren, zum Leistungsumfang der Psychotherapie sowie zum Konsiliar-, Antrags- und Gutachterverfahren.

Eine Indikation zur Anwendung von Psychotherapie als Leistung der gesetzlichen Krankenversicherung besteht für psychoneurotische, vegetativ-funktionelle und psychosomatische Störungen sowie im Rahmen der medizinischen Rehabilitation bei einer seelischen Behinderung, die u. a. Folge einer Abhängigkeitserkrankung oder einer psychotischen Erkrankung sein kann.

Das Katathyme Bilderleben ist kein eigenständiges Psychotherapieverfahren i. S. der Richtlinien, sondern kann nur im Rahmen einer tiefenpsychologisch fundierten Psychotherapie angewendet werden (vgl. Hiller et al. 2004, S. 445 f.).

11.16 Richtige Antwort: d

Kinder sind nach § 19 StGB schuldunfähig, wenn sie zum Zeitpunkt der Straftat das 14. Lebensjahr noch nicht vollendet haben.

Die strafrechtliche Verantwortung von Jugendlichen ab dem vollendeten 14. Lebensjahr hängt von ihrem sittlichen und geistigen Reifegrad ab. Bei Jugendlichen ist daher nicht wie bei Erwachsenen eine Schuldunfähigkeit nachzuweisen, sondern es muss in jedem Falle die sog. Verantwortungsreife nach § 3 JGG geprüft werden, ob und inwieweit der Jugendliche strafrechtlich verantwortlich ist.

Das Jugendstrafrecht kann nach § 105 JGG auch bei Heranwachsenden Anwendung finden, also Personen, die das 18., aber noch nicht das 21. Lebensjahr vollendet haben. Voraussetzung hierfür ist, dass sie zum Tatzeitpunkt von ihrem Reifegrad her einem Jugendlichen gleich standen. Auch wenn bei einem Heranwachsenden keine Reifeverzögerung vorliegt und die Anwendung des allgemeinen Strafrechts zu erwarten ist, ist der Jugendrichter für die Straftaten Heranwachsender zuständig. Nach § 106 JGG gilt bei Heranwachsenden eine Milderung des allgemeinen Strafrechts.

Bis zur Vollendung des 7. Lebensjahres sind Kinder geschäftsunfähig, ab dem vollendeten 7. Lebensjahr beschränkt geschäftsfähig. Mit Beginn der Volljährigkeit (ab 18 Jahren) besteht volle Geschäftsfähigkeit (vgl. Möller et al. 2005, S. 566–570).

11.17 Richtige Antworten: a, c

Im eigentlichen Psychotherapeutengesetz (PsychThG) werden die Berechtigung zur Berufsausübung sowie die Grundlagen der Approbation und der Ausbildung definiert (die Aussagen b und d treffen zu und stellen daher keine richtigen Antworten dar).

Die sozialrechtliche Einbindung von Psychotherapeuten in die kassenärztliche Versorgung wird dagegen nicht im Psychotherapeutengesetz im engeren Sinne, sondern in davon abgeleiteten Änderungen im fünften Sozialgesetzbuch (SGB V) geregelt (a trifft also nicht zu und gehört daher zu den richtigen Antworten). Im SGB V wird wiederum auf die Psychotherapierichtlinien verwiesen, welche festlegen, welche Verfahren zu den sog. Richtlinienverfahren gehören und sozialrechtlich anerkannt sind. Diese sind gegenwärtig die analytische und tiefenpsychologisch fundierte Psychotherapie und die Verhaltenstherapie (▸ Antwort 11.6). Würde man unter dem Deckmantel eines Richtlinienverfahrens ein anderes Therapieverfahren wie z. B. die Gestalttherapie anwenden und über die Krankenkasse abrechnen, würde man gegen die Psychotherapierichtlinien, nicht gegen das SGB V oder PsychThG verstoßen.

Das Psychotherapeutengesetz enthält auch Regelungen zur Gebührenordnung bei Privatbehandlung (c trifft nicht zu und gehört daher zu den richtigen Antworten) (vgl. Hiller et al. 2004, S. 443 f., S. 449 f.). Außerdem schreibt das Psychotherapeutengesetz eine somatische Abklärung im Rahmen einer psychotherapeutischen Behandlung vor (e trifft zu, ist daher falsch).

11.18 Richtige Antworten: a, c, d

Ein Psychotherapeut darf eine Behandlung nur beginnen, wenn er die erforderlichen Fachkenntnisse hat. Wenn er sich selbst aus persönlichen Gründen (c), mangelnden Fähigkeiten (d) oder einer mangelnden Ausstattung (a) nicht in der Lage fühlt, die Behandlung ordnungsgemäß und erfolgversprechend durchzuführen, keinen Arzt hinzuzieht, der die entsprechenden Kenntnisse hat und trotzdem aus Fahrlässigkeit eine Behandlung beginnt, so kann ihm ein Übernahmeverschulden angelastet werden und der Patient kann zivilrechtlich einen Schadensersatzanspruch geltend machen.

11.19 Richtige Antworten: b, d, e

Das Psychotherapeutengesetz schreibt die Gründung eines Wissenschaftlichen Beirats Psychotherapie (WBP) vor (e). Dieser soll Gutachten erstellen, auf deren Grundlage der Gemeinsame Bundesausschuss der Ärzte und Krankenkassen (G-BA) Entscheidungen zur wissenschaftlichen Anerkennung psychotherapeutischer Verfahren fällt (b). Der WBP setzt sich aus sechs Vertretern der Bundesärztekammer aus den Bereichen Psychiatrie und Psychotherapie, Psychosomatische Medizin und Psychotherapie, Kinder- und Jugendlichenpsychiatrie und -psychotherapie und aus sechs Vertretern der Bundespsychotherapeutenkammer zusammen, darunter psychologischen Psychotherapeuten und Kinder- und Jugendlichenpsychotherapeuten (d). Vertreter der Krankenkassen sitzen nicht im WBP (c trifft nicht zu).

Welche Leistungen zum Leistungskatalog der Gesetzlichen Krankenversicherung (GKV) zählen, entscheidet nicht der WBP (a trifft nicht zu), sondern der G-BA, der auch die Psychotherapierichtlinien (▶ Antworten 11.15, 11.17) beschlossen hat. Der G-BA setzt sich paritätisch aus Vertretern der GKV und der Leistungserbringer zusammen.

Teilnehmende Ausbildungsinstitute

An der Erstellung der Fragen und Antworten, die bereits in den ersten beiden Auflagen des Buches enthalten waren, waren folgende Ausbildungsinstitute und Autoren beteiligt:

- Ärztlich-Psychologischer Weiterbildungskreis (ÄPK), Hedwigstr. 3, 80636 München
- Akademie für Psychoanalyse und Psychotherapie e.V. München, Schwanthaler Str. 106, 80339 München
- Ausbildungszentrum für Verhaltenstherapie Hamburg DGVT, Seewartenstr. 10, 20459 Hamburg
- C.G. Jung-Institut Stuttgart e.V. Institut für analytische Psychologie und Psychotherapie, Alexanderstr. 92, 70182 Stuttgart
- Institut für Psychoanalyse und Psychotherapie der DPG Stuttgart, Hohenzollernstr. 26, 70178 Stuttgart
- Kölner Lehrinstitut für Verhaltenstherapie GmbH, Engelbertstr. 44, 50674 Köln
- Dr. Salek Kutschinski, Klenzestr. 57, 80469 München
- Dipl.-Psych. Uwe Labatzki und Konrad Heiland von der KBAP (Köln-Bonner Akademie für Psychotherapie GmbH), Bertha-von-Suttner-Platz 6, 53111 Bonn
- Lou Andreas-Salomé Institut für Psychoanalyse und Psychotherapie (DPG) Göttingen e.V., Wilhelm-Weber-Str. 24, 37073 Göttingen
- Münchner Arbeitsgemeinschaft für Psychoanalyse MAP e.V., Barerstr. 48, 80799 München
- Saarländisches Weiterbildungsinstitut für tiefenpsychologisch fundierte Psychotherapie, Mühlgasse 30, 66440 Blieskastel
- Stuttgarter Zentrum für Verhaltenstherapie, Christophstr. 8, 79178 Stuttgart
- Tiefenpsychologisches Institut Baden c/o Psychosomatische Klinik Bad Herrenalb, Kurpromenade 42, 76332 Bad Herrenalb
- Universität Regensburg, Medizinische Psychologie, Universitätsstr. 31, 93053 Regensburg
- Wiesbadener Akademie für Psychotherapie Kaiser Friedrich Residenz, Langgasse 38–40, 65183 Wiesbaden

Literatur

Kapitel 1 und Kapitel 12

Ainsworth MDS, Blehar MC, Waters E, Wall SN (1978) Patterns of attachment: A psychological study of the strange situation. Erlbaum, Hilsdale, NJ

Bandura A (1977) Self-efficacy: Toward a unifying theory of behavior change. Psychological Review, 84:191–215

Baltes MM, Carstensen LL (1996) Gutes Leben im Alter: Überlegungen zu einem prozessorientierten Metamodell erfolgreichen Alterns. Psychol Rundschau 47:199–215

Birbaumer N, Schmidt RF (2006) Biologische Psychologie, 6. Aufl. Springer, Berlin Heidelberg New York Tokio

Bortz J, Döring N (2006) Forschungsmethoden und Evaluation für Human- und Sozialwissenschaftler, 4. Aufl. Springer, Berlin Heidelberg New York Tokio

Cattell RB (1946) The description and measurement of personality. Harcourt Brace Jovanovich, New York

Costa PT Jr, McCrae RR (1992) Revised NEO Personality Inventory (NEO-PI-R) and NEO Five-Factor Inventory (NEO-FFI) professional manual. Psychological Assessment Ressources, Odessa, FL

Cumming E, Henry WE (1961) Growing old: The process of disengagement. Basic, New York

Eysenck HJ (1967) The biological basis of personality. Thomas, Springfield, IL

Freud S (1905) Drei Abhandlungen zur Sexualtheorie. In: Gesammelte Werke, Bd 5. Fischer, Frankfurt/M, S 27–145

Freud S (1915) Triebe und Triebschicksale. In: GW Bd 10, S 209–232

Freud S (1920) Jenseits des Lustprinzips. In: GW Bd 13, S 1–69

Hiller W, Leibing E, Leichsenring F, Sulz SKD (Hrsg) (2004) Lehrbuch der Psychotherapie, Bd 1: Wissenschaftliche Grundlagen der Psychotherapie. CIP-Medien, München

Hopf H, Windaus E (Hrsg) (2007) Lehrbuch der Psychotherapie, Bd 5: Psychoanalytische und tiefenpsychologisch fundierte Kinder- und Jugendlichenpsychotherapie. CIP-Medien, München

Köhler T (2003) Medizin für Psychologen und Psychotherapeuten. Schattauer, Stuttgart

Leibing E, Hiller W, Sulz SKD (Hrsg) (2003) Lehrbuch der Psychotherapie, Bd 3: Verhaltenstherapie. CIP-Medien, München

Margraf J (Hrsg) (2000) Lehrbuch der Verhaltenstherapie, Bd 1: Grundlagen, Diagnostik, Verfahren, Rahmenbedingungen, 2. Aufl. Springer, Berlin Heidelberg New York Tokio

Maslow AH (1954) Motivation and personality. Harper, New York

Mattejat F (Hrsg) (2006) Lehrbuch der Psychotherapie, Bd 4: Verhaltenstherapie mit Kindern, Jugendlichen und ihren Familien. CIP-Medien, München

Oerter R, Montada L (2002) Entwicklungspsychologie, 5. Aufl. Beltz PVU, Weinheim

Pauli P, Rau H, Birbaumer N (2000) Biologische Grundlagen der Verhaltenstherapie. In Margraf J (Hrsg) Lehrbuch der Verhaltenstherapie, Bd. 1: Grundlagen, Verfahren, Rahmenbedingungen, 2. Aufl. Springer, Berlin Heidelberg New York Tokio, S 89–105

Reinecker H (1999) Lehrbuch der Verhaltenstherapie. Dgvt-Verlag, Tübingen

Reinecker H (2005) Grundlagen der Verhaltenstherapie, 3. Aufl. Beltz PVU, Weinheim

Rettenbach R (2005) Die Psychotherapie-Prüfung. Schattauer, Stuttgart

Rogers CR (1973) Die klient-bezogene Gesprächspsychotherapie. Kindler, München

Senf W, Broda M (Hrsg) (2004) Praxis der Psychotherapie. Ein integratives Lehrbuch, 3. Aufl. Thieme, Stuttgart

Tartler R (1961) Das Alter in der modernen Gesellschaft. Enke, Stuttgart

Uexküll Th v, Adler RH, Herrmann K, Köhle K, Langewitz W, Schonecke OW, Wesiack W (Hrsg) (2003) Psychosomatische Medizin, 6. Aufl. Urban & Fischer, München

Zepf S (2000) Allgemeine Psychoanalytische Neurosenlehre, Psychosomatik und Sozialpsychologie. Ein kritisches Lehrbuch, Bd1. Psychosozial-Verlag, Gießen

Kapitel 2 und Kapitel 13

Ainsworth MDS, Blehar MC, Waters E, Wall SN (1978) Patterns oft attachment: A psychological study of the strange situation. Erlbaum, Hilsdale, NJ

Antonovsky A (1987) Unraveling the mystery of health. Jossey-Bass, San Francisco

Arbeitskreis OPD (Hrsg) (2006) Operationalisierte Psychodynamische Diagnostik OPD-2: Das Manual für Diagnostik und Therapieplanung. Huber, Bern

AWMF online (Arbeitsgemeinschaft der Wissenschaftlichen Medizinischen Fachgesellschaften) Leitlinien zur Psychotherapie der Depression, AWMF-Leitlinien-Register Nr. 051/023

Bion WR (1959/1990) Angriffe auf Verbindungen. In: Melanie Klein heute, Bd 1. Verlag für Internationale Psychoanalyse, München, S 110–129

Bortz J, Döring N (2006) Forschungsmethoden und Evaluation für Human- und Sozialwissenschaftler, 4. Aufl. Springer, Berlin Heidelberg New York Tokio

Bowlby D (1969) Attachment and loss, vol. 1: Attachment. Hogarth Press, London. Deutsch: (1975) Bindung. Kindler, München

Brenner C (1986) Elemente des seelischen Konflikts. Theorie und Praxis der modernen Psychoanalyse. Fischer, Frankfurt/M

Ermann M (1999) Psychotherapeutische und Psychosomatische Medizin, 3. Aufl. Kohlhammer, Stuttgart

Fonagy P (2003) Bindungstheorie und Psychoanalyse. Klett-Cotta, Stuttgart

Freud A (1936) Das Ich und die Abwehrmechanismen. Deutsch: (1962) Kindler, München

Freud S (1915) Triebe und Triebschicksale. In: GW Bd 10, S 209–232

Freud S (1915–1917) Vorlesungen zur Einführung in die Psychoanalyse. In: GW Bd 11. Daraus die 18. Vorlesung (»Der Sinn der Symptome«, S 264–281), die 21. Vorlesung (»Libidoentwicklung und Sexualorganisation«, S 331–350) und die 23. Vorlesung (»Die Wege der Symptombildung«, S 372–391)

Freud S (1920) Jenseits des Lustprinzips. In: GW Bd 13, S 1–69

Freud S (1923) Das Ich und das Es. In: GW Bd 13, S 234–289

Hartmann H (1939/1970) Ich-Psychologie und Anpassungsproblem. Klett, Stuttgart

Hiller W, Leibing E, Leichsenring F, Sulz SKD (Hrsg) (2004) Lehrbuch der Psychotherapie, Bd 1: Wissenschaftliche Grundlagen der Psychotherapie. CIP-Medien, München

Hoffmann SO, Hochapfel G (1995) Neurosenlehre, Psychotherapeutische und Psychosomatische Medizin, 5. Aufl. Schattauer, Stuttgart

Ihle W, Frenzel T, Esser G (2006) Epidemiologie und Verlauf psychischer Störungen im Kindes- und Jugendalter. In: Mattejat F (Hrsg) Lehrbuch der Psychotherapie, Bd 4: Verhaltenstherapie mit Kindern, Jugendlichen und ihren Familien. CIP-Medien, München, S 85–96

Kanfer FH, Reinecker H, Schmelzer D (2006) Selbstmanagement-Therapie, 4. Aufl. Springer, Berlin Heidelberg New York Tokio

Kernberg OF (1992) Objektbeziehungen und Praxis der Psychoanalyse. Klett-Cotta, Stuttgart

Klein M (1960) Das Seelenleben des Kleinkindes und andere Beiträge zur Psychoanalyse. Rowohlt, Reinbek

Kohut H (1973) Narzißmus. Eine Theorie der psychoanalytischen Behandlung narzißtischer Persönlichkeitsstörungen. Suhrkamp, Frankfurt/ M

Laplanche J, Pontalis JB (1975) Das Vokabular der Psychoanalyse, 2. Aufl. Suhrkamp, Frankfurt

Lazarus RS, Folkmann S (1984) Stress, appraisal, and coping. Springer, Berlin Heidelberg New York Tokio

Leibing E, Hiller W, Sulz SKD (Hrsg) (2003) Lehrbuch der Psychotherapie, Bd 3: Verhaltenstherapie. CIP-Medien, München

Leichsenring F (Hrsg) (2004) **Lehrbuch der Psychotherapie, Bd 2: Psychoanalytische und tiefenpsychologisch fundierte Therapie. CIP-Medien,
München**

Mahler MS, Pine F, Bergmann A (1978) Die psychische Geburt des Menschen.
Fischer, Frankfurt/ M

**Margraf J (Hrsg) (2000) Lehrbuch der Verhaltenstherapie, Bd 2: Störungen –
Glossar, 2. Aufl. Springer, Berlin Heidelberg New York Tokio**

**Mattejat F (Hrsg) (2006) Lehrbuch der Psychotherapie, Bd 4: Verhaltensthera-
pie mit Kindern, Jugendlichen und ihren Familien. CIP-Medien, München**

**Mentzos S (2000) Neurotische Konfliktverarbeitung. Einführung in die psy-
choanalytische Neurosenlehre unter Berücksichtigung neuer Perspektiven, 19. Aufl. Fischer Tb., Frankfurt/ M**

**Mertens W, Waldvogel H (Hrsg) (2000) Handbuch psychoanalytischer Grund-
begriffe, 2. Aufl. Kohlhammer, Stuttgart**

Möller H-J, Laux G, Deister A (2005) Psychiatrie und Psychotherapie, 3. Aufl. Thieme, Stuttgart

Pine R (1990) Die vier Psychologien der Psychoanalyse und ihre Bedeutung für die
Praxis. Forum Psychoanal 6:232–249

Reinecker H (1999) Lehrbuch der Verhaltenstherapie. Dgvt-Verlag, Tübingen

Reinecker H (2005) Grundlagen der Verhaltenstherapie, 3. Aufl. Beltz PVU, Weinheim

**Senf W, Broda M (Hrsg) (2004) Praxis der Psychotherapie. Ein integratives
Lehrbuch, 3. Aufl. Thieme, Stuttgart**

Zepf S (2000) Allgemeine psychoanalytische Neurosenlehre, Psychosomatik und
Sozialpsychologie. Ein kritisches Lehrbuch, Bde. 1 und 2. Psychosozial-Verlag,
Gießen

Kapitel 3 und Kapitel 14

Bortz J, Döring N (2006) Forschungsmethoden und Evaluation für Human- und
Sozialwissenschaftler, 4. Aufl. Springer, Berlin Heidelberg New York Tokio

**Brähler E, Holling H, Leutner D, Petermann F (Hrsg) (2002) Brickenkamp
Handbuch psychologischer und pädagogischer Tests, 2 Bde., 3. Aufl.
Hogrefe, Göttingen**

**Dilling H, Mombour W, Schmidt MH, Schulte-Markwort M (Hrsg) (2004) Inter-
nationale Klassifikation psychischer Störungen V (F). Huber, Bern**

**Dilling H, Freyberger HJ (Hrsg) (2006) Taschenführer zur ICD-10-Klassifikation
psychischer Störungen. Mit Glossar und Diagnostischen Kriterien ICD-10:
DCR-10, 3. Aufl. Huber, Bern**

Ehlers A, Margraf J, Chambless DL (1993) Fragebogen zu körperbezogenen Ängsten, Kognitionen und Vermeidung AKV. Beltz Test, Weinheim

**Esser G (Hrsg) (2003) Lehrbuch der Klinischen Psychologie und Psychothera-
pie des Kinder- und Jugendalters, 2. Aufl. Thieme, Stuttgart**

Freud S (1905) Drei Abhandlungen zur Sexualtheorie. In: GW Bd 5, S 27–145

Freyberger HJ, Spitzer C, Stieglitz RD (1999) Fragebogen zu dissoziativen Symptomen. Huber, Bern

Hautzinger M, Keller F, Kühner C (2006) BDI II – Beck-Depressions-Inventar – Manual Harcourt Test Services GmbH, Frankfurt/ M

**Hiller W, Leibing E, Leichsenring F, Sulz SKD (Hrsg) (2004) Lehrbuch der
Psychotherapie, Bd1: Wissenschaftliche Grundlagen der Psychotherapie.
CIP-Medien, München**

Hoffmann SO (1996) Charakter und Neurose. Ansätze einer psychoanalytischen
Charakterologie, 2. Aufl. Suhrkamp, Frankfurt/ M

**Hopf H, Windaus E (Hrsg) (2007) Lehrbuch der Psychotherapie, Bd 5: Psycho-
analytische und tiefenpsychologisch fundierte Kinder- und Jugendlichenpsychotherapie. CIP-Medien, München**

Laucht M, Esser G, Schmidt MH (1993) Psychische Auffälligkeiten im Kleinkind- und
Vorschulalter. Kindheit und Entwicklung 2:143–149

Laucht M (2006) Störungen im Kleinkind- und Vorschulalter. In: Mattejat F (Hrsg) Lehrbuch der Psychotherapie, Bd 4: Verhaltenstherapie mit Kindern, Jugendlichen und ihren Familien. CIP-Medien, München, S 421–432

Margraf J, Schneider S (1990) Panik. Angstanfälle und ihre Behandlung, 2. Aufl. Springer, Berlin Heidelberg New York Tokio

Margraf J, Schneider S (Hrsg) (1994) Diagnostisches Interview bei Psychischen Störungen (DIPS), 3. Aufl. Springer, Berlin Heidelberg New York Tokio

Möller H-J, Laux G, Deister A (2005) Psychiatrie und Psychotherapie, 3. Aufl. Thieme, Stuttgart

Rettenbach R (2005) Die Psychotherapie-Prüfung. Schattauer, Stuttgart

Sass H, Wittchen H-U, Zaudig M, Houben I (Hrsg) (2003) Diagnostische Kriterien DSM-V-TR. Hogrefe, Göttingen

Senf W, Broda M (Hrsg) (2004) Praxis der Psychotherapie. Ein integratives Lehrbuch, 3. Aufl. Thieme, Stuttgart

Uexküll Th v, Adler RH, Herrmann K, Köhle K, Langewitz W, Schonecke OW, Wesiack W (Hrsg) (2003) Psychosomatische Medizin, 6. Aufl. Urban & Fischer, München

Kapitel 4 und Kapitel 15

Ainsworth MDS, Blehar MC, Waters E, Wall SN (1978) Patterns oft attachment: A psychological study of the strange situation. Erlbaum, Hilsdale, NJ

Arbeitskreis OPD (Hrsg) (2006) Operationalisierte Psychodynamische Diagnostik OPD-2: Das Manual für Diagnostik und Therapieplanung. Huber, Bern

Arbeitskreis OPD-KJ (Hrsg) (2007) Operationalisierte Psychodynamische Diagnostik im Kindes- und Jugendalter: Grundlagen und Manual, 2. Aufl. Huber, Bern

Bowlby D (1969) Attachment and loss, vol. 1: Attachment. Hogarth Press, London. Deutsch: (1975) Bindung. Kindler, München

Dilling H, Mombour W, Schmidt MH, Schulte-Markwort M (Hrsg) (2004) Internationale Klassifikation psychischer Störungen V (F). Huber, Bern

Dilling H, Freyberger HJ (Hrsg) (2006) Taschenführer zur ICD-10-Klassifikation psychischer Störungen. Mit Glossar und Diagnostischen Kriterien ICD-10: DCR-10, 3. Aufl. Huber, Bern

Döpfner M, Schürmann S, Frölich J (2002) Therapieprogramm für Kinder mit hyperkinetischem und oppositionellem Problemverhalten (THOP), 3. Aufl. Beltz PVU, Weinheim

Erikson EH (1968) Identity, youth and crisis. Norton, New York

Esser G (2002) Basisstörungen umschriebener Entwicklungsstörungen im Vorschulalter. Hogrefe, Göttingen

Esser G (Hrsg) (2003) Lehrbuch der Klinischen Psychologie und Psychotherapie des Kinder- und Jugendalters. Thieme, Stuttgart

Fonagy P (2003) Bindungstheorie und Psychoanalyse. Klett-Cotta, Stuttgart

Fraiberg S, Adelson E, Shapiro V (1990) Schatten der Vergangenheit. Arbeitshefte Kinderpsychoanalyse 11/12:141–160

Havighurst RJ (1972) Developmental tasks and education, 3rd edn. McKay, New York

Hopf H, Windaus E (Hrsg) (2007) Lehrbuch der Psychotherapie, Bd 5: Psychoanalytische und tiefenpsychologisch fundierte Kinder- und Jugendlichenpsychotherapie. CIP-Medien, München

Köhler T (2003) Medizin für Psychologen und Psychotherapeuten. Schattauer, Stuttgart

Laucht M (2006) Störungen im Kleinkind- und Vorschulalter. In: Mattejat F (Hrsg) Lehrbuch der Psychotherapie, Bd 4: Verhaltenstherapie mit Kindern, Jugendlichen und ihren Familien. CIP-Medien, München, S 421–432

Leichsenring F (Hrsg) (2004) Lehrbuch der Psychotherapie, Bd 2: Psychoanalytische und tiefenpsychologisch fundierte Therapie. CIP-Medien, München

Margraf J (Hrsg) (2000) Lehrbuch der Verhaltenstherapie, Bd 2: Störungen – Glossar, 2. Aufl. Springer, Berlin Heidelberg New York Tokio

Mattejat F (Hrsg) (2006) Lehrbuch der Psychotherapie, Bd 4: Verhaltenstherapie mit Kindern, Jugendlichen und ihren Familien. CIP-Medien, München

Mertens W, Waldvogel H (Hrsg) (2000) Handbuch psychoanalytischer Grundbegriffe, 2. Aufl. Kohlhammer, Stuttgart

Möller H-J, Laux G, Deister A (2005) Psychiatrie und Psychotherapie, 3. Aufl. Thieme, Stuttgart

Oerter R, Montada L (2002) Entwicklungspsychologie, 5. Aufl. Beltz PVU, Weinheim

Papoušek M (2006) Frühkindliche Regulationsstörungen. In: Mattejat F (Hrsg) Lehrbuch der Psychotherapie, Bd 4: Verhaltenstherapie mit Kindern, Jugendlichen und ihren Familien. CIP-Medien, München, S 407–419

Petermann U (2006) Entspannungsverfahren. In: Mattejat F (Hrsg) Lehrbuch der Psychotherapie, Bd 4: Verhaltenstherapie mit Kindern, Jugendlichen und ihren Familien. CIP-Medien, München, S 291–301

Petermann F, Petermann U (2005) Training mit aggressiven Kindern, 11. Aufl. Beltz, Weinheim

Piaget J (1973) Das Erwachen der Intelligenz beim Kinde. Klett, Stuttgart

Piaget J (1974) Der Aufbau der Wirklichkeit beim Kinde. Klett, Stuttgart

Pschyrembel (2007) Pschyrembel. Klinisches Wörterbuch, 261. Aufl. De Gruyter, Berlin

Reinecker H (1999) Lehrbuch der Verhaltenstherapie. Dgvt-Verlag, Tübingen

Remschmidt H, Schmidt M, Poustka F (Hrsg) (2002) Multiaxiales Klassifikationsschema für psychische Störungen des Kindes- und Jugendalters nach ICD-10 der WHO. Huber, Bern

Rettenbach R (2005) Die Psychotherapie-Prüfung. Schattauer, Stuttgart

Richman N, Douglas J, Hunt H, Lansdown R, Levere R (1985) Behavioural methods in the treatment of sleep disorders – a pilot study. J Child Psychol Psychiatr 26:581–590

Sass H, Wittchen H-U, Zaudig M, Houben I (Hrsg) (2003) Diagnostische Kriterien DSM-V-TR. Hogrefe, Göttingen

Schneider M, Robin A (1976) The turtle technique: A method for the self control of impulsive behavior. In: Krumholtz J, Thoresen C (eds) Counseling methods. Holt, Rinehart & Winston, New York, pp 157–163

Schneider S, Blatter J (2006) Angststörungen. In: Mattejat F (Hrsg) Lehrbuch der Psychotherapie, Bd 4: Verhaltenstherapie mit Kindern, Jugendlichen und ihren Familien. CIP-Medien, München, S 531–538

Senf W, Broda M (Hrsg) (2004) Praxis der Psychotherapie. Ein integratives Lehrbuch, 3. Aufl. Thieme, Stuttgart

Steinhausen HJ, von Aster M (2000) Verhaltenstherapie und Verhaltensmedizin bei Kindern und Jugendlichen. Beltz, Weinheim

Uexküll Th v, Adler RH, Herrmann K, Köhle K, Langewitz W, Schonecke OW, Wesiack W (Hrsg) (2003) Psychosomatische Medizin, 6. Aufl. Urban & Fischer, München

Vaitl D, Petermann F (2004) Entspannungsverfahren: Ein Praxishandbuch. Beltz, Weinheim

Winnicott DW (1953) Übergangsobjekte und Übergangsphänomene. In: Winnicott DW (1979) Vom Spiel zur Kreativität. Klett-Cotta, Stuttgart, S 10–36

Kapitel 5 und Kapitel 16

Bateson G, Jackson DD, Haley J, Weakland JH (1956) Auf dem Weg zu einer Schizophrenie-Theorie. In: Schizophrenie und Familie (1988). Suhrkamp, Frankfurt/ M

Bauriedl T, Cierpka M, Neraal T, Reich G (2002) Psychoanalytische Paar- und Familientherapie. In: Wirsching M, Scheib P (Hrsg) Paar- und Familientherapie. Springer, Berlin Heidelberg New York Tokio, S 79–105

Boszormenyi-Nagy I, Spark G (1981) Unsichtbare Bindungen. Die Dynamik familiärer Systeme. Klett-Cotta, Stuttgart

Buehlman K, Gottman J, Katz L (1992) How a couple views their past predicts their future: Predicting divorce from an oral history interview. J Fam Psychol 5:295–318

Cierpka M (Hrsg) (2003) Handbuch der Familiendiagnostik, 2. Aufl. Springer, Berlin Heidelberg New York Tokio

Dicks H (1967) Marital tensions. Routledge, London

Ermann M (1999) Psychotherapeutische und Psychosomatische Medizin, 3. Aufl. Kohlhammer, Stuttgart

Gottman JM (1994) What predicts divorce? The relationship between marital process and marital outcomes. Lawrence Erlbaum, Hillsdale

Grefe J, Reich G (1996) »Denn eben wo Begriffe fehlen…«. Zur Kritik des Konzepts »Projektive Identifizierung« und seiner klinischen Verwendung. Forum Psychoanal 12:57–77

Habermas J (1981) Theorie des kommunikativen Handelns, 2 Bde. Suhrkamp, Frankfurt a.M.

Hahlweg K (1995) Familienbetreuung schizophrener Patienten. Ein verhaltenstherapeutischer Ansatz zur Rückfallprophylaxe. Konzepte, Behandlungsanleitung und Materialien. Beltz, Weinheim

Hahlweg K, Schröder B (2000) Kommunikationstraining. In: Linden M, Hautzinger M (Hrsg) Verhaltenstherapie, 4. Aufl. Springer, Berlin Heidelberg New York Tokio, S 233–240

Heekerens H-P (2006) Die Funktionale Familientherapie. In: Mattejat F (Hrsg) Lehrbuch der Psychotherapie, Bd 4: Verhaltenstherapie mit Kindern, Jugendlichen und ihren Familien. CIP-Medien, München, S 351–361

Heigl-Evers A, Heigl F (1973) Gruppentherapie: Interaktionell – tiefenpsychologisch fundiert (analytisch orientiert) – psychoanalytisch. Gruppenpsychother Gruppendyn 7:132–157

Hiller W, Leibing E, Leichsenring F, Sulz SKD (Hrsg) (2004) Lehrbuch der Psychotherapie, Bd 1: Wissenschaftliche Grundlagen der Psychotherapie. CIP-Medien, München

Hopf H, Windaus E (Hrsg) (2007) Lehrbuch der Psychotherapie, Bd 5: Psychoanalytische und tiefenpsychologisch fundierte Kinder- und Jugendlichenpsychotherapie. CIP-Medien, München

Leibing E, Hiller W, Sulz SKD (Hrsg) (2003) Lehrbuch der Psychotherapie, Bd 3: Verhaltenstherapie. CIP-Medien, München

Leichsenring F (Hrsg) (2004) Lehrbuch der Psychotherapie, Bd 2: Psychoanalytische und tiefenpsychologisch fundierte Therapie. CIP-Medien, München

Margraf J (Hrsg) (2000) Lehrbuch der Verhaltenstherapie, Bd 2: Störungen – Glossar, 2. Aufl. Springer, Berlin Heidelberg New York Tokio

Massing A, Reich G, Sperling E (1999) Die Mehrgenerationen-Familientherapie, 4. Aufl. Vandenhoeck & Ruprecht, Göttingen

Mattejat F (Hrsg) (2006) Lehrbuch der Psychotherapie, Bd 4: Verhaltenstherapie mit Kindern, Jugendlichen und ihren Familien. CIP-Medien, München

Mentzos S (1990) Interpersonelle und institutionalisierte Abwehr. Suhrkamp, Frankfurt/ M

Mentzos S (2000) Neurotische Konfliktverarbeitung. Einführung in die psychoanalytische Neurosenlehre unter Berücksichtigung neuer Perspektiven, 19. Aufl. Fischer Tb., Frankfurt/ M

Mertens W, Waldvogel H (Hrsg) (2000) Handbuch psychoanalytischer Grundbegriffe, 2. Aufl. Kohlhammer, Stuttgart

Minuchin S (1992) Familie und Familientherapie, Theorie und Praxis struktureller Familientherapie, 9. Aufl. Lambertus, Freiburg

Reich G (2004) Intra- und interpersonelle Aspekte psychischer und psychisch mitbedingter Störungen in Paarbeziehungen, Familien und Gruppen. In: Hiller W, Leibing E, Leichsenring F, Sulz SKD (Hrsg) Lehrbuch der Psychotherapie, Bd 1: Wissenschaftliche Grundlagen der Psychotherapie. CIP-Medien, München, S 199–210

Rettenbach R (2005) Die Psychotherapie-Prüfung. Schattauer, Stuttgart

Richter H-E (1963) Eltern, Kind und Neurose. Rowohlt, Reinbek

Richter H-E (1970) Patient: Familie. Entstehung, Struktur und Therapie von Konflikten in Ehe und Familie. Rowohlt, Reinbek

Satir V, Baldwin M (1991) Familientherapie in Aktion. Die Konzepte von Virginia
Satir in Theorie und Praxis, 3. Aufl. Jungfermann, Paderborn

**Schindler L, Hahlweg K, Revensdorf D (1998) Partnerschaftsprobleme: Diag-
nose und Therapie. Therapiemanual, 2. Aufl. Springer, Berlin Heidelberg
New York Tokio**

Selvini-Palazzoli M, Boscolo L, Cecchin G, Prata G (1977) Paradoxon und Gegen-
paradoxon. Klett-Cotta, Stuttgart

**Senf W, Broda M (Hrsg) (2004) Praxis der Psychotherapie. Ein integratives
Lehrbuch, 3. Aufl. Thieme, Stuttgart**

Sipos V, Schweiger U (2003) Gruppentherapie. In: Leibing E, Hiller W, Sulz SKD
(Hrsg) Lehrbuch der Psychotherapie, Bd 3: Verhaltenstherapie. CIP-Medien,
München, S 469–481

Stierlin H (1978) Delegation und Familie. Suhrkamp, Frankfurt/ M

Stierlin H (2003) Die Demokratisierung der Psychotherapie. Klett-Cotta, Stuttgart

Watzlawick P, Krieg P (Hrsg) (1991) Das Auge des Betrachters. Piper, München

Willi J (1981) Die Zweier-Beziehung, 2. Aufl. Rowohlt, Reinbek

**Wirsching M, Scheib P (Hrsg) (2002) Paar- und Familientherapie. Springer,
Berlin Heidelberg New York Tokio**

Yalom ID (1989) Theorie und Praxis der Gruppenpsychotherapie. Pfeiffer, München

Zander B, Cierpka M (2003) Erstkontakt und Vorbereitung des Erstgesprächs. In:
Cierpka M (Hrsg) Handbuch der Familiendiagnostik, 2. Aufl. Springer, Berlin
Heidelberg New York Tokio, S 47–57

Kapitel 6 und Kapitel 17

Becker H, Senf W (Hrsg) (1988) Praxis der stationären Psychotherapie. Thieme,
Stuttgart

Das gesamte Sozialgesetzbuch SGB I bis SGB XII (2007), 4. Aufl. DTV-Beck, München

Delbrück H, Haupt E (Hrsg) (1998) Rehabilitationsmedizin. Urban & Schwarzen-
berg, München

Ehlert U (2004) Psychosomatische Krankheitslehre: Verhaltensmedizinisches
Modell. In: Hiller W, Leibing E, Leichsenring F, Sulz SKD (Hrsg) Lehrbuch der
Psychotherapie, Bd 1: Wissenschaftliche Grundlagen der Psychotherapie. CIP-
Medien, München, S 99–104

Frederichs J (2011) Sozialrechtlicher Zwang zur Psychotherapie? Reportpsycho-
logie 36:76–77

Gauggel S, Kerkhoff G (Hrsg) (1997) Fallbuch der Klinischen Neuropsychologie.
Hogrefe, Göttingen

**Hiller W, Leibing E, Leichsenring F, Sulz SKD (Hrsg) (2004) Lehrbuch der
Psychotherapie, Bd 1: Wissenschaftliche Grundlagen der Psychotherapie.
CIP-Medien, München**

Hohage R (2000) Analytisch orientierte Psychotherapie in der Praxis, 3. Aufl.
Schattauer, Stuttgart

**Hopf H, Windaus E (Hrsg) (2007) Lehrbuch der Psychotherapie, Bd 5: Psycho-
analytische und tiefenpsychologisch fundierte Kinder- und Jugendlichenpsychotherapie. CIP-Medien, München**

Kaiser A, Hahlweg K (2000) Kommunikations- und Problemlösetraining. In: Mar-
graf J (Hrsg) Lehrbuch der Verhaltenstherapie, Bd 1: Grundlagen, Diagnostik,
Verfahren, Rahmenbedingungen, 2. Aufl. Springer, Berlin Heidelberg New
York Tokio, S 483–497

Leplow B (2007) Fortschritte der Psychotherapie, Bd 29: Parkinson. Hogrefe,
Göttingen

Mattejat F (Hrsg) (2006) Lehrbuch der Psychotherapie, Bd 4: Verhaltensthera-
pie mit Kindern, Jugendlichen und ihren Familien. CIP-Medien, München
Rettenbach R (2005) Die Psychotherapie-Prüfung. Schattauer, Stuttgart
Uexküll Th v, Adler RH, Herrmann K, Köhle K, Langewitz W, Schonecke OW,
Wesiack W (Hrsg) (2003) Psychosomatische Medizin, 6. Aufl. Urban & Fischer,
München

Kapitel 7 und Kapitel 18

**Birbaumer N, Schmidt RF (2006) Biologische Psychologie, 6. Aufl. Springer,
Berlin Heidelberg New York Tokio**
Förstl H, Hautzinger M, Roth G (Hrsg) (2006) Neurobiologie psychischer Störun-
gen. Springer, Berlin Heidelberg New York Tokio
**Hiller W, Leibing E, Leichsenring F, Sulz SKD (Hrsg) (2004) Lehrbuch der
Psychotherapie, Bd 1: Wissenschaftliche Grundlagen der Psychotherapie.
CIP-Medien, München**
**Köhler T (2003) Medizin für Psychologen und Psychotherapeuten. Schattau-
er, Stuttgart**
Margraf J (Hrsg) (2000) Lehrbuch der Verhaltenstherapie, Bd 1: Grundlagen, Diag-
nostik, Verfahren, Rahmenbedingungen, 2. Aufl. Springer, Berlin Heidelberg
New York Tokio
Möller H-J, Laux G, Deister A (2005) Psychiatrie und Psychotherapie, 3. Aufl. Thie-
me, Stuttgart
Pschyrembel (2007) Pschyrembel. Klinisches Wörterbuch, 261. Aufl. De Gruyter,
Berlin
Rettenbach R (2005) Die Psychotherapie-Prüfung. Schattauer, Stuttgart
Schepank H (1992) Genetic determinants in anorexia nervosa: Results of studies
in twins. In: Herzog W, Deter HC, Vandereycken W (eds) The course of eating
disorders. Springer, Berlin Heidelberg New York Tokio, pp 241–256
Schiepek G (2003) Neurobiologie der Psychotherapie. Schattauer, Stuttgart
Senf W, Broda M (Hrsg) (2004) Praxis der Psychotherapie. Ein integratives Lehr-
buch, 3. Aufl. Thieme, Stuttgart
Uexküll Th v, Adler RH, Herrmann K, Köhle K, Langewitz W, Schonecke OW,
Wesiack W (Hrsg) (2003) Psychosomatische Medizin, 6. Aufl. Urban & Fischer,
München

Kapitel 8 und Kapitel 19

**Benkert O, Hautzinger M, Graf-Morgenstern M (2008) Psychopharmako-
logischer Leitfaden für Psychologen und Psychotherapeuten. Springer,
Berlin Heidelberg New York Tokio**
Birbaumer N, Schmidt RF (2006) Biologische Psychologie, 6. Aufl. Springer, Berlin
Heidelberg New York Tokio
**Hiller W, Leibing E, Leichsenring F, Sulz SKD (Hrsg) (2004) Lehrbuch der
Psychotherapie, Bd 1: Wissenschaftliche Grundlagen der Psychotherapie.
CIP-Medien, München**
Hopf H, Windaus E (Hrsg) (2007) Lehrbuch der Psychotherapie, Bd 5: Psychoanaly-
tische und tiefenpsychologisch fundierte Kinder- und Jugendlichenpsycho-
therapie. CIP-Medien, München
**Köhler T (2003) Medizin für Psychologen und Psychotherapeuten. Schattau-
er, Stuttgart**
Möller H-J, Laux G, Deister A (2005) Psychiatrie und Psychotherapie, 3. Aufl. Thie-
me, Stuttgart
Nissen G, Fritze J, Trott GE (2004) Psychopharmaka im Kindes- und Jugendalter,
2. Aufl. Urban & Fischer, München
Pschyrembel (2007) Pschyrembel. Klinisches Wörterbuch, 261. Aufl. De Gruyter,
Berlin
Rettenbach R (2005) Die Psychotherapie-Prüfung. Schattauer, Stuttgart

Senf W, Broda M (Hrsg) (2004) Praxis der Psychotherapie. Ein integratives Lehrbuch, 3. Aufl. Thieme, Stuttgart

Kapitel 9 und Kapitel 20

**Arbeitskreis OPD (Hrsg) (2006) Operationalisierte Psychodynamische Diag-
nostik OPD-2: Das Manual für Diagnostik und Therapieplanung. Huber,
Bern**

Argelander H (1970) Das Erstinterview in der Psychotherapie. Erträge der Forschung, Bd 2. Wissenschaftliche Buchgesellschaft, Darmstadt

Azrin NH, Nunn R (1973) Habit Reversal: A method of eliminating nervous habits
and tics. Behav Res Ther 11:619–628

Balint M, Ornstein PH, Balint E (1973) Fokaltherapie. Ein Beispiel angewandter
Psychoanalyse. Suhrkamp, Frankfurt/ M

Bateman A, Fonagy F (2004) Psychotherapy for Borderline Personality Disorder.
Mentalization based treatment. University Press, Oxford

Beck AT, Freeman A (1999) Kognitive Therapie der Persönlichkeitsstörungen,
4. Aufl. PVU, Weinheim

Becker ES, Hoyer J (2005) Fortschritte der Psychotherapie, Bd 25: Generalisierte
Angststörung. Göttingen, Hogrefe

Bion WR (1959/1990) Angriffe auf Verbindungen. In: Melanie Klein heute, Bd 1.
Verlag für Internationale Psychoanalyse, München, S 110–129

Borkovec TD, Ray WJ, Stöber J (1998) Worry: A cognitive phenomenon intimately
linked to affective, physiological, and interpersonal behavioral processes.
Cogn Ther Res 22:516–576

Caligor E, Stern B, Kernberg O, Buchheim A, Doering S, Clarkin J (2004) Strukturiertes Interview zur Erfassung von Persönlichkeitsorganisation (STIPO) – wie
verhalten sich Objektbeziehungstheorie und Bindungstheorie zueinander?
Persönlichkeitsstörungen 8:209–216

Clarkin JF, Yeomans FE, Kernberg OF (2001) Psychotherapie der Borderline-Persön-
lichkeit. Manual zur Transference Focused Psychotherapy (TFP). Schattauer,
Stuttgart

Clarkin JF, Caligor E, Stern B, Kernberg OF (2003) Structured Interview of Personality Organization (STIPO). Personality Disorders Institute, Weill Medical College
of Cornell University, New York. Dt. Übersetzung: Doering S (2004) Strukturiertes Interview zur Persönlichkeitsorganisation (STIPO-D), Münster

Dührssen A (1981) Die biographische Anamnese unter tiefenpsychologischem
Aspekt. Vandenhoeck & Ruprecht, Göttingen

D´Zurilla TJ, Goldfried MR (1971) Problem solving and behavior modification. J abnorm Psychol 78:107–126

Erikson EH (1970) Jugend und Krise. Die Psychodynamik im sozialen Wandel. Klett,
Stuttgart

Ermann M (1999) Psychotherapeutische und Psychosomatische Medizin, 3. Aufl.
Kohlhammer, Stuttgart

Esser G (Hrsg) (2003) Lehrbuch der Klinischen Psychologie und Psychotherapie
des Kinder- und Jugendalters, 2. Aufl. Thieme, Stuttgart

Eysenck HJ (1959) Learning theory and behaviour therapy. J Ment Sci 105:61–75

Fonagy P (2003) Bindungstheorie und Psychoanalyse. Klett-Cotta, Stuttgart

Freud S (1912) Zur Dynamik der Übertragung. In: GW Bd 8, S 363–374

Freud S (1913) Zur Einleitung der Behandlung. In: GW Bd 8, S 453–478

Freud S (1914) Erinnern, Wiederholen, Durcharbeiten. In: GW Bd 10, S 125–136

Freud S (1915) Bemerkungen über die Übertragungsliebe. In: GW Bd 10, S 305–321

Freud S (1915–1917) Vorlesungen zur Einführung in die Psychoanalyse. In: GW Bd 11.
Daraus die 19. Vorlesung (»Widerstand und Verdrängung«, S 296–312) und die
22. Vorlesung (»Gesichtspunkte der Entwicklung und Regression. Ätiologie«,
S351–371)

Freud S (1937) Die endliche und die unendliche Analyse. In: GW Bd 16, S 57–99

Gontard A v (2006) Ausscheidungsstörungen. In: Mattejat F (Hrsg) Lehrbuch der Psychotherapie, Bd 4: Verhaltenstherapie mit Kindern, Jugendlichen und ihren Familien. CIP-Medien, München, S 475–491

Greenson RR (1982) Psychoanalytische Erkundungen. Klett, Stuttgart

Heidenreich T, Michalak J (Hrsg) (2009) Achtsamkeit und Akzeptanz in der Psychotherapie - Ein Handbuch, 3.Aufl. Dgvt-Verlag, Tübingen

Heigl-Evers A, Heigl F (1987) Die psychoanalytisch-interaktionelle Therapie. Eine Methode zur Behandlung präödipaler Störungen. In: Rudolf G, Rüger U, Studt HH (Hrsg). Vandenhoeck & Ruprecht, Göttingen, S 181–197

Heimann P (1950) On countertransference. Int J Psychoanalysis 31:81–84. Deutsch: (1996) Über die Gegenübertragung. Forum der Psychoanalyse 12:179–184

Hiller W, Leibing E, Leichsenring F, Sulz SKD (Hrsg) (2004) Lehrbuch der Psychotherapie, Bd 1: Wissenschaftliche Grundlagen der Psychotherapie. CIP-Medien, München

Hinshelwood RD (1993) Wörterbuch der Kleinianischen Psychoanalyse. Klett-Cotta, Stuttgart

Hoffmann SO (1979) Charakter und Neurose. Ansätze zu einer psychoanalytischen Charakterologie. Suhrkamp, Frankfurt

Hoffmann SO, Hochapfel G (1995) Neurosenlehre, Psychotherapeutische und Psychosomatische Medizin, 5. Aufl. Schattauer, Stuttgart

Hohage R (2000) Analytisch orientierte Psychotherapie in der Praxis, 3. Aufl. Schattauer, Stuttgart

Homme LE (1965) Perspectives in psychology, XXIV: Control of coverants, the operants of the mind. Psych Record 15:501–511

Hopf H, Windaus E (Hrsg) (2007) Lehrbuch der Psychotherapie, Bd 5: Psychoanalytische und tiefenpsychologisch fundierte Kinder- und Jugendlichenpsychotherapie. CIP-Medien, München

Kabat-Zinn J (1990) Full catastrophe living. The program of the Stress Reduction Clinic at the University of Massachusetts Medical Center. Delta, New York

Kanfer FH, Saslow G (1965) Behavioral analysis: An alternative to diagnostic classification. Arch Gen Psychiatry 12:529–538

Kanfer FH, Reinecker H, Schmelzer D (2006) Selbstmanagementtherapie, 4. Aufl. Springer, Berlin Heidelberg New York Tokio

Kernberg OF (1999) Psychoanalyse. Psychoanalytische Psychotherapie und supportive Psychotherapie: Aktuelle Kontroversen. Psychother Psychosom Med Psychol 49:90–99

Klüwer R (1995) Die verschenkte Puppe. Darstellung und Kommentierung einer psychoanalytischen Fokaltherapie. Suhrkamp, Frankfurt/ M

Lachauer R (1992) Der Fokus in der Psychotherapie. Pfeiffer, München

Laplanche J, Pontalis JB (1975) Das Vokabular der Psychoanalyse, 2. Aufl. Suhrkamp, Frankfurt/ M

Leibing E, Hiller W, Sulz SKD (Hrsg) (2003) Lehrbuch der Psychotherapie, Bd 3: Verhaltenstherapie. CIP-Medien, München

Leichsenring F (Hrsg) (2004) Lehrbuch der Psychotherapie, Bd 2: Psychoanalytische und tiefenpsychologisch fundierte Therapie. CIP-Medien, München

Linehan MM (1996) Dialektisch-Behaviorale Therapie der Borderline-Persönlichkeitsstörung. CIP-Medien, München

Luborsky L, Kächele H (Hrsg) (1988) Der zentrale Beziehungskonflikt. Ein Arbeitsbuch. PSZ-Verlag, Ulm

Luborsky L (1999) Einführung in die analytische Psychotherapie. Ein Lehrbuch, 3. Aufl. Vandenhoeck & Ruprecht, Göttingen

Margraf J (Hrsg) (2000) Lehrbuch der Verhaltenstherapie, Bd 2: Störungen – Glossar, 2. Aufl. Springer, Berlin Heidelberg New York Tokio

Margraf J, Müller-Spahn FJ (Hrsg) (2009) Pschyrembel Psychiatrie, Klinische Psychologie, Psychotherapie. De Gruyter, Berlin

Mattejat F (Hrsg) (2006) Lehrbuch der Psychotherapie, Bd 4: Verhaltenstherapie mit Kindern, Jugendlichen und ihren Familien. CIP-Medien, München

Meichenbaum D (1991) Interventionen bei Stress. Anwendung und Wirkung des Stressimpfungstrainings. Huber, Bern

Mertens W, Waldvogel H (Hrsg) (2000) Handbuch psychoanalytischer Grundbegriffe, 2. Aufl. Kohlhammer, Stuttgart

Möller H-J, Laux G, Deister A (2005) Psychiatrie und Psychotherapie, 3. Aufl. Thieme, Stuttgart

Müller T (2000) Rahmen, Setting. In: Mertens W, Waldvogel H (Hrsg) Handbuch psychoanalytischer Grundbegriffe, 2. Aufl. Kohlhammer, Stuttgart, S 594–599

Öst LG, Sterner U (1987) Applied tension: A specific behavioral method for treatment of blood phobia. Behav Res Ther 25:25–29

Racker H (1953) Contribution to the problem of countertransference. Int J Psychoanalysis 38. Deutsch: Racker H (1978) Übertragung und Gegenübertragung. Reinhardt, München

Reinecker H (1999) Lehrbuch der Verhaltenstherapie. Dgvt-Verlag, Tübingen

Ringel E (Hrsg) (1987) Selbstmordverhütung, 4. Aufl. Huber, Bern

Rogers CR (1973) Die klient-bezogene Gesprächspsychotherapie. Kindler, München

Romero B, Eder G (1992) Selbst-Erhaltungs-Therapie (SET): Konzept einer neuropsychologischen Therapie bei Alzheimer Krankheit. Zeitschrift für Gerontopsychologie und -psychiatrie 4:267–282

Rudolf G, Rüger U (2001) Zur Differentialindikation zwischen tiefenpsychologisch fundierter und analytischer Psychotherapie. Psychotherapeut 46:216–219

Rüger U, Dahm A, Kallinke D (2005) Faber Haarstrick Kommentar Psychotherapie-Richtlinien, 7. Aufl. Urban & Fischer, München

Segal H (1957) Notes on symbol formation. Int J Psychoanalysis 38:391–397. Deutsch: Segal H (1990) Bemerkungen zur Symbolbildung. In: Spillius EB (Hrsg) (1995) Melanie Klein Heute, Bd 1: Beiträge zur Theorie. Verlag Internationale Psychoanalyse, Stuttgart

Senf W, Broda M (Hrsg) (2004) Praxis der Psychotherapie. Ein integratives Lehrbuch, 3. Aufl. Thieme, Stuttgart

Steil R (2000) Posttraumatische Belastungsstörung. In: Hautzinger M (Hrsg) Kognitive Verhaltenstherapie bei psychischen Störungen, 3. Aufl. Beltz PVU, Weinheim S 334–377

Thomä H, Kächele H (2006) Psychoanalytische Therapie. Grundlagen, 3. Aufl. Springer, Berlin Heidelberg New York Tokio

Uexküll Th v, Adler RH, Herrmann K, Köhle K, Langewitz W, Schonecke OW, Wesiack W (Hrsg) (2003) Psychosomatische Medizin, 6. Aufl. Urban & Fischer, München

Weiss J, Sampson H (1986) The psychoanalytic process. Theory, clinical observation and empirical research. Guilford Press, New York

Winnicott DW (1956) Primary maternal preoccupation. In: Winnicott DW Collected Papers: Through paediatrics to psychoanalysis. Tavistock, London

Wöller W, Kruse J (2002) Tiefenpsychologisch fundierte Psychotherapie. Basisbuch und Praxisleitfaden, 2. Aufl. Schattauer, Stuttgart

Wolpe J (1958) Psychotherapy by reciprocal inhibition. Stanford University Press, Stanford

Young JE, Klosko JS, Weishaar ME (2008) Schematherapie - Ein praxisorientiertes Handbuch, 2. Aufl. Junfermann, Paderborn

Zepf S (2000) Allgemeine psychoanalytische Neurosenlehre, Psychosomatik und Sozialpsychologie. Ein kritisches Lehrbuch, Bd 2. Psychosozial-Verlag, Gießen

Kapitel 10 und Kapitel 21

Behnsen E, Bell K, Best D, Gerlach H, Schirmer HD, Schmid R (Hrsg) (2000) Management Handbuch für die psychotherapeutische Praxis. Loseblattwerk. Decker, Heidelberg

Bortz J, Döring N (2006) Forschungsmethoden und Evaluation für Human- und Sozialwissenschaftler, 4. Aufl. Springer, Berlin Heidelberg New York Tokio

Dührssen A (1962) Katamnestische Ergebnisse bei 1004 Patienten nach analytischer Psychotherapie. Z Psychosom Med 8:94–113

Grawe K (1982) Der Veränderungsprozeßbogen (VPB). In: Zielke M (Hrsg) Diagnostik in der Psychotherapie. Kohlhammer, Stuttgart

Grawe K, Caspar F, Ambühl H (1990) Veränderungsfragebogen für Lebensbereiche (VLB). Z Klin Psych 19:292–376

Grawe K, Donati R, Bernauer F (1994) Psychotherapie im Wandel. Von der Konfession zur Profession. Hogrefe, Göttingen

Härter M, Linster HW, Stieglitz R-D (Hrsg) (2003) Qualitätsmanagement in der Psychotherapie. Grundlagen, Methoden und Anwendung. Hogrefe, Göttingen

Hiller W, Leibing E, Leichsenring F, Sulz SKD (Hrsg) (2004) Lehrbuch der Psychotherapie, Bd 1: Wissenschaftliche Grundlagen der Psychotherapie. CIP-Medien, München

Hopf H, Windaus E (Hrsg) (2007) Lehrbuch der Psychotherapie, Bd 5: Psychoanalytische und tiefenpsychologisch fundierte Kinder- und Jugendlichenpsychotherapie. CIP-Medien, München

Howard KI, Kopta M, Krause M, Orlinsky D (1986) The dose-effect relationship in psychotherapy. Amer Psychol 41:149–164

Krampen G, Delius A (1981) Zur direkten Messung subjektiv erlebter gesundheitlicher Veränderungen. Med Psychol 149:411–413

Luborsky L, Singer BL (1975) Comparative studies of psychotherapies. Arch Gen Psychiatry 32:995–1008

Luborsky L, McLellan AT, Woody GE, O'Brien CP, Auerbach A (1985) Therapist success and its determinants. Arch Gen Psychiatry 42:602–611

Mattejat F (Hrsg) (2006) Lehrbuch der Psychotherapie, Bd 4: Verhaltenstherapie mit Kindern, Jugendlichen und ihren Familien. CIP-Medien, München

Miller SD, Duncan BL, Hubble MA (1997) Escape from Babel. Toward a unifying language for psychotherapy practice. Norton, New York

Möller H-J, Laux G, Deister A (2005) Psychiatrie und Psychotherapie, 3. Aufl. Thieme, Stuttgart

Seligman MEP (1995) The effectiveness of psychotherapy. The Consumer Reports study. Am Psychol 50:965–974

Senf W, Broda M (Hrsg) (2004) Praxis der Psychotherapie. Ein integratives Lehrbuch, 3. Aufl. Thieme, Stuttgart

Thomä H, Kächele H (2006) Psychoanalytische Therapie. Forschung. Springer, Berlin Heidelberg New York Tokio

Zielke M, Kopf-Mehnert C (1978) Veränderungsfragebogen des Erlebens und Verhaltens (VEV). Beltz-Test, Weinheim

Zielke M (1979) Die Kieler Änderungssensitive Symptomliste (KASSL). Beltz-Test, Weinheim

Kapitel 11 und Kapitel 22

Beauchamp TL, Childress JF (1989) Principles of biomedical ethics. Oxford University Press, New York

Behnsen E, Bell K, Best D, Gerlach H, Schirmer HD, Schmid R (Hrsg) (2000) Management-Handbuch für die psychotherapeutische Praxis. Loseblattwerk. Decker, Heidelberg

Bürgerliches Gesetzbuch (BGB) (2007), 60. Aufl. DTV-Beck, München

Das gesamte Sozialgesetzbuch SGB I bis SGB XII (2007), 4. Aufl. DTV-Beck, München

Francke R (2006) Die rechtliche Bedeutung des Abstinenzgebotes in der Psychotherapie. Psychotherapeutenjournal 3:238–246

Hiller W, Leibing E, Leichsenring F, Sulz SKD (Hrsg) (2004) Lehrbuch der Psychotherapie, Bd 1: Wissenschaftliche Grundlagen der Psychotherapie. CIP-Medien, München

Hopf H, Windaus E (Hrsg) (2007) Lehrbuch der Psychotherapie, Bd 5: Psycho-
analytische und tiefenpsychologisch fundierte Kinder- und Jugendli-
chenpsychotherapie. CIP-Medien, München

Jugendrecht (2006), 27. Aufl. DTV-Beck, München

Mattejat F (Hrsg) (2006) Lehrbuch der Psychotherapie, Bd 4: Verhaltensthera-
pie mit Kindern, Jugendlichen und ihren Familien. CIP-Medien, München

Möller H-J, Laux G, Deister A (2005) Psychiatrie und Psychotherapie, 3. Aufl. Thieme, Stuttgart

Nilges H (2003) Grundriß des Psychotherapeutenrechts für Psychologische und
Kinder- und Jugendlichenpsychotherapeuten. Deutscher Psychologen Verlag,
Bonn

Rasehorn B (2007) Das Spannungsverhältnis zwischen Dokumentationspflicht des
Psychotherapeuten und Akteneinsichtsrecht des Patienten. Psychotherapeutenjournal 4:368–372

Rettenbach R (2005) Die Psychotherapie-Prüfung. Schattauer, Stuttgart

Rüger U, Dahm A, Kallinke D (2005) Faber Haarstrick Kommentar Psychotherapie-
Richtlinien, 7. Aufl. Urban & Fischer, München

Senf W, Broda M (Hrsg) (2004) Praxis der Psychotherapie. Ein integratives
Lehrbuch, 3. Aufl. Thieme, Stuttgart

Tröndle H, Fischer T (2006) Strafgesetzbuch und Nebengesetze, 54. Aufl. DTV-Beck,
München

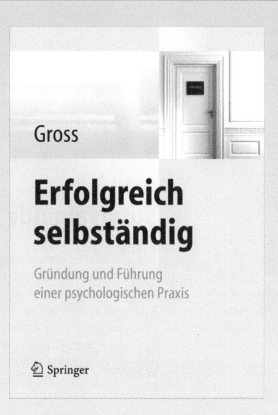

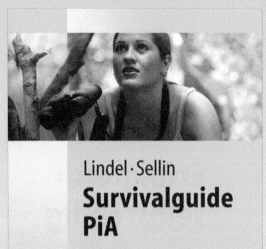
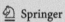

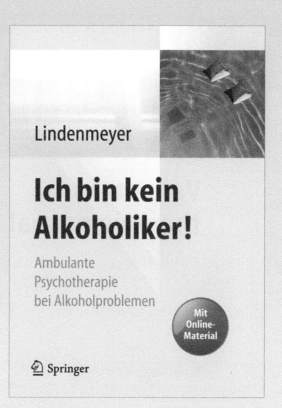

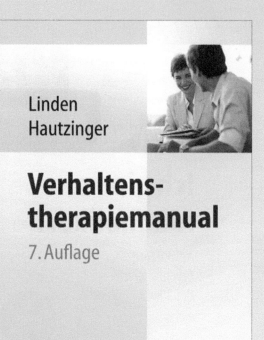

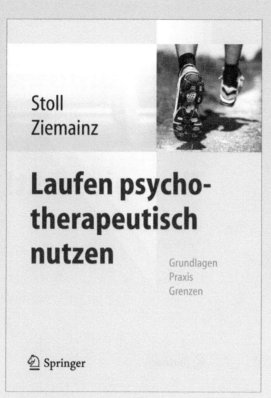

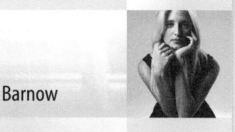
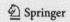

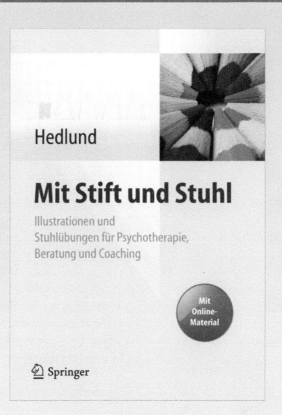

Printed by Printforce, the Netherlands